賽尚

食悟

一日三餐聊養生

藥食同源，醫食相通，養生就在一日三餐

向東◎著

出版序

向東，來自聯合國教科文組織UNESCO認證的世界美食之都——成都，心裡有著每一個老成都人都有，與「吃」難解的情。一路從《食悟：千滋百味話川菜》中的極緻經典名菜到《食悟：萬般風情在巴蜀小吃》的難忘美味與風情，最後，發現「萬物歸於一」，悟出吃吃喝喝終究要回到「一日三餐」。他，悟到美食的目的在滋養生命、在增進生活品質。所有的滋味、歷史、文化、傳說、典故、民風、食俗、記憶、懷念，還是烹調秘技都在期許著生活可以更美好！

作者在前二部書中時常憶起兒時母親在廚灶邊忙活時的隱香不時地挑動他的心弦；遠離家鄉在外地工作時，故鄉小吃總讓他夢裡流涎；當了媒體工作者又與「吃」攪和在一起，四處采風，探尋著小吃的傳奇，卻總為那傳統、樸實之風情與濃濃的真味動情；現在退休了，旺盛的「食」情讓他天天勤奮筆耕，過程中悟出了父母的愛盡在「一日三餐」那潤物細無聲的養生中。

作者雖無營養、醫療的專業，但從為人父、為人子的心出發，一改多數養生書以「論述」的方式談養生，用更像是「諄諄教誨」的口吻來關心、期許你我的日常生活飲食，期許你我能從一日三餐中獲得健康的身心。全書有東、西方專業研究的引述，也有地方傳統的分享，還有趣味典故的穿插介紹，運用川人擺龍門陣的奇巧為讀者帶來一日三餐即養生的新趣味，雖是養生經，讀來卻有倍受關懷之感，讓人一讀就心底暖暖的。

《食悟》第三部曲《食悟：一日三餐聊養生》，帶領著每一個人回歸飲食的原始目的——強身健體、延續生命，簡單飲食就能養生。將《食悟：千滋百味話川菜》、《食悟：萬般風情在巴蜀小吃》所介紹的絢爛美味風景，做了一個提升，為強調自然與養生的道教發源地，巴蜀的休閒飲食風情補上最為人們忽略的部分——「養生」。

發行人 蔡名雄

2012/3/20 於台北

目錄

062 男女老幼，食養殊異

098 順應天時，四季食養

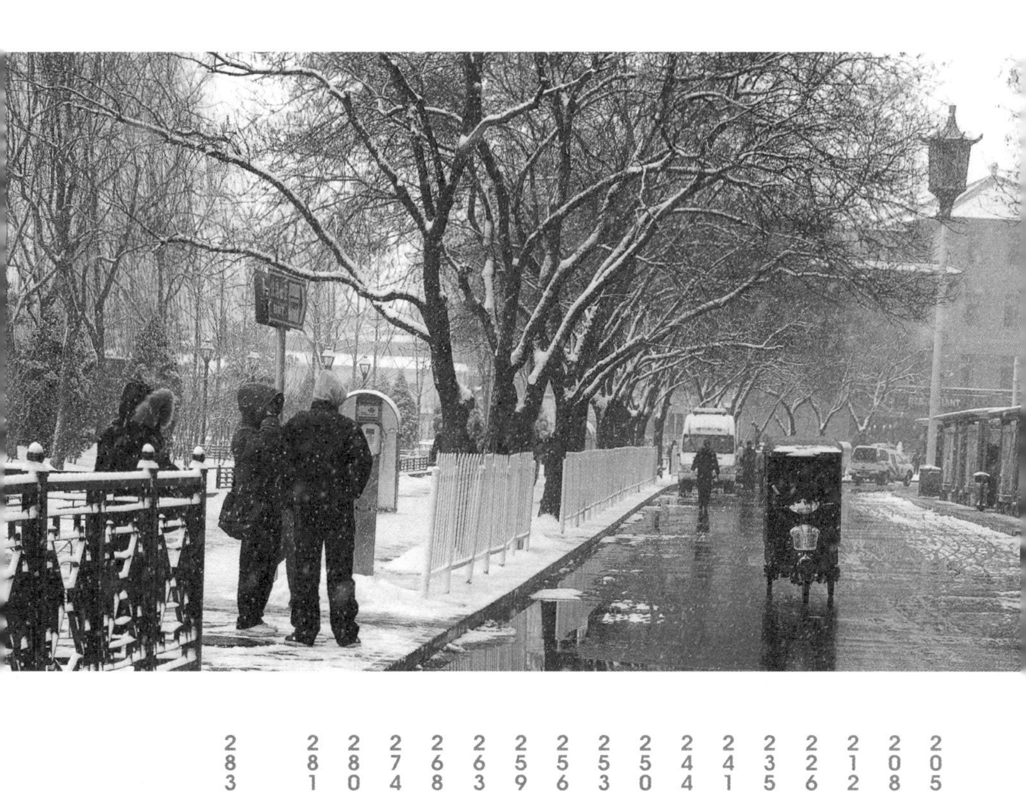

一日三餐，飲食養生

幾千年來，中國人特別喜好以「食」字，風趣幽默地來表達各種想法、行為和生活景象。像形容日子艱難貧苦，便常用「食不果腹」、「食不充饑」；說生活節儉，則用「食不二味」、「食不兼肉」、「食不求甘」；說學習求知卻不知變通，便有「食而不知其味」、「食古不化」；說生活奢侈，多用「食日萬錢」、「食前方丈」、「食玉炊桂」；說話不算數或不守信，便是「食言而肥」；更有甚者，表達對某人的憤恨，亦也用「食肉寢皮」。這一個「食」字好生了得。

古人很早就言明「民以食為天」，且是「天人合一」。這就是說，在人的一生中，飲食生活同樣是有規可照，有律可循。如果人的日常生活規律符合天之道、人之道、自然之道，無疑對人身的康樂會大有裨益。其中，飲食之道又是其關鍵所在。因為，同樣是食卻有不同的食法。在飲食人生中，人們對所食食物的瞭解和怎樣食，如何適時調節，怎樣因人而宜，又是飲食品質高低的關鍵要素，這就是飲食養生的核心問題。然而，對現今絕大多數人來講，要吃飽已不是問題，要吃得好，對多數人而言也能辦到。但要說吃得美口養生、體健心寬，甚而益壽延年，就不是那麼簡單了。

「吃真正的食物」，這是二〇一一年十月二十四日美國「食物日」的主題。在加工食品、添加劑、色素帶給人們便捷的同時，飲食的樂趣和人們的健康也被漸漸奪走。美國科學與公眾利益中心宣導「食物日」的初衷，就是希望人們能夠找回最「自然」的飲食，吃天然的水果、蔬菜、肉類和穀物，宣導人們接受「從農田到餐桌」的健康飲食理念，鼓勵人們多吃當季、本地的食物。從中獲得滿足，並重拾對『真正的食物』的喜愛。用『真正的食物』代替加工食品，還可以減少碳排放，降低對空氣、水的污染。同時，也是對人們心靈的一種淨化。」

大話食養

健康，是人類永恆的時尚。從古至今，人們一直都在不懈地追尋健康。無數的事實已經證明：沒有健康的身心，縱使有再大的地位權貴、再多的財富榮華、再充裕的時間與悠閒，人們所「享受」的，無非是病痛的折磨。因此，炎黃子孫自古以來便將食視為身心健康之「天」，而「人之大欲存焉」。但是，通常人們吃什麼，不吃什麼，為什麼不吃，該怎樣吃，這些看起來十分平常的問題卻鮮為人知。「飲食四方適宜」，「物無定味，適口者珍」也好像無多少道理可講。然而，正是在一日三餐這些有關吃喝的日常話題中，不僅蘊涵著非同尋常的、深奧的文化與風俗之謎，更深藏著豐富實用的與身體健康、品質休戚相關的奧秘。

人類，是極容易自己給自己造成誤導的。作為地球上的生命體之一，往往因為自視為「高等」和「聰明」，自以為和自然界其他所有生命形式完全不同，是淩駕於一切其他生命之上的另類生物體，可以不受大自然約束而為所欲為的種類。這樣有違「天人合一」的結果，當然便是受到大自然的懲罰。加之對錢財、名利、地位、權欲、酒色等的貪婪與追求，而逐漸遠離生命和健康，與「病夭」結伴，使生命受到折磨與摧殘。

於是，飲食養生便成了時尚，不少人則熱衷於盲目追求五花八門的高級滋補品、各種人造維生素、合成營養素；更有不少人愚昧地崇拜哪些什麼「李大仙」、「張大師」，什麼「養生堂」、「益壽宮」等江湖騙子。他們完全忘記了「天人合一」奧妙，大自然饋贈給人類的四季物產，以及祖先遺留給我們的寶貴的真知灼見。完全忽略了一日三餐，一年四季的日常飲食和身心調養，沒有完全明瞭飲食人生的真諦。

莊子亦說：「與人和者，謂之人樂；與天和者，謂之天樂。」能得人樂者，說明處事有智慧，事事皆順心；能得天樂者，則與天地相諧，

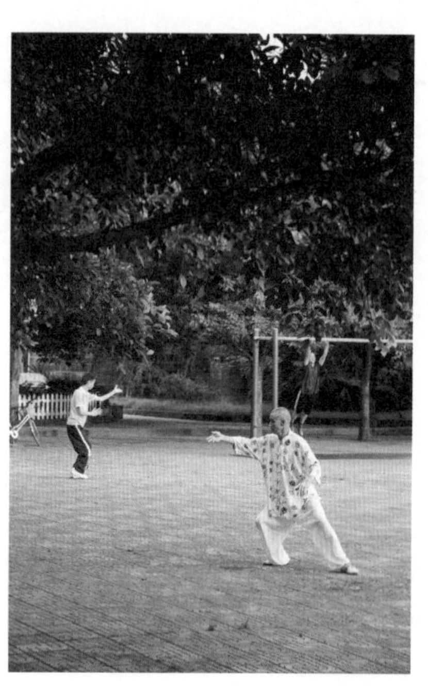

自然身心康健，延年益壽。然而人樂畢竟是凡塵俗世，天樂才是人生最高境界。

所謂人和，則是人事物事，順其自然；家事國事，處之泰然；與人為善，與世無爭；常懷感恩，則心平氣和，身心安然。凡心有所愛，不必深愛；心有所憎，不用深憎；心有所怨，不可長怨，心有所憂，切勿久憂，否則皆損心傷身。須知，愛憎源於自作多情，憂怨起於癡心妄想。常存平和諧悅之心，則到處可種歡喜緣，身心康樂無病纏。

所謂天和，便是人之所行，一切皆與天地相合，不破壞自然、扭曲自然，更不與自然違逆，欲修身則當先養性，這即是養生之精要。

在天地之間，人類是雜食動物，既食動物性食物，又食植物性食物。雖然，理論上講人類並非什麼東西都吃，但看看大自然數百萬個物種中潛在的可食性範圍，人類群體的飲食清單仍顯得非常狹窄。並且動物性食物和植物性食物，在人類飲食方式與習俗中所扮演的基本生理功能是完全不同的。對於人通過飲食而獲得健全營養的需要來說，儘管不少專家學者提出，大量食用動物脂肪和膽固醇會導致疾病，從而提倡多食植物性食物。但實際上對人體而言，動物性食物還是比植物性食物更為重要。植物性食物可以維持人的基本生命，但動物性食物的享用卻可以使人在生存必需之外，更好地追求健康與快樂。兩種食物都是人體所必需的。其中所需要做的是依據環境、條件、身體狀況進行合理調節與安排。這便是古人所說的「飲食之道法自然」，「調順四時、節慎飲食」之飲食養生精妙。

古今食養心經

飲食養生、飲食保健，是泛指通過生命生存之必需的一日三餐，來營養人體機能、供給生命所需、調治疾病、保健體質的一種積極正面的生活方式。

食養是隨人類的進化而自然而然出現的。大約一百七十萬年前，中華大地上開始出現人類，先人們為了生存和繁衍而「晝食橡栗、暮棲木上」，「茹草飲水、取樹木之實」。當時，人們生活在茂密的山林，遼闊的草原及河湖江海邊，生活不僅原始且相當艱難。人們以石頭木棍作為工具，採集植物、捕捉動物、獵取飛禽走獸、抓捕魚蝦蚌蛤等來維繫生存。因為活剝生吞、茹毛飲血，加之時常面臨食物短缺，飽一餐餓一頓而備受疾病折磨，使生命受到極大危害。

後來，隨著火的發現，人們嘗食了由雷電引發的森林、草原大火而被燒死的動物和烤熟的堅

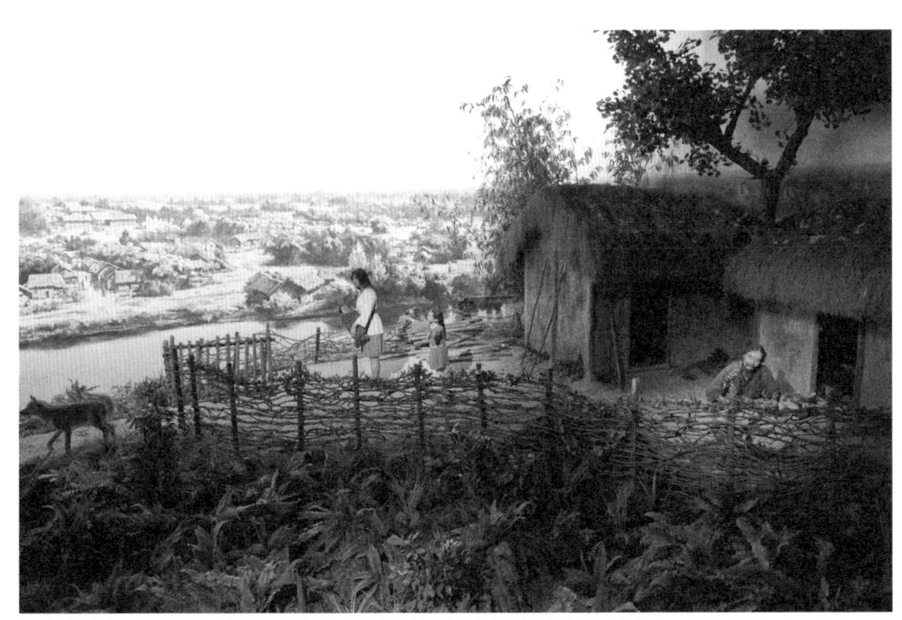

●遠古時期成都平原的巴蜀先民生活。（攝於成都金沙博物館）

果，感覺這種經火燒烤的食物吃起來不僅香美可口，更易於咀嚼吞咽和消化，還不易嘔吐腹瀉，減少了病痛的危害，於是就想方設法保存火種，開始了熟食生活。這便是萌芽期的食養食保的意識。

然而，由於四季變化和氣候的捉摸不定，自然火種很難長時保存。人們在沒有了火種的情況下，又只能活剝生吞。直到燧人氏創造了「鑽木取火」，人們方才完全進入了熟食時代。燒、烤以及在石頭上烘、煎等烹飪方式亦隨之出現。其後，住在湖海邊的先民又發現，經海水湖水漲潮浸泡後的岩石上有層白白、晶亮的東西，一嘗鹹苦澀口。他們還發現退潮後留在沙灘上的魚蝦蚌蛤吃起來也有這個味，並且撿回去後不易腐爛，於是便「煮海為鹽」，用以調拌食物和保存食物，這樣食物就開始有了味道。

同時，先民在花草果木中也發現了同樣可以使食物不易腐敗變質的帶有酸味的果子，像酸棗、楊梅等，還發現了野蜂窩中香甜可口的蜂蜜。這樣，在燒烤烘煎的食物中添加了海鹽、楊梅汁與蜂蜜，或以烹熟的食物蘸食。如此，人類飲食中的鹹、甜、酸三個基本味就這樣形成了。同時也正式進入烹飪與調味的時代，飲食生活逐漸變得有滋有味，使生命和身體健康得到了更好的保障。

到了黃帝時代，進入奴隸制社會，形成以部落為群體的定居生活，原始農牧業開始出現，人們逐步掌握了採種、耕植及馴養禽畜。由於生產生活所需，人們用樹枝藤條編結成筐、籃、簍等，並塗上粘土曬乾用來盛裝食物。後來發現這些被火燒過的土器變得更為堅硬結實、更為耐用，人們便開始燒制這種粘土陶器，並用以煮燉食物。他們發現這樣煮燉熟的食物，更見鮮香可口，湯濃肉美，十分易於消化，老人小孩特別喜食。就燒製了各式各樣的陶器，隨之，煮、燉、燒、燜、燴等新的烹調方式也相繼產生。至此，華夏民族的飲食生活產生了新的飛躍和質的變化，進入了既講究美味可口，又追求養體益身的飲食文明新階段。

距今四千年左右，也就是現今成都三星堆、金沙遺址發掘出的器皿物具所顯示，巴蜀子民已掌握了冶煉技術，創制出一大批青銅器皿，從而表明那時的人們已進入了「銅烹時代」，有了用動物油脂煎炸食物，以及五穀蔬果、禽畜水產並用、主輔食物搭配的膳食結構。

到了距今二、三千年左右，鉄釜、鐵鍋等器皿的出現，使烹調又進入了「鐵烹時代」，烹調方式亦隨之有了炒、爆、煸、溜等方式。加之人們在生產活動中發現了更多可以用來調味的物料，像茱萸、花椒、薄荷、紫蘇等，不僅大大地縮短了烹調時間，也使菜肴更為新鮮脆嫩，風味多樣，菜式豐富。

這一時期，華夏大地還出現了幾位於今仍為人們所敬仰、傳頌，尤被中華烹飪界奉為聖人、始祖、神廚的名人，伊尹、易牙和彭鏗。他們不但精烹善調美味佳餚，還擅長飲食養生、保健和食療各種病症。亦提出了較有系統的飲食養生理論。從伊尹的製湯，易牙的藥食結合，到彭鏗的調製雞羹，一系列飲食養生、飲食保健、飲食食療的名饌佳餚出現在宮廷貴宅。

早在四千多年前的夏商時期，四川彭山就出了個華夏歷史上揚名東方的長壽名人，他就是以其一百三十多歲的罕見高壽，以及作為中華傳統養生理論和文化奠基人的「長壽四術」——引導行氣術、調攝療養術、膳食術、房中術而聞名古今中外的彭祖。其後的春秋戰國時期，中華第一部醫藥典籍《黃帝內經》問世，使得從彭祖開始的傳統中華飲食文化與養生，明確地闡明人之飲食不是一味追求口腹之樂、山珍海味等色香味的感官享樂，更多的還是通過飲食或藥餌的調養，來補益人體之精、氣、神，調節人體機能陰陽五行關係，以使整個人體在各個不同的年齡段，其身體系統和機能器官能協調平衡，從而達到養生健身、康樂長壽的目的。

此後，中華歷朝歷代有關食養、食療的著述相繼出現，逐漸形成了華夏民族理論化、系統化的飲食養生理念，並不斷得以完善、發展。同時，養生、保健、食療的專業與民間的研究也大量湧現，人們把飲食養生提高到了確保生命品質、延年益壽的高度。到今天，人們賴以生存的生活及社會環境已發生了巨大的變化，某種程度上現代人亦是悲哀地生活在完全被人類自身所污染了的環境中，空氣、水、土地、糧食、蔬果、禽肉、蛋奶等，亦被各種添加劑、化合物、農藥等所腐蝕，直接威脅到你我的生命健康。

飲食男女，大欲存焉

中華早期的經典儒家著述《禮記》之《禮運》篇，最早提出了「飲食男女，人之大欲存焉」的觀點。也就是說，人的基本欲望是生存與繁衍。因此，為謀求生存與繁衍所必需的飲食之事，男女之事，就不是一般的欲望，而是大欲，須鄭重其事，高度重視。戰國時期的醫學家扁鵲曾說：「安身之本，必資於食。不知食宜者，不足以存心」。

這一觀點，從對人的最根本的生理需求，應給予充分尊重和滿足為基本概念，進而來思考國家的治理、社會的和諧、人文教化、倫理道德以及經濟發展。從飲食的角度來講，人的這種生理需求之尊重與滿足，並不僅是充饑果腹，而要基於人體之生理和健康的需要，進行符合生命規律及自然環境的合理的飲食規範、飲食結構及營養平衡，從而達到通過飲食來養護生命、預防疾病的目的，促使生命健康快樂地生長與繁衍。

古人還明確指出：「飲食，活人之本也。一身之中，陰陽運用，五行相生，莫不由於飲食。故飲食進則穀氣充，穀氣充則血氣盛，血氣盛則筋骨強。由飲食以資氣，生氣以益精，生精以養氣，氣足以生神，神足以全身，相須以為用者也。」

飲食養生法自然

中國最早的醫藥及飲食養生著述《黃帝內經》，率先提出了「人與天地相應」的觀點。

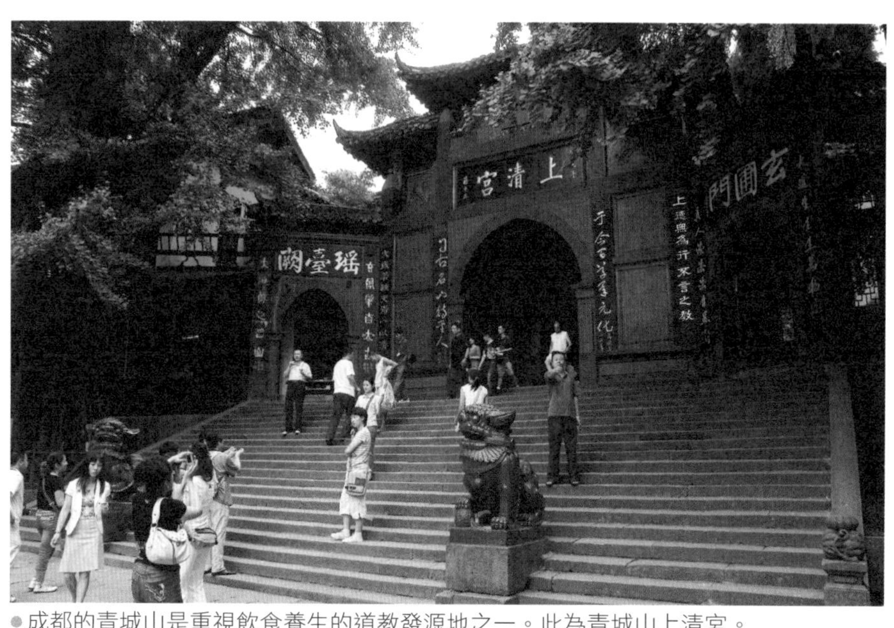

●成都的青城山是重視飲食養生的道教發源地之一。此為青城山上清宮。

《黃帝內經》從人的生命過程，人與自然界的關係出發，指出了人必須順應自然，與天地相適應，方能「終其天年，度百歲而去」。還說明「人生於地，懸命於天，天地合氣，命之曰人。人能應四時者，天地為之父母，知萬物者，謂之天子。」

《黃帝內經》還指出，人是依賴天地間的空氣、水、陽光以及萬物的靈氣而得以生存的。人的生命和生活與大自然休戚相關。人若能順應天地之四季變化，則自然界的一切都可以成為生命之源。能懂得萬物生長與收藏道理的人，就能適應和運用萬物，從而獲得更好的生存。

同時，中華道教學派的創始人，古代著名哲人老子亦提出了「人法地、地法天、天法道、道法自然」的理論。即人的生命之道、生存之道、人生之道、飲食之道、養生之道、健康之道，乃至烹調之道，均離不開「法自然」。其中道教學派自古以來最為重視和宣導的是「天地兩相應，飲食法自然」。

所謂「飲食法自然」，就是順其自然、自然而然地調節飲食、行氣、外養與內修兼行，適時調整人體陰陽、疏通經絡、補精益氣、活血強體、增強免疫力，達到益智延年的效果。為此老子還說：「我命在我不在天，全在人之調食」。如是，道家在飲食之道中首先推崇「取之自然」，即順應四時萬物生長的特性採集食物；「烹之自然」，即依食物之自然性味，運用與其相適宜的烹調方式；「食之自然」，便是追求食物的本味、原味，充分吸取其營養成分。

道家依奉這一養生法則，還研煉創製出了許多名饌佳餚，從豆花、豆腐，到成都青城山道家採集天然茅梨（獼猴桃）、銀杏、慈筍等烹製的燕窩、蟠桃、仙桃肉片、翡翠羹、白果燒雞、青城泡菜、洞天乳酒、青城貢茶等。武當山道家研製的混元大菜、蘿蔔圓子、芝麻山藥、素八寶甲魚、金針木耳湯等，至今都是中華養生名肴中的經典。

飲食養生之陰陽

人的健康長壽，涉及時代、社會、環境、精神、物質等多方面的因素。上古時代的人，大多懂得養生的道理，取法於自然界的陰陽變化來調節日常飲食生活。《黃帝內經·素問》記有：「聖人春夏養陽，秋冬養陰，從其以根，故陰陽四時者，萬物之始終也」。古人還進一步闡述了人體陰陽的變化：「水為陰，火為陽。陽為氣，陰為味。人體功能屬陽，飲食五味歸陰」。提出飲食要講究陰陽平衡，從而達到保持人體的陰陽和諧。

為此，《黃帝內經》對華夏民族的飲食養生結構做出了精妙的設計：「五穀為養、五果為助、五畜為益、五菜為充。」即五穀是取其熱能營養，五果用以輔助，五畜用來補益，五菜用以充實。將穀果肉菜和而服食，就可補精益氣。

從現代營養學角度來看，一般將食物分為五類。第一類是五穀雜糧及薯類；第二類是動物性食物；第三類是豆類和堅果；第四類是蔬菜瓜果和菌藻類；第五類為純能量食品，包括動植物油脂、澱粉、食用糖和酒類。兩千多年來的生活實踐驗證了古人這一「養、助、益、充」的四類劃分和飲食養生結構是科學的、聰明的，也與現代營養學相吻合。

這樣的飲食結構可以避免由於物質文明發達而可能出現的營養過剩等「文明病」、「富貴病」。美國《健康》雜誌曾以《世界上最益健康的飲食》為題指出：「在世界範圍內，中國人的飲食最益於健康。」

同樣，世界各地區、各民族的人都因其地理環境、物產風俗而選擇相應而適宜的飲食結構。像地中海飲食，即以麥麵、橄欖油、海鮮和新鮮蔬果為主，同樣被世界公認為是最健康的飲食。中華民族則以「醫食同源」、「藥食相通」的原理，以「三四五」的飲食結構為食養原則，即「一日三餐」、「順應四時」以及「五穀、五果、五畜、五菜」。在以養為重點的基礎上，既要避免因營養不足、不平衡而導致身體受損，引發疾病；又要避免因營養過剩所造成的對身體的危害。因此，這種飲食養生結構符合中華民族的習性，亦適宜人體養生健身的總體需求。

《黃帝內經》所提出的「五穀為養」，即人們常說的「主食」，通過五穀雜糧來供給人體生理機能、生命活動所需的熱能，在雜食「五穀」的基礎上，又以「五果」為助、「五畜」為益、「五菜」為充，氣味合而服之，來補精益氣，從而滿足人體對各種營養成分和元素的需求，使膳食相互補益、營養平衡。如此淺顯易懂的精妙理論，無疑是古人為我們留下的最為珍貴的飲食文化遺產。

營養結構與季節循環

飲食營養與健康對人體而言，是一個綜合而複雜的問題。按照「取之道、烹之道、食之道」的法則，它包含了食材的取捨、搭配，營養的配置、烹調的合理、膳食的結構與適時調節；同時，還需依據年齡、身體狀況、工作性質、生活

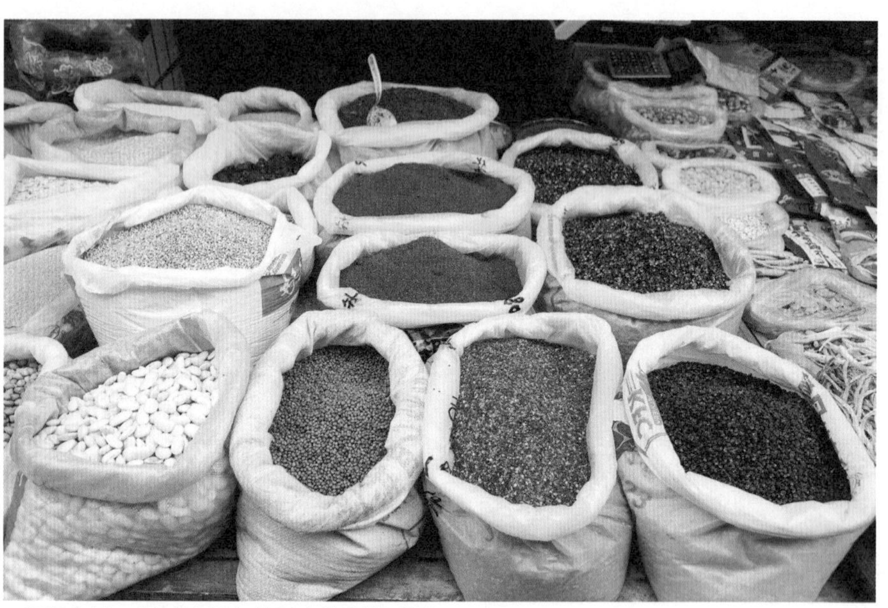

●各種食材、調料都與自然界之陰陽相呼應。

環境及條件等，來考慮怎樣順應四季變化與身體機能所需進行飲食調順、做到飲食搭配合理，節慎有律。這樣才能確保飲食的營養和健康，達到飲食養生的最佳效果。

飲食營養結構

人類食物雖分為動物性食物與植物性食物。然而在大自然中，人類可食的食材數以萬計。我們通常食用的食物有穀物類、豆品類、根莖類、蔬果類、菌藻類、禽畜類、魚蝦類及蛋奶類等。這些食物既具有不同的屬性，也含有相似的營養特點。人體為了維持身體的健康，確保各器官功能的正常活動，必須每天攝取足夠的熱能與營養。

所謂「營養」，是指人體攝取、消化、吸收、分解和利用食物與養份的統稱，也表示食物中營養成分的含量多寡和品質優劣。需要指出的是，食物營養成分的多寡和品質的優劣，並不在於食物的高低貴賤。如昂貴的魚翅、燕窩，從營養價值上看，其蛋白質、氨基酸的含量還不及大豆、黃豆。許多生活在山區、鄉村的高齡人群中，絕大多數一輩子就是粗茶淡飯，卻悠然享命百歲，而常食山珍海味，高檔滋補的人，亦有不少惡病纏身或英年早逝。

通常所說的飲食營養，包括蛋白質、脂肪、碳水化合物、維生素、無機鹽、礦物質、微量元素及纖維素等。要維持人體生命身體的正常運轉，首先需要的是由食物所提供的熱能。食物中能產生熱能的營養素主要是蛋白質、脂肪和碳水化合物。被稱為人體營養的三大基本元素。而人體每日的活動消耗，就需要從一日三餐中攝取足夠的熱能來提供。這就是營養結構的問題。而營養結構又是通過合理的食物搭配與飲食平衡來實現的。

飲食搭配與營養平衡是指人體在不同的生長階段，身體狀況、生活環境、工作性質等情況下，對飲食的量和營養需求進行不同的搭配與調節，使其平衡合理，充分適應不同人體機能的生理需求。現代社會中的所謂「富貴病」，即高血壓、高血脂、高血糖及肥胖病、冠心病等均是飲食搭配不平衡、不合理，造成貪食、偏食、挑食等不良嗜好所造成的。

飲食搭配與膳食平衡，是指飲食的多元化、多樣化，如粗雜糧與細糧的合理搭配，主副食即動物性食物與植物性食物的合理搭配，以及食物樣式和風味的搭配等。此外還涉及到環境和季節的因素。

調順四時，飲食有節

這一觀點是元代著名宮廷飲膳太醫忽思慧提出的。他以此觀點總結了元朝開國皇帝忽必烈的長壽之道，以及後來沉湎於酒色，以吃喝玩樂為主事，不理朝政，終因疾病纏身、體弱血虛，年僅二十九歲便夭折的文宗皇帝為案例，專為帝王將相享受長壽而撰寫的一部飲食養生專著——《飲膳正要》。其後成為中華飲食養生文化的重要著述。

所謂「調順四時」，即依據四季更替的特點，氣候和環境變化，從而引發人體機能產生不同的季節性生理需求，進而適時調順飲食，以順應人體機能的變化，維繫人體健康。季節有春夏秋冬，地向有東南西北，環境有山地、平原、海濱、鄉村、城市之別，不同生活環境都會對人體機能與生理、病理變化產生相應的影響。民間常說的「水土不服」，以及口味上的「南米北麵」，「南甜、北鹹、西辣、東酸」等便反映了這一道理。

「飲食有節」，最先是《黃帝內經》中提出的。是說人的健康雖涉及到社會、環境、物質乃至精神、情感等諸多方面因素的影響，但最直接的、最重要的還是一日三餐中飲食的調順、合理安排與飲食規律、飲食節制。反對那種天天大魚大肉，暴飲暴食的食法。故而《黃帝內經》進一步講明人要「飲食有節、起居有常、不妄作勞，故能形與神俱，而盡終其天年，度百歲乃去」。這就是說，人的飲食應有節制，起居要有規律，且不要過度勞累，這樣才能保持身體與精神佳好，健康長壽。

再說飲食有節，包括食量與調味的節制，飲食品質的調節搭配，以及葷和素、烹飪方式、風味味道、冷熱食的合理安排。換句話說，就是不要暴飲暴食、飽一頓餓一頓，不因好吃而貪食、貪杯，不憑個人嗜好偏食挑食等。古今醫學驗證，暴飲暴食、貪吃貪喝會直接引發諸多疾病，如肥胖、三高、腸胃病，甚至痔瘡、癰疽、痛風等病症。尤其是對「味」的偏好，更會給人體帶來很大的傷害。像偏好味大、味重，特別是偏鹹，則易血脈不暢；偏甜，則會骨痛發落；偏辛辣，則皮膚粗糙、易生皺紋；好苦，則會脫毛掉髮等。

飲食冷熱的節制，是依據四季氣候、人體狀態來調順飲食的冷熱溫涼，即冷不冰心、熱不燙胃、溫而不涼、涼而不冷。有些人，尤其是青少年，從冰箱裡拿出來便吃喝，有的中老年人喜好吃燙，這種飲食習慣，輕則引起身體不適，重則會傷害身體器官。無論從冰箱中，還是從熱鍋中拿出的食物，都應晾一會再飲再食。

飲食養生，食之「三和」

自古以來，在中國人的飲食和與烹飪實踐中，「和」是一大重要原則。即是在飲食與烹飪中強調並講究「葷素之和」、「性味之和」、「時令之和」這三大要素。

「葷素之和」，葷，指動物性原料；素，為植物性原料。通常除物產或宗教因素所限制，再或環境、風俗等特殊情形外，自古以來，當人們進入飲食文明時代後，做飯、吃飯，一日三餐都要講究葷素搭配。這裡既有做菜的葷素之和，又有吃飯的葷素之和。因為，不僅葷菜和素菜各自含有不同的營養元素，且在風味和口感上給人以不同的享受。一味偏重肉食或蔬食都於人體不利。通常動物類食物多呈酸性，而植物性食物多呈鹼性。所以，通過葷素之和，使其酸性與鹼性趨於平衡。百姓家亦懂得這個道理，四川百姓的日常生活中也就有諸如以葷為主、素為輔的「黃豆芽燉排骨」、「雪豆燉蹄膀」、「馬鈴薯燒牛肉」、「青筍燒肥腸」、「芋兒燒雞」等，葷素兼搭的「青椒肉絲」、「芹菜牛肉絲」、「魚香肉絲」、「木耳肉片」等，以及素為主、葷為輔，四川人稱之為「俏葷」的「乾煸四季豆」、「麻婆豆腐」、「螞蟻上樹」等，甚至幾乎是全葷的「回鍋肉」、「鹽煎肉」等也要配上蒜苗、青椒等。這些葷配素、素搭葷的家常菜肴，既綜合了食物的酸鹼性，又提高了蛋白質的營養吸收，還豐富了菜肴的風味與口感。

「性味之和」，是指在食物的烹製中主料、輔料、調料的運用上，需考慮到食物及調輔料在性味上的相宜與相忌、融洽與和諧。例如民間大都喜歡用蘿蔔煮臘肉，鄉風濃郁、家常味美，而蘿蔔性味中的酶卻可分解臘肉所含有的亞硝酸銨，而起到預防常吃醃臘製品可能誘發癌症的風險，此為相宜。再如豬肉和豆類同烹食，會引起腹脹；芹菜炒雞肉，則會損氣傷精；小蔥拌豆腐、菠菜煮豆腐，會影響鈣質吸收和腹脹；吃海鮮飲啤酒，易引發痛風；蝦與番茄或辣椒同食，可能導致三鉀砷中毒等，便是食物的性味相忌。

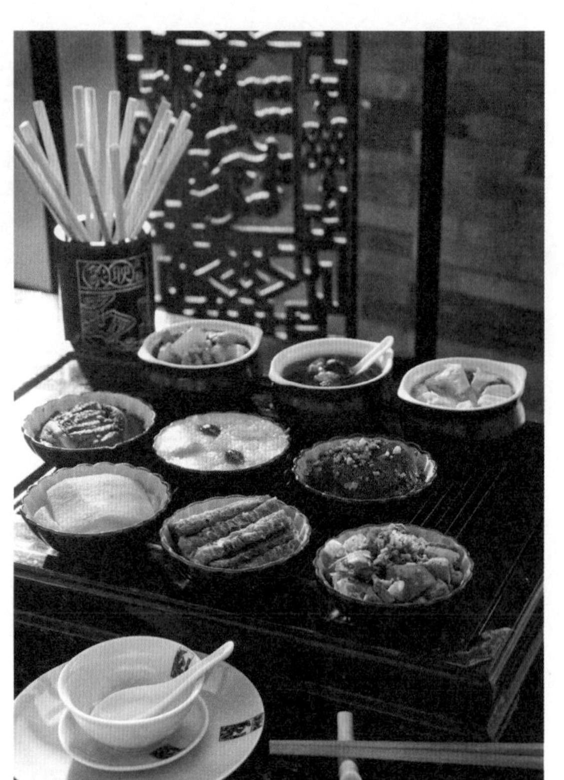

●飲食養生講究「葷素之和」、「性味之和」、「時令之和」。

因此，烹調時讓一應主料、輔料、調料在性味上的和諧相融，更能使食物味美可口，吃情食趣更加濃郁。

「時令之和」，即是人的飲食亦需根據季節、氣候和環境的變化，以及人體機能所發生的相應變化適時進行調順。古人亦總結出四季與人體之關係，乃是：「春宜酸、夏宜苦、秋宜辛、冬宜鹹，調以滑甘」。因為人體隨四季變化亦會出現不同的生理反應。日常生活中，像大多數人會在夏天炎熱煩躁時感到口舌無味、食欲不振，想吃些清爽清淡、開胃健脾的食物等。民間也早知道，冬天要多吃白菜蘿蔔，夏天要多吃苦瓜生薑，春天常吃韭菜晚菘，以及秋吃鴨子、冬食羊肉、霜前白菜、霜後蘿蔔等相關時令之和，美口養生的道理。

葷素之和、性味之和、時令之和這一飲食調順搭配的原理，都是為了要追求和達到飲食的佳好口感和營養益體的最佳效果。通過日常飲食性味及飲食方式的「調」與「和」，就能改善我們的身體與生理健康。

飲食五味與養生

中華詞典中有「食不甘味」一詞，指吃東西感覺不到其間的味道。俗話還講：民以食為天，食以味為先。這說明人們在飲食中既要獲得熱能與營養，又要滿足風味味道所帶來的口感愉悅。

中華烹調多以「五味」來概括飲食的味道。「五味」，即指「鹹、甜、酸、辛、苦」，是中華烹調的五個基本味。當然，華夏各地亦因環境、物產、食俗而衍生出不少其他風味。像以四川為主體的西南地區，即川菜菜系，其「五味」則是「麻、辣、酸、苦、甜」，並在這「五味」之基礎上派生出二、三十個其他複合味型，形成了川菜「百菜百味」的風味特色。

「五味」，不僅賦予食物的味道、風味特色、滋味口感，從飲食營養與養生角度來講，「五味」還起到十分重要的作用。《黃帝內經》很是詳細地講解了「五味」與人體的關係和影響。提出了人體「本在五味，傷在五味」的觀點。並從人體機能屬陽，飲食五味歸陰的理論出發，進而闡明「飲食五味滋養形體，人體精血生於五味，五味入胃，和諧五臟」的道理。

中華傳統醫學也從「性味歸經」的理論出發，詳盡說明了飲食的辛、甘、酸、苦、鹹五種性味，與人體之肺、脾、肝、心、腎五臟是相對應的，即「辛入肺、甘入脾、酸入肝、苦入心、鹹入腎，五味所致，各和其好」。現代醫學亦也有此驗證。

鹹味，能調節人體細胞與血液的滲透和平衡，促進新陳代謝，增加體力和食欲；並可防止痙攣、消除頭暈、噁心等。

甜味，具有補充氣血、解除身體疲勞、調和脾胃、緩解疼痛與散毒的功效；還能起到補養潤燥的作用。如甜棗可補養氣血、蜜糖能緩解疼痛、潤腸通便等。

酸味，可健脾開胃、增進食欲、加強肝臟功能、促進鈣磷等元素的吸收，防止動脈硬化；同時還有殺菌排毒的作用。

苦味，則能解除燥濕、清熱排毒、瀉火通便、利尿健腎等。

反之，五味失調或不平衡，則會導致人體機能失調，五臟功能紊亂，這便是「五味傷五臟」。像常好食酸味者，或常吃酸味過重的食物，就會肝火盛旺、脾氣衰竭，導致胃液過量，從而引起消化功能紊亂或受損；偏鹹或味大的食物，則會加重腎臟負擔，引發高血壓病，還會傷骨關節、使肌肉萎縮、心氣抑鬱；好食甜食者，會造成食堵、滯氣、心氣煩躁，引發血糖、膽固醇升高、誘發心血管病和肥胖。而嗜好苦味的人，易消化不良、脾氣不和、食滯胃脹。貪食辛辣者，則會因過度刺激胃粘膜、使肺氣過盛，促使筋脈鬆弛；好食辛辣的人還容易患痔瘡、肛裂、胃潰瘍、皮疹等。

如此，正確把握飲食五味的調和與平衡，是身體健康、飲食養生的必須。人們至今仍常用「五味調和百味香」、「五味調和百味鮮」等來概言菜肴和食物的美滋美味。然而，人們在吃香喝辣，充分享受口福的時候，還需要想到除了滿足嘴巴，還要考慮到身體各機能的需要，使飲食達到既美口又養生。

一日三餐

現代人都習慣一日三餐，實際上秦漢以前，人們一天只吃兩頓飯。由於農業不發達，糧食有限，即使是兩頓飯也要視人而待。漢代以後，一日兩餐逐漸變為三餐或四餐。並且，三餐開始有了早、中、晚飯的分稱。現今，人們常用「一日三餐」來表示對時光的不同感受，其中包括惜時者的情感。

要做到三餐養生，首先需要瞭解有關三餐的一些常識。說到一日三餐，通常有人會問，為什麼是一日三餐？三餐之間對身體而言有甚麼關係？我們都知道，一天要吃三餐飯不只是為了填飽肚子或是糊口解饞，主要是為了確保身體的正常發育和健康。實驗證明：每日三餐，食物中的蛋白質消化吸收率為八五％；如改為每日兩餐，每餐各吃全天食物量的一半，則蛋白質消化吸收率僅為七五％。因此，按照一般大眾的生活習慣，一日三餐還是比較合理的。同時，兩餐間隔的時間要適宜，間隔太長會引起高度饑餓感，影響人的精力和工作效率；間隔時間如果太短，上頓食物在胃裡還沒有排空，就接著吃下頓食物，會使消化器官得不到適當的休息，消化功能就會疲憊且逐步降低，影響食欲和消化。通常混合食物在胃裡停留的時間大約是四～五小時，兩餐的間隔以四～五小時比較合適，如果是五～六小時基本上也合乎要求。這可從幾個角度來看。

生理時鐘與一日三餐：現代研究證明，在早、中、晚這三段時間裡，人體內的消化酶特別活躍，這說明人在什麼時候吃飯是由生理時鐘控制的。到點了，生理時鐘會像鬧鐘一樣提醒你該進餐了。這就是通常所說的饑餓感。

大腦與一日三餐：人腦每天占人體耗能的比重很大，而且腦的能源供應只能是葡萄糖，每天大約需要一一〇～一四五克。而人之肝臟從每頓飯中最多只能提煉五〇克左右的葡萄糖。一日三餐，肝臟即能為大腦提供足夠的葡萄糖。

消化器官與一日三餐：固體食物從食道到胃約需三〇～六〇秒，在胃中停留四小時才到達小腸。因此，一日三餐間隔四～五小時，從消化系統上看也是合情合理的。

三餐中食物的選擇：一日三餐究竟選擇什麼食物，怎麼進行調配，採用什麼方法來烹調都應該有所講究，且因人而異。一般來說，一日三餐的主食和副食應該粗細搭配，動物食品和植物食品要有一定的比例，最好每天吃些豆類、薯類和新鮮蔬菜。一日三餐如何合理分配應根據每個人的生理狀況和工作需要來決定。若按食量分配，一般來說，早、中、晚三餐的比例為三：四：三，如果某人一天要吃五〇〇克主食，那麼早晚各吃一五〇克，中午吃二〇〇克是比較合適的。

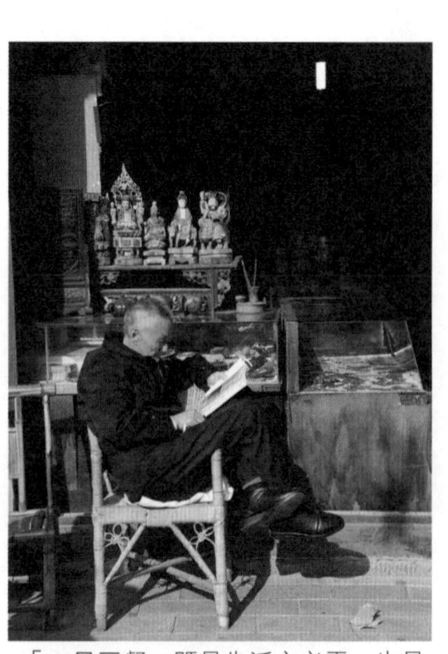

●「一日三餐」既是生活之必需，也是人們對時光的具體感受。

三餐規劃

早餐的合理搭配

營養專家認為，早餐是一天中最重要的一頓飯，每天吃一頓好的早餐可使人康樂長壽。早餐要吃好，是指早餐應吃一些營養價值高、少而精的食物。因為人經過一夜的睡眠，前一天晚上進食的營養已基本耗完，早上只有及時地補充營養，才能滿足上午工作、活動和學習的需要。早餐在結構上應選擇易消化、吸收，纖維質高的食物為主，最好能將新鮮生食的比例提到最高。一頓搭配恰當的美味早餐，將是您一天精力的主要來源。

早餐的重要性：專家經過長期觀察發現，一個人早晨起床後不吃早餐，血液黏度就會增高，且流動緩慢，天長日久會導致心血管疾病的發作。因此，早餐豐盛不但使人在一天的工作中都

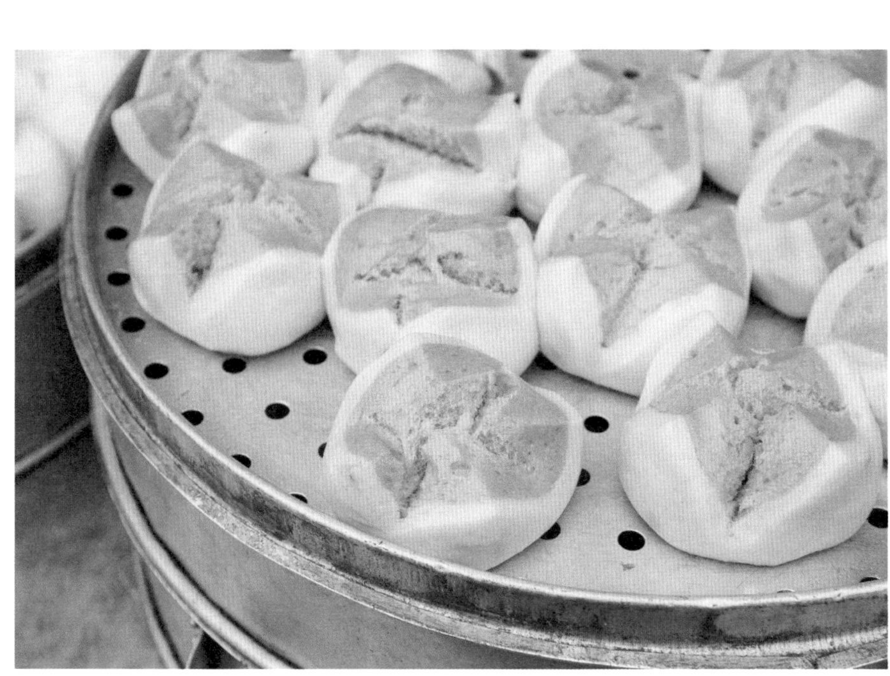

精力充沛，而且有益於心臟的健康。有持續吃早餐的習慣的青少年要比不吃早餐的青少年長得壯實，抗病能力強，在學校課堂上表現得更加突出，聽課時精力集中，理解能力強，學習成績大都相對優秀。對工薪階層來講，吃好早餐，也是做好工作的保證，這是因為人的腦細胞只能從葡萄糖這種營養素中獲取能量，經過一個晚上沒有進食而又不吃早餐，血液就不能保證足夠的葡萄糖供應，時間長了就會使人變得疲倦乏力，甚至出現噁心、嘔吐、頭暈等現象，無法精力充沛地投入工作。

理想早餐的要素：一般情況下，理想的早餐要掌握三個要素：用餐時間、營養量和主副食平衡搭配。通常起床後活動三〇分鐘再吃早餐最為適宜，因為這時人的食欲最旺盛。早餐不但要注意數量，而且還要講究品質。按成人計算，早餐的主食量應在一五〇～二〇〇克之間，熱量應為七〇〇大卡左右。當然從事不同勞動強度及年齡不同的人所需的熱量也不盡相同。如小學生需五〇〇大卡左右的熱量，中學生則需六〇〇大卡左右的熱量。就食量和熱量而言，應占不同年齡段的人一日總食量和總熱量的三〇％為宜。主食一般應吃含澱粉的食物，如米飯、麵條、饅頭、包子、花卷、麵包等，還要適當增加些含蛋白質豐富的食物，如牛奶、豆漿、雞蛋、瘦肉類等，再配以一些蔬菜水果。

坦白說，大多數人都知道早餐不吃並非什麼好事兒，但是早餐到底幾點吃，你平時吃的東西到底對健康有沒有好處？有幾個人真正明白呢？瞭解一下早餐中的幾個典型食誤，相信會讓你因此越來越健康。

「牛奶加雞蛋」代替主食：「牛奶加雞蛋」是不少人早餐主要內容，但這樣的早餐搭配並不健康，早晨人體急需靠含有豐富碳水化合物的早餐來重新補充能量，而牛奶和雞蛋本身雖然富含高蛋白，但它們提供的優質蛋白主要供給身體結構，不能給身體提供足夠能量，人進食後很快會感到饑餓，對腸胃有一定影響，並會間接影響你我的工作效率和學習效率，對兒童影響尤其大。

早餐主食不能缺，食用牛奶、雞蛋同時應搭配米飯、麵包、饅頭、花卷、包子、窩窩頭、麥片等主食來補充能量。這樣可使人體得到足夠碳水化合物並有利於牛奶分解吸收。

純牛奶與多合一奶：牛奶是很多人早餐必備之選，純牛奶和多合一奶雖然都有牛奶成分但配料和營養成分都不同。純牛奶就只是鮮牛奶，而多合一奶的配料通常包括牛奶、水、麥精、花生、核桃粉、蛋粉、燕麥、穩定劑、鐵強化劑、鋅強化劑等；純牛奶蛋白質含量一般為百分之二．三以上，而多合一奶蛋白質含量通常百分之二．九～三．一之間。

相比而言多合一奶營養均衡更適於早餐飲用，特別是青少年；純牛奶碳水化合物比例相對較低，進食時最好能搭配一些澱粉類食物，堅果類食品。

路邊早餐：路邊購買早餐邊走邊吃，手動腳動嘴動全身運動，上班、上學一族早晨都是匆忙中度過，尤其住處離公司遠的早餐往往都路上解決，就近在社區門口、公車站附近買包子、茶蛋、肉夾饃、煎餅果子等食品。且邊走邊吃對腸胃健康不利，不利於消化和吸收；另外街頭食品往往存在品質低劣和衛生隱患，可能病從口入。

如果萬不得已需選擇街邊攤食品做早餐，一要注意衛生，二最好買回家或者到單位吃，儘量不要在路上邊走邊吃早餐，以免損害健康。

「油條加豆漿」：相比較為西化的「牛奶加雞蛋」，中國傳統「油條加豆漿」受到更多人喜愛。但「油條加豆漿」吃法同樣不利於健康，油條高溫油炸過程中營養素被破壞並產生致癌物質，對人體健康不利。此外油條跟其他煎炸食品一樣都存在油脂偏高、熱量高的問題，早上進食不易消化，再加上豆漿也屬於中脂性食品，這種早餐組合油脂量明顯偏高不宜長期食用。

早餐最好少吃油條，一星期不宜超過兩次；進食當天午、晚餐應儘量清淡不要再吃炸、煎、炒食物並注意多補充蔬菜。

午餐的合理搭配

俗話說「中午飽，一天飽」。說明午餐是一日中主要的一餐。由於上午體內熱能消耗較大，午後還要繼續工作和學習，因此，不同年齡、不同體力的人午餐熱量應占他們每天所需總熱量的四〇%。主食根據三餐食量配比，應在一五〇～二〇〇克左右，可在米飯、麵製品（饅頭、麵條、大餅、玉米麵、發糕等）中間任意選擇。副食在二四〇～三六〇克左右，以滿足人體對無機鹽和維生素的需要。副食種類的選擇很廣泛，如：肉、蛋、奶、禽類、豆製品類、海產品、蔬菜類等，按照科學配餐的原則挑選幾種，相互搭配食用。一般宜選擇五〇～一〇〇克的肉禽蛋類，五〇克豆製品，再配上二〇〇～二五〇克蔬菜，也就是要吃些耐饑餓又能產生高熱量的炒菜，使體內血糖繼續維持在高水準，從而保證下午的工作和學習。但是，中午要吃飽，不等於要暴食，一般吃到八九分飽就可以。若是白領族少勞力的工作群在選擇午餐時，可選簡單一些清淡的根莖類蔬菜、豆腐、部份海產植物等做為午餐的搭配。

晚餐——接近睡眠須吃少

晚餐比較接近睡眠時間，不宜吃得太飽，尤其不可吃宵夜。晚餐應選擇含纖維和碳水化合物多的食物。但是一般家庭，晚餐是全家三餐中唯一的大家相聚共用天倫的一餐，所以對多數家庭來說，這一餐大家都煮得非常豐富，這種做法和健康理念有些違背，因此在調整上仍與午餐相同的是餐前半小時應有蔬菜汁或是水果的供應。晚餐時仍應有一道以上的生菜沙拉盤，內有各式芽菜。芽菜在吃食時可用海苔片包起，做些變化。主食與副食的量都可適量減少，以便到睡覺時正好是空腹狀態。

一般而言，晚上多數人的血液循環都較差，所以可以選些天然的熱性食物來改善此現象，例如辣椒、咖哩、肉桂等皆可。寒性蔬菜如小黃瓜、菜瓜、冬瓜等晚上用量少些。晚餐儘量在晚上八點以前完成，若是八點以後，任何食物對我們都是不良的食物。若是重肉食的家庭，晚餐的肉類最好只有一種，不可多種肉類，增加體內太多負擔。晚餐後請勿再吃任何甜食，這是很容易傷肝的。

現代醫學證明：早餐所食系一日消耗精力所需；午餐所食為體力精力所需要；而晚餐過飽食必不消化，加重胃腸負擔。故現代食養之核心為：「早餐吃好（指營養），午餐吃飽，晚餐吃少。」則科學地精確計算了人體卡路里與能量的關係所作出的結論。

我們知道，人體是一個奇妙的組合，各種應營養素在健康人體中的分佈處於一個平衡狀態。這種狀態需要我們經常去保養和維護，長期均衡攝取品種多樣的食物，為身體築起一道堅固的免疫牆。許多高壽的健康專家在談到養生秘訣時，場場都有一個準則「什麼都吃，什麼都不多吃」。「什麼都吃」體現的是豐富食物種類，確保多種營養素成分；「什麼都不多吃」則體現的是均衡攝入營養，控制各營養素的攝入比例。科學家發現，目前我們身體必需的七大營養素分別為：水、碳水化合物、蛋白質、脂肪、礦物質、維生素和膳食纖維。現實中人們不可能每天都吃那麼多種食物，那麼精准的量。但至少一周內做到攝入各種食物，儘量每餐能粗細、葷素、乾稀搭配，這樣營養效果更佳。

最新科學研究發現，在不減少維生素與礦物質的攝入的情況下，每天每餐減少卡路里（熱量）的攝入，也就是說通過逐漸減少糖和蛋白質的攝入，少吃一些含碳水化合物與蛋白質豐富的主食和肉類，多吃新鮮蔬菜與水果，可以有效減緩人體衰老過程，延緩癌症和第二型糖尿病（非胰島素依賴型糖尿病）等老年性疾病的發生。並且在營養均衡的前提下，越是減少熱量的攝入，效果就越顯著。這與中國古人的飲食習慣，不無巧合地大致相同。

日常調料，食養珍寶

仙果贊銀杏 藥食珍品蓮子

玉薏仁 康樂性福枸杞紅

菊 千果之王板栗珍 強身健體

原則 民間養療單方 高血脂

略 民間養療單方 高血糖族群

肥胖族群 養療飲食要素 夏季

心經 秋季食養秘訣 秋季食養

冬季食養單方 神奇草根何首

養療飲食結構 養療飲食方略

菜勝佳蔬 蔬菜之王惟蘆筍

風韻永存 美妙食物助你性福

蔬果健康衛士 防皺抗衰飲

生早餐巧安排 只將食粥至神

龍眼桂圓皆珍果 美容

益智核桃王 延齡益壽

群 養療飲食結構 養療

養療飲食原則 養療飲

療飲食結構 民間養療

養單方 秋季食養 秋季

季食養心經 冬季食養

冠心病族群 養療飲食

究 五穀雜糧保安康 春

花如花花容體香 漂亮

機 吃情男女挑肥揀瘦

菇 魚翅燕窩與豬皮銀

反 七個簡單步驟助你

在中華烹飪中，作為調輔料的薑、蔥、蒜、辣椒、花椒、醬油、醋、豆豉、醬、糖、酒等幾千年來就是必不可少的。人們多用來除去葷腥食料的腥味、異味，防腐變質；更用來調和肴饌的風味，提鮮增香，豐富菜肴的口感。不僅如此，從古至今無論是名廚和名醫，還是民間百姓還發現這些調輔料非但味美可口，且具有極好的醫用和食養食療價值，對人體健康，防病治病有著出其不意的功效。因此而提出了「醫食同源」、「藥食相通」的獨特見解，成為中華傳統醫學的精髓。同時，也成為中華傳統飲食文化與飲食養生的瑰寶。

和之美者話生薑

中國人對薑的認識和食用已有近三千年的歷史，早在戰國時期前就已食用。商湯時候我國第一位名廚出身的大宰相，被後人譽為「中華廚聖」的伊尹，就曾向商王講述「和之美者，楊樸之薑」。「和」在這裡指調味；據考證，「楊樸」則是四川東北部某縣。換句話說，那時華夏不僅產薑，且川薑已是天下聞名。

薑，除了調味外，可以說還是中醫「醫食同源」的一個典範。古人及民間對薑的藥用與食養食療功效有著獨特而充分的見解。如《神農本草》述解：「薑，味辛，溫，無毒。治胸滿，咳逆上氣。溫中，止血，出汗，逐風，濕痺，腸澼下利。生者，尤良。味辛，微溫。久服去臭氣，通神明。生川谷。」

我國民間歷來亦多用鮮薑、乾薑製成薑酒，醫治偏風、心腹冷痛等；製成薑茶，消惡氣、止痢瀉；熬成薑糖水治風寒感冒、去濕除熱、緩解咳嗽化痰，主治牙周炎、口腔潰瘍、胃寒嘔吐、解毒散毒及婦科疾病等。至今民間仍還流傳有不少相關諺語。像：「冬吃蘿蔔夏吃薑，不找醫生開處方。」「早吃三片薑，勝過人參湯。」連孔老夫子都深知薑的養生妙用，養成了每餐飯後都要嚼幾片薑的習慣。

薑，經過一代代名醫、大廚的不斷驗證，除了烹飪調味外，對人體消化、呼吸、神經、分泌等系統都具有很好的，甚至意想不到的益處。李時珍在《本草綱目》中亦明確指出：「薑，辛而不葷，祛邪避惡。生啖熟食，醋醬糟鹽漬、蜜

●四川日常食用的泡薑。

醃，無不宜之。可蔬可和，可果可藥，其利博矣。」近代，研究人員還發現，薑中所含有的抗氧化物歧化酶，具有抑制癌細胞，抗衰老的功用，其效果比維生素E還要強。千百年來，在民間更流傳著不少有關薑及其養生的美好佳話

蘇東坡在《東坡雜記》中記述有杭州錢塘淨慈寺八十多歲方丈，面色紅潤，亦如童顏，「自言服生薑四十餘年，故而不老」。傳說中的白娘子盜仙草以救許仙，此仙草便是生薑芽。因此，古人又把生薑稱為「還魂草」，薑湯則稱為「還魂湯」。北京有位已九十多歲的著名國醫大師，氣色紅潤，精氣神足，仍每日上班就診。他自我介紹其養生妙方，就是幾十年如一日飲用薑茶。民間也一直有「男子不可百日無薑」的說法。

生薑通常用來調味，調製成蘸料或作為配料，但在日本，生薑卻成為備受矚目的養生食材主角。近年來，日本「生薑族」日益壯大，以年輕女性居多，她們隨身攜帶裝著生薑的小瓶子，無論吃什麼都會加入些生薑。日本醫學博士石原結實在《生薑力》一書中，認為「驅寒即驅病」、「生薑是良藥」，鼓勵日本人食薑，仿照中藥方法，將乾薑泡入紅茶中飲用，惹得日本女性爭相嘗試。

生薑不僅滿足口福，還能滿足眼福。生薑內含有薑辣素，能加速血液循環，有利於排毒減肥。這裡引述其中最受現今愛美女性喜愛的冬季生薑減肥快速燃脂的兩種方法。

方法一：生薑水泡澡

在盛滿溫水（水溫約四〇～四十二度）的浴缸中放入煮過的生薑、米酒和醋，泡浴時水位不要過胸口，浸五分鐘休息兩分鐘，連做五次。這時候你可以感覺到身體發熱，汗液把你的熱量大量帶走。這種沐浴方法不僅可以減肥美白，還可以使鬆弛的皮膚緊緻，治療腰酸背痛。每星期泡一次，每次三〇分鐘效果最佳。

方法二：生薑水擦身

把鮮生薑樁成汁再抹在要減肥的部位，抹了生薑的身體部位用保鮮膜包住，之後就做一些輕

度的運動，四十五分鐘後取下保鮮膜再沐浴，這樣你的熱量就被大量帶走，你會馬上感覺到減肥的效果。

在日常飲食中，薑可用黃薑、白薑、老薑、子薑、嫩薑、薑牙、泡薑、醃薑、蜜薑等；亦可為薑塊、薑片、薑絲、薑末、薑粉、薑油、薑汁、薑水。既可直接作小菜下飯，像泡子薑、豆瓣拌子薑、糖醋子薑等；亦可作輔料入肴，如子薑牛肉絲、子薑炒鴨脯、子薑爆兔丁、薑汁肘子、薑汁蹄花、薑汁熱窩雞等；還可直接醃、泡、漬、糟、醬，或製成蜜餞，如薑糖、薑糖片等。川菜風味中還有一系列「薑汁風味」，且以薑為輔料的菜肴就多達百十餘款。

雖然巧用薑，妙調薑，善吃薑，對人體健康長壽益處多多。但要注意的是，有痔瘡和高血壓患者要慎食。另外，凍薑與腐爛的薑絕不可食用，因其腐爛部分會長生一種毒性很強的黃樟素，可促使肝細胞癌變。

民間從古至今最為常用的生薑養生治病的妙方就是薑糖水、薑棗茶、薑紅茶等。

薑糖水：老薑一〇克，去皮切片，煮熬成湯加紅糖適量，做茶飲。適用於風寒感冒、驅熱散寒、化痰止咳。

薑棗茶：生薑三～五片，紅棗數枚，可煮熬成湯，亦可沸水沖泡，也可與普洱、烏龍茶同泡，飲水吃棗，長期日飲，有防老抗衰、補氣養血、潤色美顏的功效。

薑紅茶：生薑去皮切片（五、六片），紅茶一袋，蜂蜜適量，沸水沖泡，日飲三～六杯，能有效減肥瘦身，潤色養顏，亦可消減經痛。

一青二白說蔥香

在美食肴饌中，有了薑蔥蒜，香味占大半。這三樣調味輔料都各含有奇特的辛味和芳香，可去除異味、殺惡菌，為菜肴提味增香。就蔥而言，其辛香之味是其他任何香料都難以替代的。尤其是蔥葉中的粘液汁，是一種多醣成分，含有

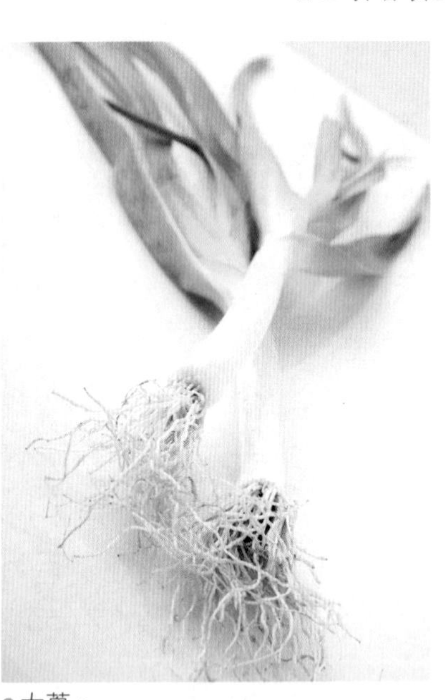
●大蔥。

較高的揮發油，加熱後會很快揮發，滲透到食物中而化合出濃郁的辛香味，給人嗅覺與味覺帶來很強的刺激，誘使人產生愉悅的進食衝動。

傳說中，蔥是神農嘗百草時發現的，開始時作為一味良藥，其後被用以入食。蔥在我國入藥入食的歷史可追溯到春秋戰國時期。莊子曾說：「春月飲蔥酒，以通五臟」。中醫學古籍中則記載有：「蔥生用則外行，泡湯則表散，熟食則守中」。中國是蔥的原產地，十六世紀隨絲綢之路傳入歐洲，十九世紀進入美國。東南亞及日本、韓國等地的蔥亦由中國傳入。中國原產的蔥主要分為大蔥、小蔥及香蔥，其他也還有分為四季蔥、胡蔥和韭蔥等。

蔥含有豐富的碳水化合物、蛋白質、維生素C、胡蘿蔔素、磷與硫化丙烯，具有獨特的辛辣芳香。傳統中醫驗證：蔥味辛，性溫，能發汗解表，散寒通陽，舒陰活血、驅蟲解毒；對風寒感冒、頭痛腹痛、上吐下瀉、瘡腫痘毒均有良好功效。蔥具有通乳、安眠的作用。不同品種的蔥還分別具有不同的食用和藥用效果。

大蔥——蔥白粗長，所含的蔥素是一種天然殺菌劑，因此具有解毒排毒的功用。大蔥入藥可治發熱、頭痛、腹痛、傷寒、大小便不通、祛風發汗、鼻塞胸悶，以及治療瘡痘、解毒散瘀、中風浮腫等病症。最新研究還發現，大蔥還可防治貧血、改善心血管功能，蔥的辛辣芳香味能刺激腎上腺分泌，從而促進脂肪分解，消耗脂肪熱能，因而其減肥瘦身的作用十分明顯。

小蔥——又叫香蔥，以葉為主，蔥白短少。

具有溫中下氣、增進食欲、促進消化的作用。小蔥在中醫中多被用來補腎明目、治療腎虛、消化水腫等。新的研究還發現，小蔥還含有一種果膠，能明顯抑制腸癌，並且其辛辣成分亦可阻止癌細胞發生。

在日常飲食中，對食欲不好，胃口不佳，頭皮多屑的人可多吃。但對多汗、有腋臭者則需忌食，患有胃腸道疾病，特別是胃潰瘍者要慎食。

民間食養食譜

我國民間自古以來就有不少用蔥養生治病的妙用單方，如：

蔥豉湯：大蔥三〇克、淡豆豉一〇克、生薑三片、黃酒三〇毫升，一起入鍋煎熬成湯飲用，可發汗散風寒、理氣和中，多用於風寒感冒、頭痛鼻塞及咳嗽。

蔥棗湯：蔥白七根、大棗二〇枚，煮熬成湯，服食喝湯吃棗，可補益脾腎、散寒通陽；有助心氣虛弱、胸悶心煩、失眠健忘等症，尤宜老年人飲用。

蔥白粥：蔥白一〇克，粳米五〇克，冰糖適量；米快煮成粥時，下蔥白、冰糖再熬幾分鐘即可。早晚食用一小碗。可解表散寒、和胃補中，適用於感冒風寒、燥熱無汗、消化不良、浮腫癱痛等，最宜中老年及小兒食用。

妙味神功贊大蒜

大蒜，從古至今就是人類烹調、飲食和醫藥上不可缺的天然物料。烹調飲食它扮演的是殺菌、除異味，提味增香，醫藥上則充當殺菌排

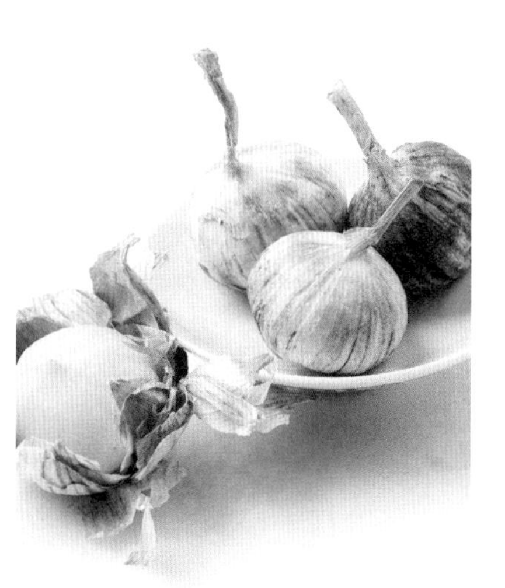

●獨大蒜，四川地區習慣稱之為獨獨蒜。

毒、防病治病的特種兵。大蒜以自身所具有的特殊辛辣芳香與神秘成分成為人類食養食療的妙味佳藥。

就飲食而言，世界各地的烹飪料理都巧用大蒜除異味、添奇香。著名的地中海美食，人們就偏愛將大蒜浸泡在橄欖油裡，用來塗抹麵包、燒烤海鮮、調拌沙拉和用於比薩與意大利麵。中華烹調雖不是最早發現和食用大蒜，但千百年來，人們一直喜好把大蒜與薑、蔥合用，烹製各種飲食肴饌。大蒜無論怎樣料理，它所揮發出的氣味和辛香總是濃於其他調輔料，其效果和功用也是無可替代的。

大蒜出現在中國起始於中華歷史上著名的張騫出使西域。他所帶回的大蒜種子最先在陝西漢中一代種植，由於大蒜適應性很強，生存要求簡單，於是很快遍及中華大地，並生長出具有中華特色的大蒜。像河北、山東的瓣蒜，四川的獨頭蒜等。

大蒜在日常飲食中的運用既廣泛又靈活，可單用、配用、混用，亦可用以作菜肴點綴裝飾；可整瓣整個，亦或切成片、絲、末，剁為蒜泥，整成蒜汁、蒜水、蒜油等。大蒜在葷料中，尤其是海河鮮，多用來去除其腥味泥味，在禽畜肉類中用以除異味臊味，並以其特殊的辛辣芳香賦予食物獨特的風味。在各地烹飪中，人們巧用大蒜的獨有特性創製出很多美味佳餚。像川菜中的大蒜燒鱔魚、獨蒜燒仔鱔、蒜泥白肉、大蒜燒肥腸、蒜泥空心菜、蒜香蛤貝等，民間還有泡蒜、醃蒜、醬蒜、鹽蒜等。

經驗證，大蒜集一〇〇多種保健與藥用成分於一身，含有豐富的蛋白質、碳水化合物，以及磷鐵硒鎂和維生素C。大蒜特有的辛香源於其揮發性硫化物，醫學上統稱為「大蒜素」，具有很厲害的殺菌消毒的功效。我國中醫驗證，大蒜味辛，性溫，能入脾胃肺，有暖胃脾、消積食、殺蟲解毒的功用。名醫華佗、孫思邈、李時珍等都是善用、巧用大蒜醫治頑疾惡病的大師，流傳著不少傳奇故事。

古代華佗見一人病噎，食不得下，令取餅店家榨大蒜二升飲之，立吐蛔蟲若干，病人將蛔蟲懸於車上，到華佗家，見壁上有蛔蟲懸掛數十條，乃知其奇。又據《南史・褚澄傳》載「澄善醫術，建元中，為吳郡太守。百姓李道念以公事到郡，澄見謂曰：『汝有重疾。』答曰：『舊有冷疾，至今五年，眾醫不察。』澄為診脈，謂曰：『汝病非冷非熱，當是食白瀹雞子過多也』。令取蒜一升煮食之，始一服，乃吐得一物涎裹之，切開看是雞雛，羽、翅、爪具備，能行走，可謂奇矣。」

現代醫學進一步發現，大蒜素還具有與盤尼西林的相同功效，曾在二戰中廣泛用於治療槍傷、燒傷、創傷及防止傷口感染或潰爛。大蒜中所含的硒亦是當代醫學界認定的抗癌明星。從而倡議人們多食、常食大蒜以預防和抑制胃癌、食道癌。最新研究還發現，大蒜的辛辣芳香能有效降低膽固醇、血糖，抑制糖尿病、冠心病的發生。同時，大蒜素的殺毒排毒功夫能消滅肝腎毒素，保護肝腎功能。大蒜還能有效降低血脂、血壓。輕度高血壓患者，如果每天早晨吃幾瓣醋泡的大蒜，並喝兩湯勺醋汁，半個月後高血壓患者血壓就會有所降低。此外，高血壓患者經常食用生蒜也有益於控制血壓。大蒜有效成分具有明顯的降血脂及預防冠心病和動脈硬化的作用，並可防止血栓的形成。每日食用生蒜五〇克，連服六天後血清總膽固醇、三酸甘油酯及低密度脂蛋白膽固醇的含量均明顯降低。

研究還發現，大蒜裡的某些成份，有類似維生素E與維生素C的抗氧化、防衰老特性。大蒜能促進血液循環；蛋黃含有豐富的維生素E，能抑制活性酸素，減緩血管與皮膚老化。兩者搭配優勢互補，既能發揮良好的抗衰老作用（血管與皮膚），又能對怕冷的治療或美容產生很多的好處。

近年韓國研究指出，大蒜不僅具有抗癌、抗菌效果，在控制肥胖方面也具有意想不到的效果。韓國一個研究單位對動物進行實驗從而得出結論。研究人員對老鼠做了為期四天的實驗。根據該實驗結果，食用高脂肪食物及大蒜汁的老鼠每天體重增加量為〇．〇九g，而只食用高脂肪食物的老鼠體重日增加量為〇．二〇g。而只食用大蒜汁的老鼠比只食用高脂肪食物的老鼠的可導致肥胖的蛋白質瘦體素含量少一半以上。專家指出，加工大蒜比生大蒜的效果要略差一些，但由於刺激性弱，對身體反而更好一些。

在日常飲食中，通常每日只須吃上三瓣蒜或二個獨蒜，即可起到養療的作用。尤其對上班族而言，每天吃幾瓣大蒜可緩解和改善腰肩肌肉酸痛，氣血不順，循環不佳；常食大蒜亦可減肥瘦身，還能增進男性精蟲活動，提高性欲，加強體力、消除疲乏、活化腦力等功效。難怪古羅馬希臘時代，人們就視大蒜為奇妙的天然壯陽物。古埃及人在修建金字塔時，法老便命人重金買回大蒜，讓工匠每餐必食，以增強體力，預防疾病。我國民間也流傳有「大蒜炒羊肉」這類家常菜肴可以補腎壯陽。

大多人，尤其是女士和白領一族，因害怕或擔心食大蒜後口中殘留的氣味影響人際交往，而不願吃大蒜。這種擔心完全是多餘的，食大蒜後，只需用濃茶或醋水漱漱口，或飲一杯檸檬汁，含片西洋參，嚼塊薄荷味口香糖等，就可輕易消除口中讓人難聞的氣味。

雖然食用大蒜可說是有百利而無一害，但真的太多或太過還是對人體不利，特別是患有胃潰瘍、十二指腸潰瘍、慢性和急性胃炎的人應避食，口角生瘡、咽喉腫痛，患有眼疾、肝炎、腎炎、心臟病、便秘與貧血的人體亦應慎食或不食為宜。中老年人則以吃大蒜粥最為有益。

民間食養食譜

大蒜粥——紫皮大蒜三〇克，粳米一〇〇克。大蒜去皮，放沸水中煮一分鐘即撈出，然後取粳米，放人煮蒜水中煮成稀粥，再將蒜放人（若結核患者食用，可另加白芨粉五克），同煮為粥。此粥具有下氣健胃，解毒止痢的功效，適用於急性菌痢患者食之。

大蒜浸膏——大蒜一〇克，白糖適量。將大蒜去皮搗爛，加開水五〇毫升，再加白糖適量，攪勻即成。此浸液具有止咳解毒的功效，適用於百日咳痙咳期。

大蒜黑豆紅糖羹——黑豆一〇〇克，切片大蒜三〇克，紅糖一〇克。將炒鍋放旺火上，加水一〇〇〇毫升煮沸後，倒人洗淨的黑豆、切片大蒜、紅糖，用文火燒至黑豆熟爛即成。此羹肴具有健脾益胃的功效，適合用於腎虛型妊娠水腫的族群。

不吃辣椒不革命

辣椒，原產於南美的秘魯、墨西哥，明末傳入中國，清代已遍及西北、西南、中南及華南。最初是當做觀賞植物，其後逐漸被用於食物中。辣椒在全世界有七〇〇〇多個品種，中國栽培的辣椒主要有五個變種，燈籠椒（甜椒、菜椒）、長辣椒、小尖椒、圓錐椒（子彈椒）及櫻桃椒。四川的辣椒大多是長辣椒、小尖椒，其中又分為二金條、朝天椒、七星椒、燈籠椒等。

辣椒入食，在中華烹飪中大抵始於清代中晚期。烹調中，辣椒可用做主料、輔料和調味料。做主輔料的菜肴像川菜中的虎皮海椒、泡紅椒、甜椒肉絲、釀甜椒，湘菜中的紅椒釀肉，江西菜的釀青椒等。辣椒在四川、貴州、雲南、湖南及湖北的食用十分廣泛，尤以川菜對辣椒的運用之

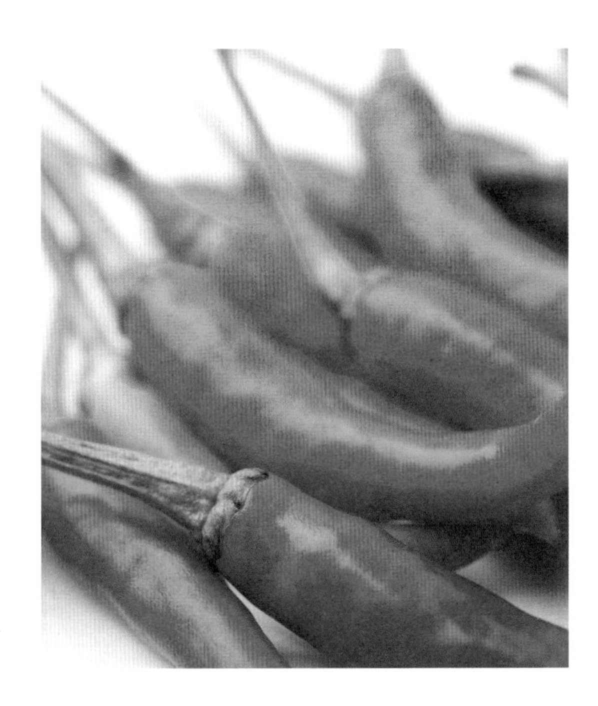

多姿多彩，風味紛呈而聞名天下。近十餘年來，由於川菜的廣泛影響，原先僅西南地區好辣，如今已成中華大地無不喜辣。川菜數十個風味味型中，帶有辣椒風味的幾乎占了一半。如紅油味、麻辣味、煳辣味、香辣味、鮮辣味、酸辣味等。四川人對辣椒的用法亦是花樣百出，鮮辣椒、乾辣椒、泡辣椒、醃辣椒、辣椒粉、辣椒醬、辣椒油、辣椒汁等。川菜中，尤其是家常菜、江湖菜、鄉村菜肴中，辣味菜品就有上千款。

辣椒亦是適用於藥用，食養和食療，不可多得的天然食材。辣椒含有大量的澱粉、蛋白質、維生素C、A，是世界公認，食用價值很高的蔬菜品種。傳統中醫學認定，辣椒味辛，性熱，具有溫中散寒、開胃健食的作用；對食欲不振、腹痛嘔吐有很好的療效；辣椒能促使血管擴張，推進血液循環，對風濕痛、腰肌酸痛、凍瘡等有顯著療效；辣椒因富含辣椒堿，故能刺激唾液與胃液分泌，起到促消化、健脾胃、排毒驅毒等等的功用。

按營養學家的分析，生辣椒含有比柳丁和檸檬更為豐富的維生素C，因此具有抗壞血栓及避免毛細血管出血，促進傷口癒合，避免感染，增強免疫力的作用。而辣椒中所含有的微量元素鈷，則能增進人體造血功能，活躍新陳代謝。不僅如此，鈷與人體還能合成維生素B12，可有效降低血壓，抑制惡性腫瘤細胞的產生。

在人類的飲食中，因地域的差異、環境和氣候等因素，造成了不同的飲食習慣。但食辣好辣的飲食風情卻是突破了這一局限而遍及全世界。其個中原因便是人們更廣泛地瞭解和認識到了辣椒對人體健康的諸多益處，認同了辣椒對人體的保健功效。

美國夏威夷大學研究發現，辣椒與胡蘿蔔等蔬菜中所含的胡蘿蔔素，能有效預防癌症，辣味素中的抗氧化物是癌細胞殺手。而攝取胡蘿蔔素和辣椒素較多的人群患癌症和心臟病的幾率較低。研究還發現，辣椒可降低低密度脂蛋白膽固醇。紅辣椒則有淡化血液、阻止血栓形成而起到預防心臟病發作和中風的作用。

在日本和韓國，近十餘年間，辣椒成為一種時尚滋養補品，受到廣大年輕愛美女性的熱捧，尤其是豐滿肥胖的女士更是每餐不離辣椒，出門在外或上班還要隨身攜帶一瓶辣椒或辣椒粉、辣椒油。因為日本醫學界經研究和臨床驗證，辣椒除了可解毒排毒，還能促進荷爾蒙分泌，從而加速新陳代謝，燃燒體內脂肪使人體得以減肥瘦身，不易發胖而始終保持優雅體態。專家們還指出，辣椒素亦可減少暗瘡，促使皮膚光潔細嫩。如此，就不難理解為什麼四川妹子肌膚白嫩紅潤，體態姣好，這無疑與川妹子嗜辣好辣有很大關系。

我國民間歷來多用辣椒治療風寒感冒、鼻塞頭痛、咳嗽氣喘、暗瘡痘毒等。辣椒雖每天每餐都可食用，但不能過量，因辣椒辛熱，食之過多會促使體內熱重，反而引發皮膚痤瘡、血壓升高、痔瘡加重、鼻出血、胃灼熱、腹脹腹痛、噁心嘔吐，長時貪吃辣椒甚至還會引起咳血、尿血、便血等。醫學上把這稱為辣椒素中毒。特別是患有胃及十二指腸潰瘍、急性腸炎、肺結核、膽囊炎、食道炎、口腔潰瘍、喉炎、痔瘡、腎病、甲狀腺亢進和產婦一定要慎吃，最好是不吃或少食為好。

民間食養食譜

青椒炒豆豉——青辣椒二五〇克，切成小段，放鍋中煸炒至軟，撥在一邊；另用食油適量，下豆豉二五〇克，翻炒至香時，再將辣椒混入略炒拌均勻即成。

多用於脾胃虛寒，食欲不振，腹部有冷感，瀉下稀水；寒濕鬱滯，少食苔膩，身體困倦，肢體酸痛；感冒風寒，惡寒無汗。

食用時宜選味不甚辣、辛香而油潤多肉的青辣椒。不能多吃，吃多了會引起頭昏、眼乾，口腔、腹部或肛門灼熱，肚子疼痛、腹瀉，唇生皰疹等。黑豆豉為開胃之上品，同青辣椒炒食，鹹辣適中，香潤可口。較適合於脾胃虛寒，食欲不振的人們佐餐食。

奇味神功花椒美

花椒，當是華夏獨有的土特產，作為中國人特有的香料，自古就被列為中華十三香之首。中國人運用與食用花椒已有兩、三千年的歷史。至今，民間還流傳著花椒來歷的一段傳說。

三皇五帝時期，地處白龍江沿岸、武都與文縣接壤之地的臨江小鎮，居住著一對美貌英俊的年輕夫妻。男的叫椒兒，年方二十，是個艱苦而勤快的人；女的叫花秀，年方十八，她身段苗條，長著一雙水靈靈的大眼睛，顯露出山中女子特有的健康和質樸。他倆每天起早貪黑，風裡來雨裡去，白天在田野耕耘，晚上就著一塊紡線織布，小日子過得十分單純而美滿，贏得了鄉親們的稱羡。

有一年，神農到臨江察訪庶民生活，地方官將神農的膳食安排在椒兒、花秀小倆口家，可是神農很廉潔，生活樸素，提出要吃庶民的家常便飯。這可把地方官給難住了，於是就把椒兒、花秀叫來商議。花秀是個心靈手巧的人，當聽到神農要吃庶民的家常便飯時，她非常激動，高興地說：「我做蕎麥麵攤餅，內卷炒青椒絲、煮小白菜、紅蘿蔔湯，保証大家吃了高興！」花秀很有把握地轉臉對著椒兒說：「去準備物料，定讓大家吃了還想吃呢！」花秀細心地把家常便飯煮好後，就叫椒兒端上餐桌，請神農用飯。神農剛入坐，一股芳香醇厲氣味就撲鼻而來，接著花秀把卷好青椒絲的蕎麥麵攤餅雙手供奉給神農，神農接過後舒心地吃了起來，花秀又盛了一碗小白菜、紅蘿蔔湯放到神農面前，又是一股清香味直往鼻孔裡鑽。「這飯煮得好，好吃極了！」神農邊吃邊稱讚，然後又問：「這是誰煮的？這麼香，裡面加的是什麼？」「這是出自花秀和椒兒夫妻倆之手！」地方官回答。花秀和椒兒對神農說：「飯菜除我們親手種的蕎麥和青椒辣、小白菜、紅蘿蔔外，裡面放的香料是我們從山上一種『寶樹』上采回曬乾磨成細末做的，這是提味的好香料呢！」神農答道：「什麼『寶樹』？我明日上山去看一看。」

第二天，正逢農曆六月六日——「紅火節」，天空晴朗，萬里無雲。神農在地方官等人的陪同下，汗流浹背地上了山，他向白龍江南、北的臥龍山和行虎山望去，漫山遍野生長著枝翠葉茂的「寶樹」，遍地都是香氣，使人心曠神怡。神農是因嘗百草而出了名的，他走到「寶樹」跟前，對樹做了一番細緻的觀察，還向在場的百姓詢問了一番寶樹的情況。他隨手摘了一粒紅紅的果實放進嘴裡，醇麻味很快散發開來，向喉嚨竄去，他就拿事先準備好的涼開水將果粒沖到肚裡，不一會兒他感覺到脾胃發熱、胃氣上沖，他連連點頭說：「這確實是個『寶樹』，它還是一種能醫病的良藥啊！」神農下山途中同隨從們談笑風生，隨口說出「寶樹」具有「葉青、花黃、果紅、膜白、籽黑，稟五行之精」的特點。神農總結的「稟五行之精」，被古代文人撰書傳於後世。同時，北魏著名農學家賈思勰在他的百科全書《齊民要術》中記載：「〈範子計然〉曰：『蜀椒出武都，秦椒出天水。』」由此可見，隴南是花椒出

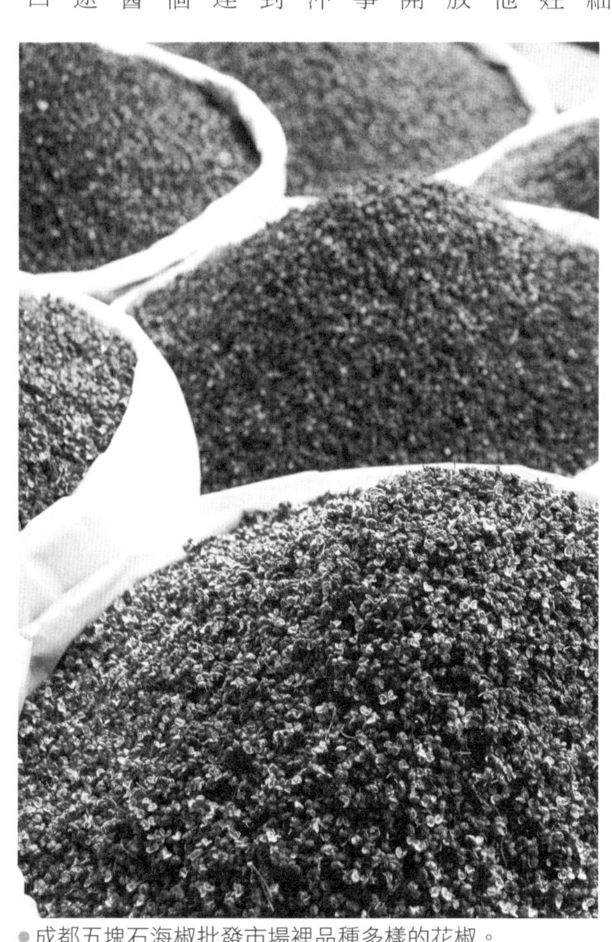

●成都五塊石海椒批發市場裡品種多樣的花椒。

產最早的地方，也是花椒原產之地。

神農臨走時，召來了在臨江的地方官、百姓及花秀和椒兒，發佈了詔書：「把山上生長的『寶樹』用花秀和椒兒這對勤勞夫妻名字的第一字『花』和『椒』，命名為『花椒』，代代相傳，為民造福。」花椒由此得名。

有趣的是古人因花椒多子，香味奇美，而常用來比喻女人多生多育；漢代還把皇后妃子的臥室稱為「椒房」，並用花椒混合泥土塗抹四壁，取其溫馨芳香，祛除惡氣異味，驅趕蚊蠅，皇室貴族、達官顯貴們更是競相「塗屋以椒」來炫富顯貴。

古時人們多把花椒當作珍貴香料，有身份的人家，女子大多要隨身佩戴一荷包花椒；故而，男子求婚示愛亦多以一袋上品花椒相贈。而且無論皇家官府還是百姓人家，大多要用花椒煎茶、泡酒祭祀神祖。古人視這種椒茶、椒酒為驅邪殺毒、養身健體，還可使人身輕抗衰、延年益壽的佳寶。

東漢時期，花椒就已成為飲食中不可少的調味香料。人們用花椒來炙肉、去除腥味和防腐變質。民間百姓大多在堂屋中掛一竹簍花椒清潔空氣、驅趕蚊蠅；還用花椒子煎水飲，以除寒濕，口含一粒花椒治牙痛除口臭；在米缸米罈、衣櫃箱包、書畫藏品中放些花椒以防蟲蛀等。

由此可見，兩千多年來國人一直視花椒為珍物，廣泛用於日常生活中。中醫學更是早就驗證，花椒，味辛、性溫，具有溫中散寒、除濕殺蟲、行氣止痛、解毒祛惡等功效。尤對寒食積滯、腹脹冷痛、嘔吐痢瀉、蛔蟲腹痛、風濕痹痛等有良好的食療效果。現代醫學進一步發現，花椒還能舒筋活血、使汗腺通暢、開胃健脾、促進血管擴張、增強免疫力，起到降解血壓、血脂，抑制冠心病、腦血栓的功用。

日常飲食中，把花椒作為調味料用來加工食物，在中華各地均常見。但將花椒用於肴饌調味增香直接食用，則僅四川人所為。不僅如此，花椒和辣椒一唱一和，形成了川菜獨一無二的麻辣風味特色而風行全國，麻辣天下食客。在川菜數千上萬的菜肴中，麻辣風味菜肴幾乎要占一半。數百年來，在川人的飲食生活中惟有辣椒與花椒是離不得的，青花椒、紅花椒、鮮花椒、野花椒、乾花椒，以及加工後的花椒粉、花椒油、刀口花椒等，在川人的飲食中無所不見，無所不有，且在專業川菜複合味型中還專有一款「椒麻風味」，像川菜名菜中的椒麻雞片、椒麻耳絲、椒麻毛肚、椒麻鴨掌、椒麻鱖魚、椒麻茄餅等。

花椒亦是中醫學「醫食同源」的一個典型食材，廣泛用於治療一些惡病頑疾，同時也用作保健養身。花椒雖小、其貌不揚，但它的奇味神功卻總讓人們樂不可支。

民間食養食譜

花椒加茴香煎水，拌入蜂蜜每日飲用，對老年衰弱、脾腎陽虛、腰冷腿酸十分見效。

花椒煎水加紅糖，給哺乳期間斷奶的產婦飲用，斷奶當日便飲，兩、三天即可回乳。

食養保健醬油香

醬油作為中華傳統烹飪重要的調味料，已有三千多年的歷史了。醬油是由「醬」演變而來，遠自周朝就有製醬的記載了，而醬油之釀造卻純粹出自偶然。醬油起源於中國古代皇帝御用的調味料，是由鮮肉醃製而成，與現今的魚露製造程序相近，因為風味絕佳漸漸流傳到民間，後來發現大豆製成的醬，風味與肉醬相似且便宜，這才廣為流傳。其後，隨著佛教僧侶之傳播，醬便遍及世界各地，如日本、韓國、東南亞一帶。而醬油之製造，早期是一種家事技藝與秘密，其釀造多由某個師傅把持，其技術往往也是由子孫代代相傳，或由一派的師傅指定傳授下去，形成某一流派之釀造法。宋代開始稱為「醬油」，後隨鑒真和尚傳至日本與東南亞各國，成為最具中華特色的調味料之一。

醬油是用豆餅、麥、麥麩、麯黴加鹽、糖、酒經加工發酵釀製而成。醬油是由多種氨基酸、糖酒、芳香脂與食鹽所混合的發酵溶液，故而色澤絳紅濃豔、味道香醇、鮮美可口。烹調菜肴或用作蘸料不僅添色增味、提鮮加香，亦使菜肴色澤豔麗，風味誘人、促進食欲、豐富口感。然而大多人不知道，醬油還是一種營養豐富兼食養食療的保健佳品。

醬油，因其基本原料是豆、麥類，經加工釀製後，含有人體所需的多種氨基酸、維生素Ｂ１、Ｂ２以及鈣鐵鋅錳多種礦物質和微量元素。中醫學驗證，醬油性溫，有開胃健脾、溫中理氣、消食化積、解熱除煩、舒胸止痛等功效。

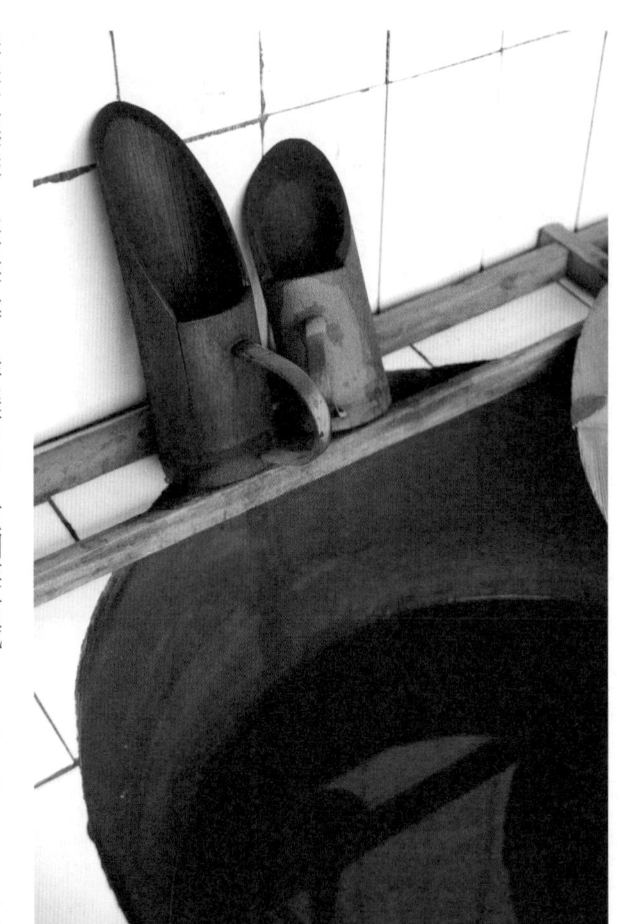
●傳統工藝釀製的醬油。

近十多年間，亞洲人好用醬油的習慣引起了歐美有關專家的注意，在與日本、韓國和新加坡有關專家經多年研究，他們發現，醬油含有一種十分特殊的物質「異黃酮」，可有效降低人體膽固醇與高血壓、抑制冠心病、心血管疾病的發生，抵禦細胞癌變、減緩或阻止腫瘤的生長。而醬油所富含的卵磷脂則能促進人體代謝功能和免疫力，對癌症尤為是乳腺癌有良好的抑制作用。

新加坡的研究人員還發現，醬油能產生一種天然的抗氧化成分，有助於減少自由基對人體的傷害，其功效比常見的維生素C、維生素E等抗氧化物大上十幾倍。並且這種防氧化天然成分不但能消滅人體內的自由基，更能起到防老抗衰的功效。

醬油具有如此美好的食養食療功用，並不意味著我們就可以大吃大喝。在日常飲食中，醬油也並非對所有人體都適宜，像血壓較高或有心臟病的人就要少食，患有胃炎或胃酸過多的人則應慎食，而在服用高血壓藥、心血管病藥物以及胃腸道疾病藥物的人們更是要忌食，以免引發嘔吐噁心。

在日常食用醬油時還應注意，夏秋季節因天熱溫度較高，醬油易發生黴變長白膜，人們稱之為「生花」，這顯示醬油已經變壞而不能食用，有的人多將白膜去掉而繼續食用，這對人體是有害的。當然要防止黴變亦有不少方法，民間大多是在醬油中放進幾瓣大蒜、或滴點芝麻油或白酒等，就可防止黴變生花。

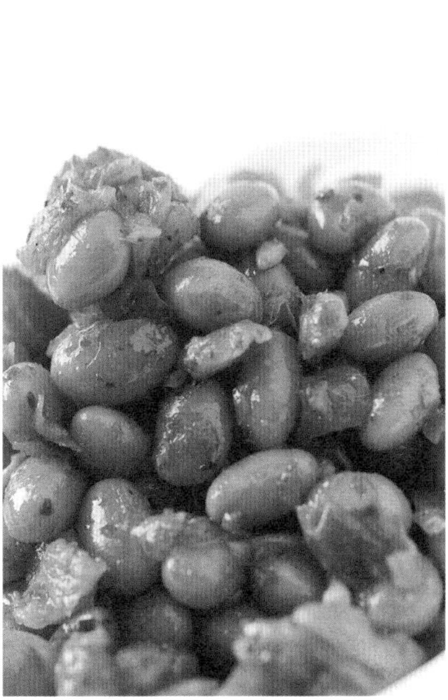

醬油在各地都不乏名品佳釀，像四川的中壩醬油、犀浦醬油、德陽醬油、大王醬油等。尤為是江油的中壩醬油早在明末清初就揚名華夏。大清道光皇帝品嘗了中壩貢品醬油後，親筆賜名為「中壩醬油」。中壩醬油中最具聲譽的是「口蘑醬油」，採用長城以北，張家口外的口蘑香菇精釀而成，其色澤豔濃、風味醇香、味美多滋、口感舒美，且久存不黴變、不生花、不變味。因此成為眾多醬油中的精品。

四川鄉村水豆豉。

百姓人家食用醬油應購買釀造醬油，不要用配製醬油。所謂「配製」即是用釀造醬油作母料加其他化合物、添加劑提鮮增香勾兌而成，市場上有不少這樣的劣質醬油，對人體十分有害。

千古一絕，豆豉神

豆豉，一種用黃豆或黑豆經蒸熟加酒釀、麯黴、酒、香料發酵製成的調味品及家常佐餐小食。豆豉在中華大地歷史很是悠久，大約始於秦漢時期，那時古人稱其為「幽菽」。唐代豆豉隨鑒真和尚傳入日本，和尚自稱「老衲」，故而至今在日本仍被叫做「納豆」。到宋代，豆豉遍佈華夏各地，最具聲譽的則是江西和四川的豆豉，尤其是四川永川與潼川的豆豉被皇家和百姓視為珍品。於二〇〇八年六月七日，重慶市永川區的「永川豆豉釀製技藝」和四川省綿陽市三臺縣的「潼川豆豉釀製技藝」，被大陸國務院公佈為國家級非物質文化遺產（傳統技藝類），成為「豆豉釀製技藝」的代表。

豆豉味道鹹甜、醬香濃郁，按原料分有黃豆豉和黑豆豉；按加工方法分則又有乾豆豉、濕豆豉、水豆豉；若按風味分更有淡豆豉、鹹豆豉、甜豆豉、辣豆豉、薑豆豉等。四川民間還有紅苕豆豉、家常豆豉、煙熏豆豉等。

豆豉因由大豆製成，營養自然十分豐富。再經發酵而產生特有的眾多易於消化和吸收的營養物質。豆豉富含蛋白質、氨基酸、脂肪、碳水化合物、維生素Ｂ５（又稱泛酸）及粗纖維，還含豐富的維生素Ｃ、Ｂ，鈣磷鐵等礦物質與多種微量元素。

自東漢始到於今，豆豉不僅用作一日三餐的調味品和下飯小菜，亦也用以入藥。古時無論名醫大師還是民間百姓對豆豉的藥用與保健功效都十分看重，在漢書、史記、齊民要術、本草綱目等著名歷史典籍中都有記載。歷代中醫驗證：豆豉性平、味甘微苦，有開胃健脾、生津潤燥、發汗解表、寬中除煩、清熱透疹、解毒宣洩等功效，可治感冒風寒、頭痛發熱、鼻塞噴嚏、胸悶噁心、傷寒濕熱、食物中毒與腹痛嘔吐；尤對困疲焦躁、虛煩失眠等症況特別有效。

現代醫學相關研究進一步發現，豆豉還具有增強腦力，提高肝臟解毒排毒功能，在新陳代謝中起到溶血栓、壯血管、減血脂、抗衰老、抗癌變的作用。美國營養學會專家經長期研究發現，「常吃豆豉可有效預防老年癡呆」。他們在文章中鄭重宣告，中國人使用的豆豉中含有大量可溶解血栓的尿激酶，並產生豐富的維生素Ｂ群和抗菌素，故能有效溶解血栓，抑制老年性癡呆。

自唐代豆豉傳入日本後，日本醫學界、營養學界經長時間研究分析，總結出常食豆豉的十大益處：助益消化，消疲除煩，減緩病痛，延緩衰老，增強腦力，提高肝臟解毒功能，降低血壓，預防癌症，增強免疫力及避免酒精中毒。

民間食養食譜

豆豉蔥白煎湯熱飲，就可即時治療傷風感冒、鼻塞頭痛；加薑片紅糖，則又可治腹瀉噁心；用淡豆豉煎水熱飲，可治婦女斷奶或乳脹；用豆豉末炒焦研細與麻油調和外塗，可治瘡毒炮疽；用豆豉與大蒜研合成泥丸，配淡鹽水吞服則止痢瀉血痢等。

豆豉還具有較強的解毒排毒的作用，像酒毒、食毒、藥毒、瘡毒等。亦也是男女排毒養顏物美價廉，簡單方便的常用佳品。中老年人在一日三餐中多以豆豉伴食或炒菜，常食豆豉，會獲得意想不到養生保健效果。豆豉因其性味平和，故而無所禁忌，完全可以放心食用。

不得其醬不食

「不得其醬不食」，是孔老夫子的一句名言，意為大凡就餐吃飯，必得有醬，否則就拒食。由此可見，在戰國時期醬就已經是一日三餐不可少和缺的伴食佳品。並且從商周時代就已經有了豐富多彩的各種醬料，先是各種各樣的肉醬，而後是各式蔬果醬，品種繁多。尤其是那時的皇宮貴族特別講究醬料的配製和食用。到了漢代，人們開始用大豆、麥麩製醬。這就是現今我們依然廣泛使用的豆醬和麵醬。

醬剛開始並非作為調料，而是作為一種重要的食品而誕生的。按張岱《夜航船》中對飲食創造歷史的回顧：有巢氏（傳說中巢居的發明者，遠古時，相傳他為避免野獸侵襲，教民構木為巢，開始了在樹上巢居）教民食果，燧人氏始鑽木取火，作醴酪（通過蒸釀而成熟食），神農始教民食穀，加於燒石之上而食。到黃帝時才開始有五穀種植。神農的獨生子開始種莊稼，教百姓食用蔬菜瓜果。燧人氏作肉脯，黃帝作炙肉，成湯作醢（醢就是最早的肉醬）。「成湯作醢」的初期，醬是用肉加工製成。據考，其加工方法，是將新鮮的好肉研碎，用釀酒用的麯拌均，裝進容器，容器用泥封口，放在太陽下曬十四天，待酒麴的味變成醬的氣味，就可食用。這種肉醬還可以速成：肉斫碎，與麯、鹽拌勻後裝進容器，用泥密封。在地上挖一個坑，用火燒紅後把灰去掉，用火燒過後的坑裡鋪上厚厚的草，中間留一個正好放裝拌好麯的肉之容器的空間，把抗填上七、八寸厚的土，在填的土上面，燒乾牛糞，一整夜不讓火熄滅，到第二天，醬滲出來就熟了。這種肉醬，

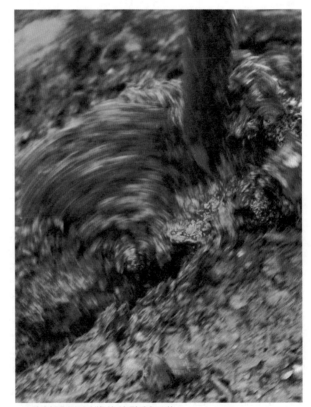

●四川郫縣豆瓣醬傳統釀製工藝。

當時稱「醢」，又稱「橘」。《說文》：「橘：醬也。醬：醢也。從肉從酉，酒以和醬也。」因為醬是酒、肉和鹽在一起交合而成，滋味好。《風俗通》：「醬成於鹽而鹹於鹽，夫物之變有時而重。」所以在當時曾被稱作美食。到周代人們發覺草木之屬都可以為醬，於是醬的品類日益增多，貴族們可是每天食用。

從《周禮》到《禮記》中的記載看，醬的作用出現了很大的變化，從主要的配食品變成了很具體的調味品。早時醬除有調味功能，還有除毒功能。到了明朝（十三世紀），豆醬的生產更為發展，而魚、肉製的醬則日漸被淘汰。同時製醬的技術亦普遍流傳於城鄉百姓之間。

在中華烹飪中，傳統上是南方多用豆醬，北方多用麵醬。其後的豆瓣醬與辣椒醬則為西南地區所廣泛食用。尤其是川菜更是普遍用甜麵醬和豆瓣醬，也就是郫縣豆瓣。其中不泛名饌佳餚，像醬鴨、醬肉、醬燒冬筍、京醬肉絲、醬爆肉丁、醬燒鴨子、醬爆羊肉、醬燒苦瓜、醬燒茄子、醬燜四季豆、蘸醬黃瓜、醬酥桃仁等。至於用郫縣豆瓣的名肴就多得不勝枚舉了，廣為人知的就有回鍋肉、麻婆豆腐、豆瓣魚，豆瓣肘子、水煮牛肉等。

醬，具有很高的營養價值和食養保健功用。因其原料為大豆和麥麩，含有較豐富的蛋白質、多肽及肽，還有人體所必需的多種氨基酸、硫酸鹽、磷酸鹽以及鈣、鎂、鉀等礦物質。從春秋戰國到曆朝各代，名醫大師都對醬的食用保健和醫用功效做了大量的研究與驗證。傳統中醫認為：醬，味鹹性寒，有除熱解毒的作用，內服可去暑熱、臟腑鬱熱和各種藥毒、食毒；外敷則可治毒蟲咬傷，如野蜂、馬蜂等，還可治療燙傷和燒傷。醬亦能通利大小便、消心腹惡氣與腎熱。

民間食養食譜

治湯火燒灼但未成瘡者，可用豆醬汁敷之。

治人卒中煙火毒：黃豆醬一塊。調溫湯一碗灌之。

治鬁瘍：醬汁加入石硫黃研作泥，以消毒過

的布揩破剺瘍，再將研好的醬泥敷在瘍上。

治妊娠尿血：豆醬一大盞（烤焙乾水份），生乾地黃二兩。搗成末，每餐飯前，用粥飲調入一錢服之。

治手足指掣痛不可忍：醬清和蜜混合後，輕輕塗抹。

四川的郫縣豆瓣亦也因用辣椒和蠶豆瓣發酵釀製，故含有豐富的蛋白質、維生素、氨基酸等營養物質，具有減少動脈硬化，降低膽固醇的功用，尤為開胃健脾、促進腸胃蠕動、助益消化、除濕消腫。郫縣豆瓣因含有豐富的膽鹼，因此能有助於健腦益智、增強記憶，同時也是抗癌，特別是腸癌及降低攝護腺腫大的好調料。

本篇所介紹的幾種家庭常備和常用的調味輔料中，因醋的調味保健作用已廣為人知，加上近二十年來受到醫學界、營養學界、美容界等的大力推崇，其諸多優秀功效亦也在民間普遍運用，故此處不再贅述。

至於食用鹽，近年來因加工食品或半成品普遍都已含有鹽份，且形成食用習慣，因此對額外的鹽份攝取，各中外醫學權威機構是一再強調：「鹽，少吃再少吃。」約每五年更新一次建議值，於二〇一一年初最新發佈的《美國飲食指南》提出，每人每日所攝入的食鹽量應減少至二．三克（約一茶匙）以內。而年齡五〇歲以上的中老年人，以及患有「三高」病症的人，每日所攝入的鹽量應控制在一．五克以內，甚至再少些。對中國人而言，大凡含鹽量較高的食品，如鹹蛋、鹹肉、醃肉等加工食品以及餐館飲食等都應少吃。吃鹽過多容易導致高血壓和其他心血管疾病。

男女老幼，食養殊異

仙果贊銀杏 藥食珍品蓮子美
玉薏仁 康樂性福枸杞紅 長
菊 千果之王板栗珍 強身健體
原則 民間養療單方 高血脂族
略 民間養療單方 高血糖族群
肥胖族群 養療飲食要素 夏季
心經 秋季食養秘訣 秋季食養
冬季食養單方 神奇草根何首
養療飲食結構 養療飲食方略
菜勝佳蔬 蔬菜之王惟蘆筍 食
風韻永存 美妙食物助你性福
蔬果健康衛士 防皺抗衰飲食
生早餐巧安排 只將食粥至神

龍眼桂圓皆珍果 美容
益智核桃王 延齡益壽
群 養療飲食結構 養療
養療飲食原則 養療飲
療飲食結構 民間養療
養單方 秋季食養 秋季
季食養心經 冬季食養
冠心病族群 養療飲食
究 五穀雜糧保安康 春
花如花花容體香 漂亮
機 吃情男女挑肥揀瘦
菇 魚翅燕窩與豬皮銀
反 七個簡單步驟助你

人生分為不同的階段，通常為嬰幼期、少兒期、青年期、中年期、壯年期和老年期。每一階段，從生命的角度看，都有不同的生理現象、生理變化、生理反應和生理需求。而每一階段又與下一階段密切相連、休戚相關。如此，從飲食保健上來講，人生各個階段亦有不同的需求和重點，不同的飲食結構和食養方法。把握住其中的特點與要求，因時而異，因人制宜，才會有助於身心的茁壯生長、健康快樂。

嬰幼食養

嬰幼兒時期，生長發育迅速，新陳代謝旺盛，對各種營養物質要求高。但同時嬰幼兒胃腸道、消化系統、泌尿系統的發育尚未完善，因此對飲食的消化、吸收、排泄都有一定的限制。故而嬰幼兒的飲食，除供給能充分保證其生長發育所需要的營養外，還要適和其生理特徵，進行合理哺餵，其重點在於健康發育。

首先，作為父母，應當瞭解和認真觀察嬰幼兒的各項營養指標要求，以及孩子的身高、體重、頭圍、胸圍、牙齒、腹壁皮下脂肪厚度、四肢粗細、神經及精神狀況、活動情形、對外部事物的反應節奏等，來判斷生理機能的營養需求，進行相應的飲食結構調理與補充。像發現孩子動作反應較慢，即或缺鈣；若孩子面容蒼白無血色，便有可能缺鐵；倘若孩子一直偏瘦，精神與活力較差，那就有可能是營養嚴重不足。若遇此類情況，就應及時在醫生的指導下調節或補充飲食營養。同時還要通過觀察孩子每日所排的大便情況，來確認孩子胃腸消化及吸收狀況與能力。

嬰幼兒健康發育所需要的營養成分很多，包括在各種各樣食物中。其飲食結構一定要合理，要循序漸進，豐富多樣，不能偏食挑食。不合理的飲食結構，勢必造成某種所需營養的缺乏，如果偏食挑食，那就更加有害，只會使其生長發育受到嚴重影響。

嬰幼食養要素

嬰幼兒在生長發育中，最大的特點就是新陳代謝旺盛，熱能消耗既快又大，若按孩子的生長速度與活動能量，其熱能需求幾乎和成年人一樣。即：嬰幼兒每日每千克體重，至少需供給熱能一百二十大卡左右。嬰幼兒的生長發育，包括體重的增長，還有四肢、個頭、大腦、五臟、骨骼、牙齒、頭髮、膚色等的正常生長，都需要足夠的蛋白質和氨基酸。如鈣磷鐵就關係到四肢、個頭、骨骼與牙齒的生長，以及血紅細胞的生成；維生素C、維生素B，則對促進微血管和細胞間質的合成及生長發育十分重要。

嬰幼食養方略

母乳哺育——嬰幼兒最初的飲食，是以母乳哺養為主，尤其是六個月以內的嬰兒。母乳的源泉在血液，具有嬰兒所需的各種天然營養素，故古人稱其為「益壽延年之聖藥」。「以人乳養育小兒，服之滋生氣血、補益腦髓，所謂以人補人」。

母乳含有豐富的蛋白，遇胃酸即生成小凝塊，脂肪球也較小，所以易於小兒吸收消化。人乳裡所含乳糖比牛奶多，尤其是乙型乳糖，能促進乳酸桿菌生長，抑制大腸桿菌滋生，有效減少孩子腹脹、腹痛與腹瀉。同時，母乳所含的乳糖，對嬰兒大腦發育有很重要的作用。此外，母乳中還富含其他任何食物所無法提供的免疫抗體成分，可自然抵禦和抑制嬰幼兒常見疾病的發生。加之母乳尤適於孩子吸收消化，且溫度適宜、便捷衛生、安全經濟。

在孩子的餵養中，一般出生後四個月之內的寶寶，母乳的餵養應按需要哺乳，寶寶因餓哭了，或母乳發脹了，可以隨時哺乳。如果是用奶瓶餵食，應每隔二～四個小時餵一次，倘若其間寶寶在睡，即便到了餵養時間，也不必叫醒孩子來餵。人工餵食的溫度通常在三八～四〇攝氏度為宜，可將水或奶滴在手背上，感覺溫溫的不燙手即可，如還有點燙，就需再稍涼會兒再餵。

孩子要餵養得很好，首先是母乳的要求和調養。明代《育嬰家秘》一書中就說：「選擇乳母，必取無病婦人，肌肉豐肥，情性和平者為之，則其乳汁濃厚、甘美、瑩白、溫和，於子有益。」可見古人對乳母的選擇標準是很嚴格的，既注重體格、健康、性情、品德，也注重生活方式、習慣和飲食嗜好等。

現代婦女因工作、環境、生活方式及思想觀念等，不少母親不願親自哺乳，或不注意調養，常引起母乳不足或乳汁不良，還有的因種種原因

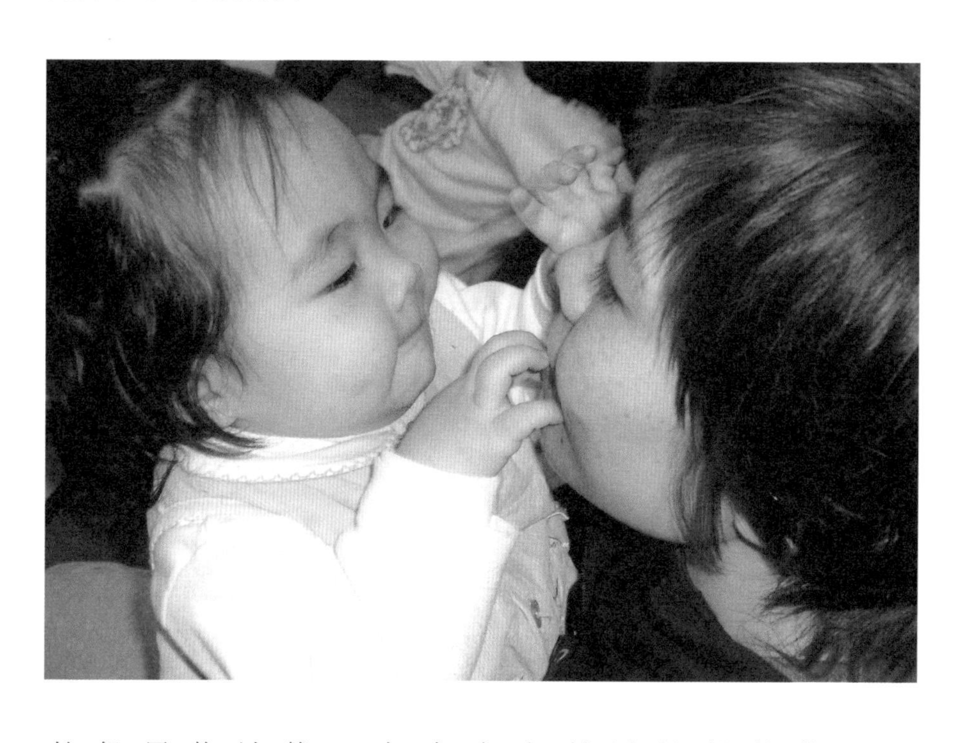

不願請乳母，採用其他動物乳汁或奶粉餵養，造成孩子健康失衡。殊不知在天地之間，從自然和物種進化的角度講，人和動物的乳汁都只能適合於它自己的種屬，其脂肪、蛋白質、鈣等的含量都更具自身種屬的需要而與人乳不同。至於奶粉，雖通過科學處理使各種營養成分的比例較接近了母乳，但在化合作用中所使用的各種添加劑，已成為影響兒童保健的一大問題，從而引發人們越來越多的擔憂。現代醫學的許多統計數據亦證實，母乳餵養是小嬰兒健康與成長的重要因素。因此，嬰幼兒首選的最佳天然、安全食品只有母乳。

哺乳輔食——隨著小兒的生長發育，對各種營養的需求也不斷增大，特別是消化機能的發育以及牙齒的萌生，其對食物的質與量也產生了新的需求。加之哺乳期間，母乳分泌不足或不能用母乳餵養時，就需要母乳代用品，即通常的牛奶、羊奶及配方奶粉、嬰兒奶粉類輔助食品。由於牛羊奶和奶粉的蛋白質含量較高，餵養時需加水沖淡，加熱煮沸、輔以約五％的糖，根據孩子的食量餵給，以吃飽為宜。

在孩子開始長牙時，需要遵循從一種到多種，循序漸進的方式，合理安排添加一些半流質或較軟細的固體食物。如：長牙後二～四周開始提供含有維生素A、D、魚肝油的軟質副食；五～六周添加富含維生素C的鮮榨果汁、蔬菜汁；三～四個月後添加雞蛋黃、大米粥、軟麵條等；五個月後開始加食蔬果泥、瘦肉泥；八個月後可食肝泥、嫩肉末、饅頭、抄手、麵包、餅乾類；十個月後即可食用各種軟食。這期間，逐步添加的食物，應以碎軟細爛，鮮香味美，可口可心為原則。

早在夏商時代，彭祖的長壽秘訣與飲食養療就強調從嬰幼膳食做起。小兒斷乳後，因食物發生了變化，其胃腸道需適應一段時間。此時，要特別認真的觀察和注意孩子的適應情況。是否出現因消化功能的不適應所引起的腹瀉、便秘和營養失調。因此，為確保小兒正常生長發育與健康，幼兒膳食需遵循飲食定時定量，少量多餐，控制零食，養成有規律的飲食習慣，培養孩子從小就講究飲食衛生與安全。

此時段的小兒飲食，應在循序漸進的基礎上，使之逐步多樣化。要避免貪食、偏食和挑食，更不要隨大人的喜好恣意亂吃亂喝。食物也應以易消化、易咀嚼、營養豐富、有滋有味、外形美觀、色澤醒目的為主，以引起孩子的興趣和食欲。特別是肉類、蛋奶、豆品等食物，一定要煮到熟爛。

多數家庭裡一～六歲的孩子，甚至青少年，尤其是男孩多不愛吃蔬菜。就四川而言則偏愛辣麻味厚，大人們往往束手無策，不知如何是好。其實，小孩愛挑食的原因是因為小孩子的味覺比大人的要發達和敏感，味蕾會一直延伸到喉頭。所以很多大人吃著沒啥感覺的的東西，小孩子會覺得味道重、太刺激而吃不下。因此不少小孩子喜歡只吃白味的米飯、麵條、饅頭等就是如此。加之小孩子味覺比大人更敏感，因此對味的感受比大人更強烈，故而在吃上出現一些自我保護性的味覺反映。

其實，在一日三餐中，一些食物也並不是孩子不愛吃，而是大人不知個中卯竅，做得不合胃口而已。孩子出世後對食物的第一印象是奶味和香甜味。因在嬰幼兒階段主要是以母乳、牛羊奶為主食，故天生就對乳鮮味、奶香味有著自然和本能的偏愛與依戀。這也是為啥幾乎所有孩子都會被吸引和喜歡吃麥當勞、肯德雞的緣由。可見，孩子吃東西首先追求的是香。況且大人們不也是好吃「香香」。

因此在小兒日常膳食中適當添加些乳味，增加食物的乳香，像燒、燉或燜、燴鹹鮮淡雅風味的葷菜就可添加些牛奶，使湯汁乳白誘人，又有淡淡的奶香，味美可口，孩子一定愛不釋口；炒燒燜燴蔬菜，亦可適當用些奶油、鮮奶油，如黃瓜或苦瓜炒雞蛋，在先把蛋液炒成蛋花後，再用少許化豬油與奶油或鮮奶油炒黃瓜或苦瓜片，倒進蛋花混炒，放少許鹽，滴幾滴香油即成。這樣的做法孩子不僅喜歡吃，還會大誇媽媽（爸爸）廚藝高強呢。

另外，有些綠色和青色蔬菜，在烹製中易變色變質，感官較差，也讓孩子感覺不好而不願多吃。對這類蔬菜如萵筍、四季豆、鮮豌豆、嫩蠶豆等，可在洗淨切好後先用微波爐加熱約一分鐘再入鍋烹製，這樣蔬菜就會是鮮嫩如初，香脆爽口，孩子也一定喜食。

對於孩子一些不好的飲食習慣，不能單一的說教，有時候家長也要反省一下自己，是不是這些食物燒出的味道不對味，讓孩子不喜歡了，要是這樣的話，家長可以將這種食物「隱藏起來」，混在其他他喜歡的食物中燒給孩子吃。例如孩子不愛吃胡蘿蔔，那就把馬鈴薯、蘿蔔一起壓成糊狀，拌到肉裡，做成肉圓，孩子就會接受了。其實有「四種家常口味」是大部分寶寶最愛吃的——糖醋味、紅燒味、茄汁味、香滷味，掌握了這個烹調秘訣，不怕寶寶不買「大廚」的賬。另外，要讓寶寶不挑食、不偏食，爸媽以身作則很重要，所以你吃飯時一定要裝出什麼都愛吃，吃得津津有味的樣子。

食養結構

通常一～三歲的小兒，每日五穀雜糧類主食應不少於一五〇～二〇〇克，牛奶二五〇～五〇〇毫升，雞蛋一個，瘦肉類二十五～五〇克，肝臟類二十五～五〇克，豆製品類二十五～五〇克，蔬菜五〇～一〇〇克，水果五〇～一〇〇克，糖類一〇～十五克，油脂類一〇～十五克。這樣便可確保提供給孩子足夠的熱能與營養。

四～六歲的小兒則需另增加主食五〇克，瘦肉類二十五克，肝臟類二十五克，蔬菜五〇～一〇〇克。方可滿足其生理需求。同時還要注意食物之間的搭配與變化，讓孩子保持較好的食欲與吃趣。

如果孩子因偏食、挑食或好吃零食而出現厭食的情形，可用傳統的開胃建脾食物刺激其食欲，給予扶助調理。

民間食養食譜

八珍糕——用茯苓、蓮子、芡實、扁豆、苡米、山藥各三〇克，適量藕粉和白糖，研細調勻，蒸成糕食用。可調順小兒脾胃虛弱、消化不良、食少腹脹、面黃肌瘦、便溏泄瀉。

山藥蓮子羹——山藥十五克、蓮子十五克、白糖適量，水煮成羹，隨時可用。可治小兒脾胃虛弱、食量減少、萎靡不振、面黃肌瘦。

小兒膳食，以粥最好，既味美可口又極易消化吸收，且營養豐富，十分有益於身心和智力的發育。以下是民間常用的粥品，也適於老年人食用，俗話不是說人老則返老還童嗎。

紅棗瘦肉粥——紅棗三〇克、陳皮十二克、瘦肉（豬、雞）及大米適量，煨熬成粥食用。可治小兒單純消化不良所引起的腹脹、多泄。

牛奶粥——大米五〇克，水四杯，奶粉三茶匙。做法：將大米淘洗乾淨，用水泡一小時，放進鍋中熬成粥。為寶寶盛出一碗粥，加進三茶匙奶粉，攪拌均勻即可。

蛋黃粥——雞蛋一個，大米五〇克，水四杯。做法：將大米淘洗乾淨，用水泡一小時，放進鍋中慢熬成粥。將雞蛋煮熟，取雞蛋黃研成粉末，加進粥中混合均勻即可。煮好的雞蛋白可直接給寶寶吃。

青菜肉糜粥——大米五〇克，青菜二〇克，瘦肉（豬肉或雞肉皆可）二〇克，高湯四杯。做法：米洗淨，用水泡一～二小時，放進鍋內，加高湯，熬煮半小時左右。將青菜洗乾淨，放進開水鍋內煮軟，切碎備用。再將瘦肉洗淨切成薄片，加少許精鹽，進鍋中，水煮約十分鐘，取出切成肉糜。然後，將肉糜和青菜加進煮好的粥中即可食用。

臘八粥——花生、黃豆、紅豆、糯米、紅棗、蓮子、桂圓肉各一〇克，薏米仁五〇克，糖適量，水一〇杯。花生、黃豆、薏米仁、紅豆洗淨浸泡五小時左右，然後加水一〇杯，將之煮至軟熟。再加進糯米和紅棗，持續煮二十五分鐘。最後加進桂圓肉，煮二〇分鐘。加糖煮開即可。

蝦仁粥——大米五〇克，鮮蝦仁二〇克，芹菜末少許，高湯四杯。做法：米加進高湯，小火慢熬成粥狀。將蝦仁蒸熟，切成小粒，放進粥內，加進少許鹽，熬五分鐘。芹菜末起鍋前加進粥內即可。

豬肝泥粥——豬肝適量，大米五〇克，高湯四杯。做法：米加進高湯，小火慢熬成粥狀。取豬肝少許切片，加少許鹽和料酒炒熟，去腥調味，然後放進攪拌機中打成泥狀，拌進粥中，持續煮五分鐘即可。

魚肉粥——大米一五〇克，鱸魚（或其他肉多刺少的魚）一條，高湯四杯。做法：米加進高湯，小火慢熬成粥狀。魚整條蒸熟去骨，挑出適量魚肉切碎，拌進粥中，加進少許鹽，再熬五分鐘即可。

香韭蛋粥——韭菜一〇克，雞蛋一個，大米五〇克，高湯四杯。做法：米加進高湯，小火慢熬，待米粥至九成熟時，韭菜切成小段，再將雞蛋打散、調味、炒熟、弄碎，然後將韭菜和炒蛋一起加進米粥中，持續煮至爛熟即可。

乳酪粥——洋蔥一〇克，大米五〇克，水四杯，乳酪五克。做法：先將洋蔥切丁炒至透明。然後，在鍋內倒進水，煮開後將米飯和洋蔥一起放進去，煮成粥狀。再將乳酪切丁，加進粥內持續煮，待乳酪融化後即可。

雞肝胡蘿蔔粥——雞肝二個，胡蘿蔔一〇克，大米五〇克，高湯四杯，鹽少許。做法：飯加進高湯，小火慢熬成粥狀。雞肝及胡蘿蔔洗淨後，蒸熟搗成泥狀，加進粥內，再加鹽少許，煮熟即可。

少兒食養

從生理上講，少兒一般是指七～十四歲的兒童，也就是小學階段的學生娃。其生理特徵為人生第二次生長發育時段，成長尤為迅速，代謝旺盛，生理機能對熱能和營養的要求勝過成人。在這一期間，為確保他們茁壯成長，為以後的青年、中年、甚至一輩子的身體素質與智力發育打下可靠的基礎，營養便是其生長發育最為關鍵的因素。

如此，這一年齡段重要的是注意平衡膳食。其要點是：要雜食，即吃各種糧，要粗細兼備；吃菜，應葷素搭配；蔬菜、肉類、蛋奶、水果，多種多樣。如果營養不充分，或營養素缺乏，都會造成能量失衡失調，對其生理機能的發育健全，身體的基本素質，骨骼的生長，大腦的發育，以及身高、體魄、精神、性格乃至情緒脾氣都會造成重要影響，且還會延續到成人期。尤其是女孩子，還會出現生理上的變化，有了第二性特徵和初潮，這就要更加認真對待和及時調理。

如此，這一時段合理、科學的飲食養生與保健，熱能的充足，營養的充分與平衡，讓少兒的第二次生長發育的身心、智力健全，精力充沛、抵抗力強而不易生病等，對成年後的健康與精氣神都具有十分重要的意義。

少兒食養要素

少兒時段，首先是孩子的體重，應是平穩地增長。理論上講，每年大約增長二公斤，但由於智力發育增強，戶外活動增大，個體間的差異也不盡相同。若是體重增長不合常規的慢或過快，如偏瘦或肥胖，都反映出在飲食營養上的不平衡。雖然也有因基因影響而出現不同的生長類型，但仍有一個基本的指標。像七～十二歲的少兒，每日約需二千七～八〇〇大卡熱能，需要較豐富的鈣、鐵、鋅及足量的多種維生素。

少兒食養方略

少兒的一日三餐的結構與調配，是促使兒童食欲和食趣的重要因素。首先是食物的色香味形，再者是烹飪方式的變化，都會直接影響到孩子的食欲與興趣。其次，良好的飲食習慣，定時、定量、不偏食、不挑食、不用湯泡飯、少吃零食、少喝碳酸飲料、少吃燒烤、串串香和街邊攤食一類食物等，對其健康地生長發育都有很重要的作用。少兒階段，尤其是讀書上學，活動量大，易於饑餓，可在三餐中途適量補充些食物，如吃些麵包點心類。

少兒的三餐，其重中之重在於早餐。人體經過一夜的消耗，早晨血糖已經很低，不好好補充早餐，勢必於身體不利。因此早餐一定要吃飽、吃好、營養豐富、熱能充足，如牛奶、雞蛋、麵包、蔬菜、水果等。然而不少家庭因工作或學習等因素，孩子的早餐往往都是簡單、方便、快捷，或讓小孩在路上隨便買點什麼將就吃。甚至有些為趕上學而不吃，課間休息再匆忙胡亂吃點東西。經常如此，必將對其各方面的生長發育帶來十分不良的影響。

一日三餐中，要考慮到兒童在學校精氣神的消耗較大，尤其是男孩，因此應在膳食中合理安排補充氣血、健脾胃的食物，如瘦肉類、魚蝦類、蛋奶類、豆製品、各式各色時令蔬果。而不宜常食或多食燥熱類食物，像糕餅、甜點、煎炸、燒烤、方便食品等，這類食物易使兒童生火助痰、有損脾胃、影響正常飲食和消化吸收。特別是辛辣刺激的食物及酒類、咖啡、碳酸飲料等更易使兒童心神失寧、睡眠不好、脾氣急躁，擾亂兒童正常生理功能的不良食物，應當完全禁止食用。

另外還應當注意的是，兒童在大量體育活動後，像上完體育課，口渴難耐的孩子們不應大量喝水。相反，應該喝牛奶才對身體有益。牛奶比運動飲料或水都要好，因為它能提供優質蛋白質、碳水化合物、鈣和電解質。牛奶不僅能補充因出汗而流失的鈉，並幫助身體更好地留住液

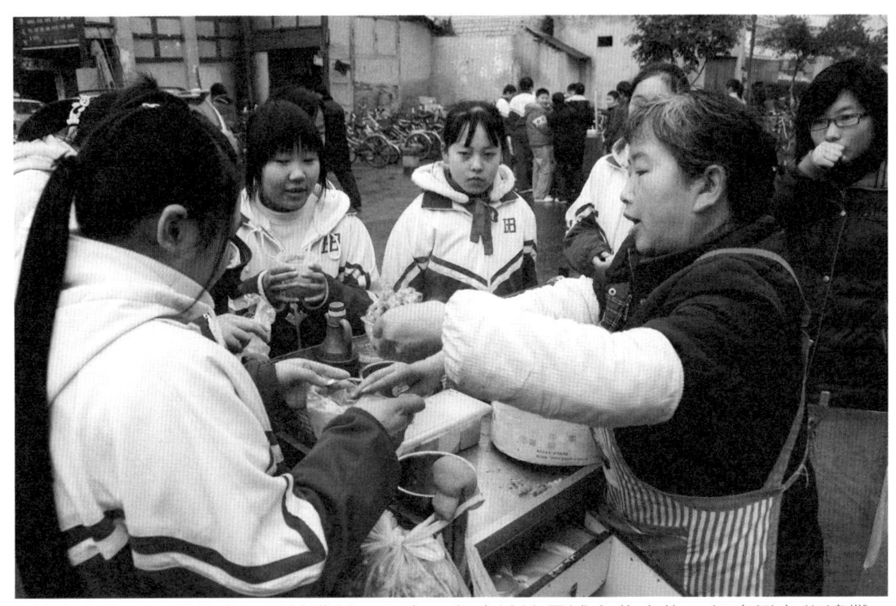
●讀書上學，活動量大，易於饑餓，可在三餐中途適量補充些食物，但應避免街邊攤食這類食物。

體。同時也提供了兒童因體能消耗和長身體、發展肌肉組織所需的蛋白質，這是其他飲料所不具備的。

少兒食養結構

正常狀態下，七～十二歲的兒童，每日需五穀雜糧之主食三〇〇～三五〇克，奶或乳類二五〇毫升，雞蛋五〇克，瘦肉類或魚蝦類一〇〇克，豆製品五〇克，蔬果類四〇〇克，油脂類二〇克，糖類二〇克，水果一〇〇克。如此方可提供給孩子身體所需的蛋白質、脂肪、碳水化合物、熱能，以及鈣鐵鋅、維生素、礦物質、微量元素和纖維素。

青少年食養

從生長發育階段看，通常指十五～十九歲年齡段，稱為少年或青少年。這是一個被譽為朝氣蓬勃、生機盎然、精力充沛、青春陽光的美好年華。這一時段青少年的體態與生理特徵變化迅速，最明顯地是身高和體格出現了一個高速增長期。體格的發育增長，女孩子可持續到二十歲，但身高則一般到十七歲就基本停止，而男孩子的體格與身高可持續到二十多歲。

青少年階段從生理上講，是以出現性特徵開始到生長發育停止，並且男女差異較大。女孩要比男孩的生長發育早兩、三年。大多女孩於十～十二歲便達到發育旺盛期，開始出現青春發育特徵。男孩通常是在十四、十五歲開始進入迅速生長期，十六歲開始有初步的生理發育。

這一時期，由於身心變化很大很快，生理機能各器官逐漸發育成熟，思維能力日漸活躍，且外部生理特徵與性情上反映十分明顯。如需求旺盛、情緒多變、易於急躁、叛逆性強、好生氣、耍脾氣、驕橫而任性、為人處事好激動、缺乏理性等生理現象。通常體質康健，性格較外向，開朗活潑的孩子其生理反應較小，而體質虛弱，性格內向，抑鬱寡言的則對其生理影響較大。因此，處於這一特殊階段的男女孩子，除必要的身心疏導和關愛外，飲食調養尤為重要。合理的飲食對促進孩子健康的發育生長和情緒的穩定有著十分重要的作用。

青少食養要素

青少年正是強身健體的關鍵時期，彭祖長壽膳食術強調：首先要注意平衡膳食。青少年時期，身體機能生長快、合成快，需要充分的熱能供給，若補充不足會出現營養不良，從而影響其生長發育，如身高體型較小，體質較弱；供給過剩則產生肥胖。青少年的熱能需求，應在一日三餐中合理安排。按營養專家的意見，應是早餐要占全天熱能需求的三〇%；午餐應占三五%～四〇%；晚餐占三〇%～三五%。此外，還要考慮膳食平衡，不能過於單一簡便。應粗細糧、葷素菜、蛋奶、豆製品、蔬菜瓜果進行調節搭配，時常變換食單與口味，變換烹飪方式等。尤為是主食與菜肴應根據時令季節的變化、人體生理機能的需要進行飲食及風味的調配。

青少年總體上對食物菜肴的喜好多是味美可口、吃得香鮮、吃的舒爽。因此，把食物菜肴烹製得「香美」，是引導這時期孩子食欲和吃情的重要因素。

青少食養方略

青少年人的一日三餐，男女孩除了每日所需熱能類主食外，還需提供充分的維生素，包括水溶性和脂溶性維生素。像維生素A、B1、B2、B12、C、D等。富含這些維生素的食物也很多，像魚蝦、動物肝臟、粗雜糧、蔬菜瓜果及乾果類。

同時，還需供給必要的無機鹽、礦物質與微量元素。如鈣的補充就十分必要，食物中含鈣的亦有魚蝦、貝類、海帶等海產和豆製品；含鉀的有橘子、柚子、蘿蔔、芋頭、山藥、馬鈴薯、菌筍類、綠葉蔬菜等；含多種微量元素的動物肝臟、豬血、鴨血、瘦肉類、鱔魚、泥鰍、牛蛙、鵪鶉，以及核桃、杏仁、腰果、花生、芝麻等。

青少食養結構

以女孩為例，每日五穀雜糧類主食四〇〇～五〇〇克，蛋類五〇克，牛奶二五〇毫升，肉食類或魚蝦類五〇～一〇〇克，豆製品五〇克，蔬菜瓜果五〇〇克，糖類二〇克，油脂二〇克。這樣就可提供給青少年生長發育所需求的較充分的蛋白質、脂肪、碳水化合物與熱能。男孩則在此基礎上增加主食一〇〇～二〇〇克。身體肥胖的則可稍減。

青少男女的日常飲食中，要限制刺激性較強的飲食，過分辛辣和過於酸鹹甜辣及含有大量香料、添加劑的食物，如燒烤、煎炸、串串、火鍋、麻辣燙、工業加工食品、碳酸飲料等，更要禁白酒、濃茶、咖啡、煙草。

青少年時期，由於獨立性、自主性增強，喜好交往聚會，故易出現濫喝亂飲、暴飲暴食、饑一頓飽一頓、偏食挑食的現象。這些都會危及其生長發育與健康。尤其是女孩子在這生長發育的關鍵，最為青春燦爛的階段，因追求身材、體型而盲目節食減肥，甚而為追求所謂「骨感」而節食，這就直接危害到了其正常的、健康的生長發育，影響日後的體形體質，甚至危及生命。

其實，既要健康的生長發育，又能獲得優美體型和身材，可在一日三餐中多吃纖維素含量高而熱能較低的飲食，同時增加戶外活動和體育鍛煉，就完全可以抑制肥胖。還有一些男女孩子會為在這一時期面部長青春痘而煩惱。此時，重要的是在飲食中應堅決回避刺激性、辛辣類食物，以及油脂重或肥膩食物，少吃甜品、煎炸燒烤、火鍋、串串香等食物。飲食以清鮮淡雅為主，多吃些含鋅的食物，如：紫菜、海帶、筍類、菌類、杏仁、麥片、花生、腰果、無花果、葵花籽，以及瘦肉類、蛤貝類、魚蝦類等，都有很好的抑制和消除「痘痘」的作用。

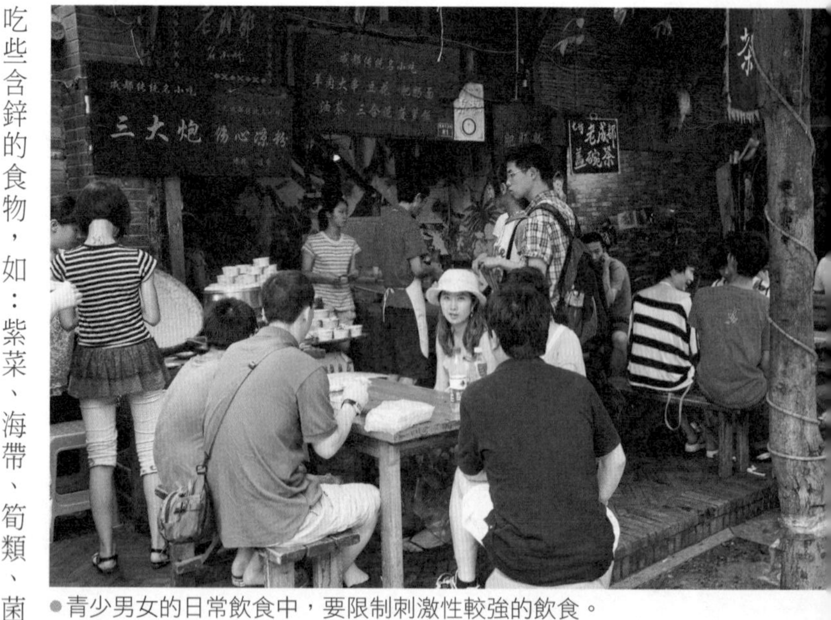

●青少男女的日常飲食中，要限制刺激性較強的飲食。

成人食養

從一般概念上講，成人即指二十～四十五、以及四十五～六十這兩個年齡段，也稱為「中青年期」和「中壯年期」。這一時期是人生的黃金時段，也是最能體現人之魅力與風采的歲月。更是成家立業，開創事業，培育後代的重要時期。然而，人到中年人們很容易聯想到「中年危機」。是否誰都難以躲過這一危機。那麼如何認識「中年」？又如何看待「危機」呢？

在西方文化中，中年通常界定為三十五～七十歲；心理學家則說，中年介於四十～六十五歲之間。而中國傳統上將三十～五十五視為中年。但事實上年齡並非準確的標準。人生當中也沒有任何特定階段會預先確定你會陷入什麼危機。當然，人到中年階段必定會發生一些重大變化：更年期、空巢、孤寡、父母亡故、子女成長、病症危害等，以及工作職務、社會地位、物質財富的變化所引發的婚姻或婚外情問題等。

其實，人到中年，人生是最充實的，在工作上取得許多成就，社會地位比較穩固，社交圈子豐富多彩，比學生和青年時代多了許多資產，生活比較優越，家庭生活相對較為完滿，孩子漸漸長大等。關鍵是與生命其他階段相比，中年人有一種人生盡在掌握中的感覺。不再受別人支配驅使，而是可以指使他人。到了這個年齡，人們已經非常瞭解自己，知道怎樣對自己有好處，怎樣於自己不利。這便是古人所說的「四十而不惑，五十而知天命」。相形之下，年輕人通常還在努力奮鬥，老年人則在不斷失去，包括失去工作、失去社交生活、失去親人、失去朋友、失去生活理念與信心，從而也失去了健康。

然而，人到中年需要認識到的是，雖然上述諸多問題大多與年齡無關，並不構成概念上的所謂「中年危機」。但有些問題卻也是中年階段常會發生的。重要的是進入中年之後，我們對晚年略有所知，比如健康開始衰退，身體體力不如以前，開始出現某些慢性疾病的徵兆等，就是在中年階段出現的。因此要做出及時妥善的調整，採取必要的補養和治療措施。要知道，生命是每一天、每一分鐘都連續的過程。人到中年，沒有什麼比維護健康更重要了，健康方才是真正意義上的「中年危機」。而健康中尤為要注意的便是「肥胖」。肥胖是中年健康之大敵，人一胖，首先是血壓升高，容易導致糖尿病、高血壓、動脈硬化、腦中風和心臟病。因此，人到中年，注意飲食，控制體重是很有必要的。

人進入成年，生理機能已健全，運轉功能穩定，七情六欲旺盛，身體各部及機能體系在質的方面不斷增強。尤其是剛進入成年尚還處於青年階段，精力充沛，生命活力盛旺，身體素質與機能十分強盛。但進入中年，身體形態和功能開始逐漸出現衰退和老化，則由盛轉衰。隨著年齡的增長，肌體組織與臟器也就不斷發生改變，像脂肪堆積、體液減少、細胞減少、臟器功能萎縮，尤其是骨骼、肌、肝、脾、腎等變化較為明顯；同時，血壓、血脂、血糖及膽固醇增高，患心血管疾病的因素加大；而體液水分的減少，則導致腺體分泌降低，使消化吸收、代謝功能弱化等現象也逐漸顯現，這應引起中年和壯年人高度關注。

脂肪積累，外在即顯現為發胖，首先是肚腰部分。按正常標準，四十歲以上的男性身高若一七〇公分，其標準體重為七〇公斤上下，而超過八十公斤則為肥胖；女性三十歲以後，若身高一六〇公分，其標準體重應是五十五公斤上下，過六十二公斤就算超重了。肥胖對人體危害極大，如易使動脈硬化，誘發高血壓、高血脂、高血糖、膽固醇升高，冠心病、脂肪肝、糖尿病、胰腺炎、膽結石、中風等的患病幾率或發病率增加，死亡幾率也隨之增高。

免疫功能降低——四十歲以後，人體免疫功能較青年時期要降低一半左右。因此，抵禦病菌的能力也減小，故而易傷風感冒，引發氣管炎、哮喘、咽喉炎等。但最大的風險還是各種癌症的犯發病率加大，特別是胃癌、肺癌、肝癌和胰腺癌等。

性功能衰退——男性四十歲後，其生殖細胞開始逐漸減少，但由於內分泌和神經系統的調節，性功能還可保持一定程度的旺盛。可是在生活中，也有相當的中年人因工作環境及壓力、精神負擔、家庭壓力及生活習慣等諸多因素，而使內分泌紊亂，神經功能失調，較早地出現了性功能衰退的問題。對中壯年人來說，性功能的強與弱，直接反映出身體的強健與衰弱。

在彭祖養生四術之「房中術」及《黃帝內經》中都有諸多關於人之「情欲」和「性欲」盛衰與健康的明確闡述。彭祖之所以要特別強調房事養生，是因為他早就發現，人的衰老過程與性功能同步，即男陰之衰亡即是人壽之衰亡。因此而提出「壽盡在精」、「朘氣菀閉，百脈生疾」。彭祖特別指出：「陽氣盛旺的男子，其陽具是溫暖的，所射精液較濃，且能凝聚，這即是男子健康的標誌」。彭祖同時還指出：「如果男子衰弱，其表現有五：一是遺精，此乃腎氣虛弱了；二是精液清稀而量少，則是肌肉傷的表現；三是精液變臭，這是筋傷的反映；四是精液自遺而射精無力，便是骨傷的表現；五是陽具萎軟不能勃起，是體傷之表現」。

再則，四十歲後人的記憶力與視力也開始衰減，反應不再那麼靈敏，行動顯得遲緩，雙眼出現老花等。但人的思維及活動能力仍還處於盛旺時期。故常常沒有引起中壯年人的高度注意，即人體開始衰老了。

衰老是自然界所有生物體的自然現象和必然的規律。雖不可以抗拒，但作為人而言，衰老是可以延緩的，即通常所說的通過飲食養生、飲食保健和加強鍛煉、調節心態、放鬆心情，便可達到強身鍵體，延年益壽的目的。

成年食養要素

成年食養，多指三十五歲後的中年期，其食養及營養素和熱能的需求已與青年時期不同，更應注重維持身體機能的穩定，各器官的正常運轉。正常健康狀態的中年人和壯年人，要維持和滿足身體機能與工作的需求，每日約需一九〇〇～二二〇〇大卡熱能，其中蛋白質占十二%～十五%，脂肪占二〇%～二十五%，碳水化合物占六〇%～六十五%，及維生素Ｅ、維生素Ｃ等。這是正常人體的基本需求。若是出現輕度肥胖，不必過分減食，不要額外攝取食物就行了；中度肥胖，則可少食多餐，餐與餐之間有饑餓感時以茶水充饑；嚴重肥胖，則一定要嚴格控制飲食。

成人食養方略

中壯年階段，由於人體對蛋白質的利用與分解功能減低，故應適當補充和增加優質蛋白的攝入，像植物油中的橄欖油、玉米油、花生油、葵花籽油、芝麻油等都含豐富的優質蛋白。同時要注意少吃含膽固醇較高的食物，多食富含纖維素的新鮮時蔬、瓜果、水果等，食物要多樣化，尤其是粗細雜糧，如玉米、麥片、豆類等。還應多食含胡蘿蔔素與綠色素的蔬菜瓜果。中壯年人需適量補充維生素Ｅ，增強防老抗衰的能力。

中年婦女則需適量補充維生素Ｄ，以促進體內鈣和磷的吸收，以預防骨質疏鬆。隨著年齡的增長，人體血漿和白細胞中維生素Ｃ的含量減

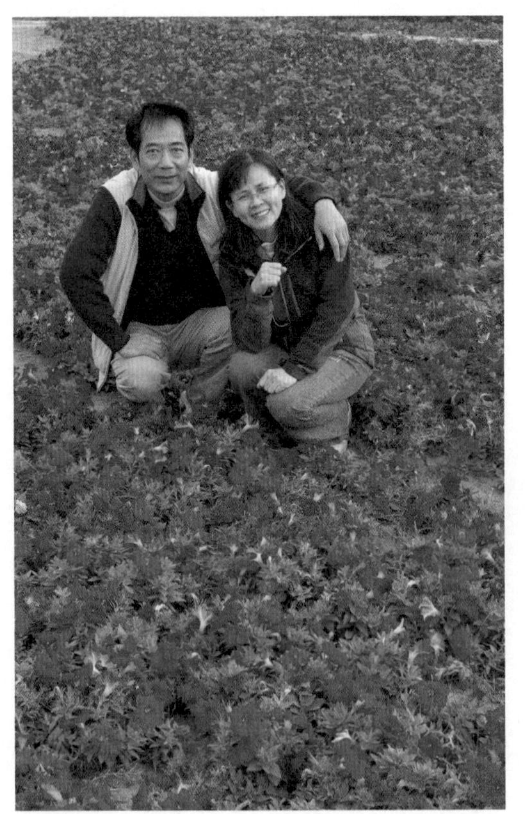

少，因此亦須適當補充維生素C，多吃富含維C的食物。

中壯年人的日常飲食，應以清鮮淡雅為主，少食肥膩和多油脂的食物，不要過鹹和甜膩，要迴避大辣大麻、辛辣刺激的食品，以避免引發高血壓、高血脂、高血糖及高膽固醇，誘發肝臟和腎臟疾病。中壯年時期食養最為重要的是滋陰助陽，養腎保肝，俗話說的陽氣盛則中氣足，腎氣旺則精氣足。因此，不酗酒、不熬夜、不抽煙、少飲濃茶、濃咖啡，加強健身與鍛煉，保持良好生活習慣是確保中壯年人精氣神充足，風韻魅力的重要因素。

成人食養結構

中壯年人一日三餐的膳食總體安排，應是五穀雜糧類主食三〇〇～三五〇克，牛奶二五〇毫升，蛋類五〇克，瘦肉或魚蝦類一〇〇克，豆製品類一〇〇克，各色蔬菜瓜果和菌筍菇類四〇〇～五〇〇克，水果類一〇〇～二〇〇克，油脂類一〇克，糖五克。這樣就可滿足人體每日所需的蛋白質、脂肪、碳水化合物等等基本的熱能需求。

飲食中應多安排食用菌筍菇類、豆類、魚蝦海產、動物肝臟類，以及腰果、花生、杏仁、核桃、芝麻、紅棗、枸杞、西洋參、蓮子、蜂蜜、花粉等。即可強化免疫功能、補中益氣、養血生精、滋陰助陽、護腎保肝，起到抑制衰老，強健體質，益壽延年的功用。

老年食養

人到六十，便開始進入老年時期。通常被譽為夕陽紅，讚美其落日餘暉，風光獨好。然而也感歎其人生美景將逝，生命將去。對老年朋友而言，步入老年即意味著身體在自然狀態下，其生理機能和臟器都不可避免地要發生較大的變化，生理功能亦也明顯減退。如出現內分泌機能衰退、新陳代謝下降、免疫力降低、肌肉組織萎縮、骨質疏鬆、消化功能衰弱、吸收功能弱化等情況。

同時，體內脂肪組織卻在逐漸增加，尤其是過多的動物脂肪與膽固醇更易引發動脈硬化。加之老年期心臟功能和脾胃功能衰退，從而易導致腎氣虛弱，衰老加快。因為腎是先天之本，脾為後天之本，因此，鑒於這一自然特徵，老年時期的飲食養生，重在增強免疫力、防衰抗老、延年益壽方面。其首要的養生保健當是以補腎養肝為主要原則，次是健脾養胃。

老年食養要素

人到老年，衰老是不可抗拒的必然生理規律。但如果注意膳食調養和適當運動，完全可以延緩和防止早衰，達到延年益壽的目的。老年時期，由於新陳代謝逐漸減慢，活動量日漸減少，相應身體的熱能消耗也隨之減少。鑒於此，中華營養學會建議，六十歲後的男性，每日熱能攝取量應維持在二〇〇〇大卡左右，女性則為一九〇〇大卡左右；其中碳水化合物占三十五%，脂肪占二〇%～二十五%，蛋白質占十二%～十五%，相對適當。蛋白質在老年食養中居於重要地位。這是因為在人體逐漸衰老退化過程中，人體蛋白質合成功能減弱，血紅蛋白的合成亦減少，易使老年人貧血；而內分泌和酶的活動衰減，也使人體對病菌和疾病的抵抗力大大減弱。故此，老年人食養首要的是補充蛋白質。當然，也還需要適量補充脂肪，但應以植物油脂為主，其餘熱能則可由碳水化合物來補充。

老年期，人體循環系統功能衰減，血液流量減低、流速減緩，因此要補充血紅蛋白，即富含鐵的食物。在老年人的肌體中維生素的飽和度大多較差，而容易出現維生素缺乏或不足的情況，因而引發諸多老年性疾病。如維生素Ｄ的缺乏，會引起腸子對鈣吸收不良；補充維生素Ｅ，則可降低血漿膽固醇的濃度，抑制動脈硬化，保護毛細血管，改善循環系統功能，並且能消除衰老組織細胞中的脂褐素，從而減緩衰老。加上適量補充維生素Ａ，可維持上皮組織的完整，保護視力等作用。

故此，中華營養學會還建議，老年時期，人體應每日補充維生素Ｂ１、Ｂ２一．〇～一．三毫克，維生素Ｄ為一〇～十三毫克，維生素Ｃ六〇毫克，維生素Ｅ十二毫克等。也就是說，需要在日常飲食中多選擇和食用富含維生素Ｃ、Ｅ、Ｂ１、Ｂ２、Ａ、Ｄ的食物和富含膳食纖維素的食物。

老年食養方略

老年期的食養重在飲食平衡，維持穩定及適當的體重。食物儘量多樣化，使各種營養素和維生素、礦物質及微量元素能充分補充。每日膳食應粗細雜糧輪換搭配，各種蔬菜瓜果交替安排，蛋奶及豆製品不可缺少，瘦肉及魚蝦類每日皆有，烹飪中以植物油為主，多以蒸燒燉煮燴燜方式，食物應以軟和滋糯，鮮香淡雅為重。飲食中必需要強調「三低一少二高」，即低鹽、低脂、低糖、少油和高鈣、高纖維。

為了讓老年人容易消化與吸收，五穀雜糧類以粥羹最宜，既可做主食又可作間食。堅持少量多餐，以每日四～五餐為好。肉食類宜在午餐食用。特別要注意的是儘量少吃刺激性與辛辣食物，避免煎炸燒烤、麻辣火鍋、麻辣燙、串串香等食物；不飲濃茶、濃咖啡、不喝白酒，更要嚴禁酗酒，多喝白開水或保健茶飲；不抽或儘量少抽煙為好。同時，對老年人來說睡眠品質很重要，要睡的沉靜、安穩、充足，每日睡眠應有七～九小時，同時進行每日三〇～四〇分鐘的綜合運動，也就是不要單一部位或單一類型的運動，要讓身體各部都能得到活動，多參與戶外活動，與大自然親密接觸，讓身心輕鬆愉快。

老年食養結構

老年人的一日三餐，以粗茶淡飯為宜。即主食五穀雜糧，輔食蔬菜瓜果、豆奶製品，多用植物油，少食肉類，特別是高脂肪。老年人的飲食亦同樣是返老還童，應以清鮮淡雅為主，且以好消化、易吸收、保全營養為重。像煮米飯，切勿淘洗過多次，避免維生素B群流失，且以燜飯為宜；煮粥時水開後以小火煨熬並加蓋，以防止營養成分隨蒸汽散失，有的煮粥為了濃稠而加城，是不正確的，會破壞維生素B1。

烹製蔬菜瓜果，應先洗後切，且不要再浸泡。能帶皮吃的瓜果，洗淨後連皮同吃。如黃瓜、番茄、南瓜、蘿蔔、蘋果之類。蔬菜最好是鮮吃，多以炒食為佳，這樣受熱時間短，營養損失少；煮燜燴是最好加蓋。肉食則多以燉燒為宜，豬肉類則以加大蒜同煮為好。炒燴菜最好用鐵鍋、鋁鍋，燉燒最好用砂鍋、陶罐，銅鍋不宜烹食。

老年朋友一定要有良好的飲食習慣，亦即飲食要有節制，不偏食、不挑食、不嗜食、不貪食。在味道和口味上切勿偏愛，應五味俱進。須知，人到老年「辛辣傷氣，鹹傷血，苦傷骨，酸傷筋」。一日三餐不宜過飽，俗話說的七八分飽最好，都是經驗之談。古人說得更加明白：「若要長生，腸中常清，如要不死，腸中無屎」。並且主食一定少食生硬，多吃軟食。如稀飯、麵條、餛飩、牛奶、豆漿、羹湯等，最好是每日吃碗粥，養生效果尤佳。

正常狀況下，老年人每日三餐應是：粗細雜糧主食二五〇～三〇〇克，牛奶二五〇毫升，蛋類五〇克，豆製品五〇克，蔬菜瓜果四〇〇～五〇〇克，水果一〇〇～一五〇克，植物油十五～二〇克，食糖十五～二〇克，這樣就能滿足一般

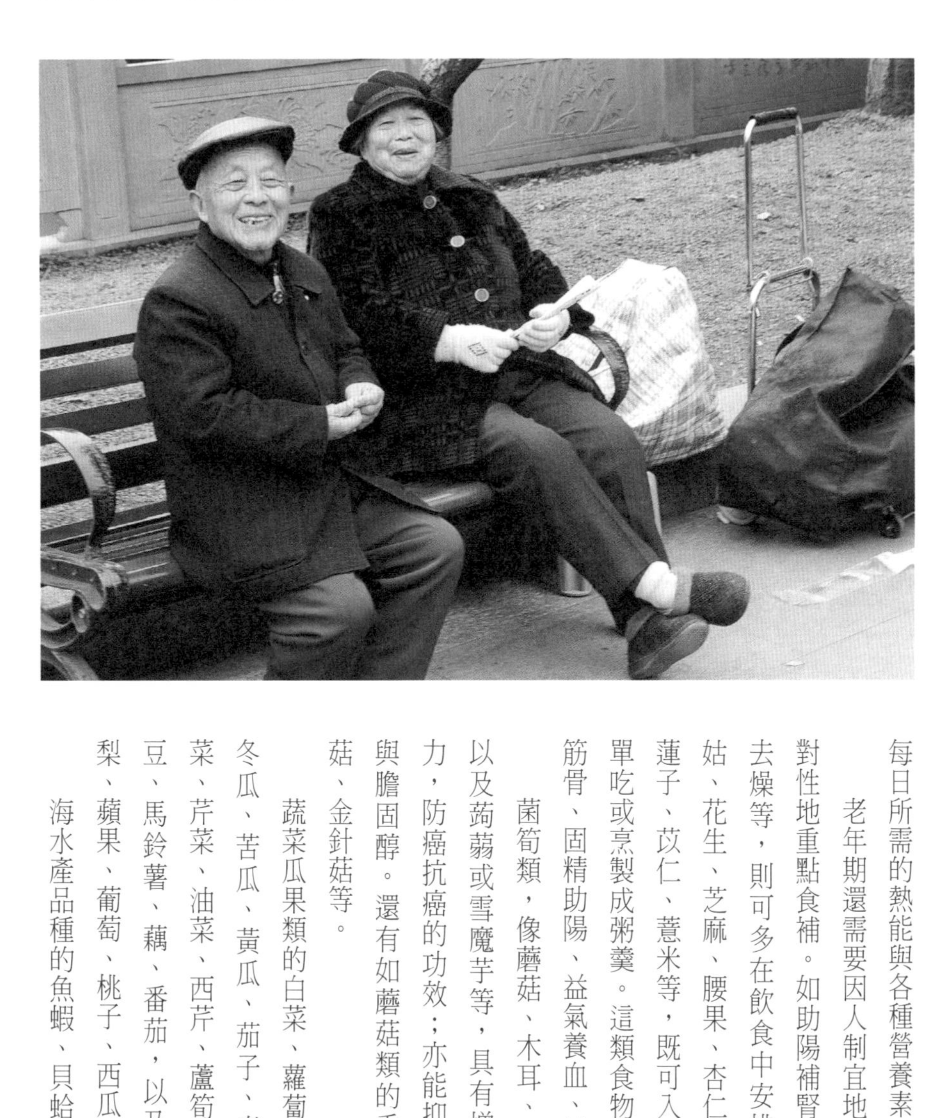

每日所需的熱能與各種營養素。

老年期還需要因人制宜地進行有選擇性和針對性地重點食補。如助陽補腎，健脾養陰，清熱去燥等，則可多在飲食中安排核桃、板栗、慈姑、花生、芝麻、腰果、杏仁、松子、葵花籽、蓮子、芡仁、薏米等，既可入肴蒸燒燉燴，亦可單吃或烹製成粥羹。這類食物有補腎養肝、強健筋骨、固精助陽、益氣養血、健腦益智的功效。

菌筍類，像蘑菇、木耳、銀耳、竹蓀、竹筍以及蒟蒻或雪魔芋等，具有增強免疫力和抵抗力，防癌抗癌的功效；亦能抑制和降低「三高」與膽固醇。還有如蘑菇類的香菇、松茸、猴頭菇、金針菇等。

蔬菜瓜果類的白菜、蘿蔔、胡蘿蔔、南瓜、冬瓜、苦瓜、黃瓜、茄子、青筍（含葉）、青菜、芹菜、油菜、西芹、蘆筍、韭菜、甜椒、豇豆、馬鈴薯、藕、番茄，以及水果中的香蕉、梨、蘋果、葡萄、桃子、西瓜等。

海水產品種的魚蝦、貝蛤、海帶、紫菜、淡

菜、海參以及鱔魚、泥鰍、牛蛙等。豆製品中的豆腐、豆乾、豆花、綠豆芽，還有蜂蜜、蜂乳對老年人來說都是有養生效果的。

老年期還應根據自身身體情況，在醫生指導下適當添加些滋補養生藥膳，如：何首烏燒雞、黃耆燉雞、蟲草燉鴨、靈芝燒雞、黃精豬肘等。但日常飲食中最好還是多食滋補粥羹為好，像銀耳鴿蛋湯、蓮子百合粥、核桃粥、板栗粥、紅棗枸杞粥、山藥粥等。

總之，這一代的中老年人大多生長在物質匱乏，生活貧困的年代，營養不充分，基礎較差，加之養家糊口勞累一生，很容易欠下「健康債」。老了，退休了，應該加強飲食養生，並堅持健康養生四大法則：

低鹽少脂：吃淡點、吃素點，安保心腦和血管；
平衡營養：種類豐、營養全，蔬菜水果是主選；
勤動少憂：多動身、少動心，無憂無愁一身輕；
四季補養：調飲食、睡香甜，康樂無病壽命遠。

女性食養

女性歷來被譽為上天創造的最美的藝術傑作。女性，因其有自身較特殊的生命和生理特徵，故傳統飲食養生與保健，歷來就十分重視女性的「五期」調養，即：月經期，妊娠期，產育期，哺乳期及更年期。女性在每一個生理階段上，都有不同的特殊性及生理反應。因此，女性的飲食養生與保健也各有其重。現今，國內外已將女性按年齡段把這「五期」統一劃分為：少女期、青年期、孕育期、中年期和老年期。同樣，每一年齡段都須依據不同的生理機能的需求，進行適宜的食養和食補。

少女期食養要素

少女期，通常指十二～十六歲的女孩子。這一時段的姑娘含苞待放，被譽為豆蔻年華，青春可人，生命最為美麗動人的階段。但同時也是身體發育生長的旺盛時期，需要充足的熱能和營養供給，使其骨骼、肌肉、身高、體重、體格及身體組織機能健康正常地生長。這對女孩日後體質、精神、性格、情緒、容顏身材、青春活力及生育等有著十分重要的影響。如想要容顏美麗、身材姣好、肌膚靚麗、胸挺腰細、健康活潑、活力四射等，就必須把握住這段發育生長期。

有專家特別指出，通常女孩在十二～十六歲的時段，因發育需要，人體會產生大量的荷爾蒙，適時補充蛋白質、鈣、鐵及維生素E，就可促進發育。若錯過發育期，則後來的食養和保健功效將大不如發育期快而明顯，尤為是促使胸部發育的功效會大大降低。像在日常飲食中多以醪糟紅棗花生燉蹄膀，醪糟魚頭、白菜豆腐煲以及蛋奶食品等，對促進少女身高和胸部的發育十分有效。

少女時期最大的生理特徵和反應，即是開始進入了有規律的「月經期」。這一生理特徵不僅是有規律地失血，且因大腦皮層興奮性降低，會

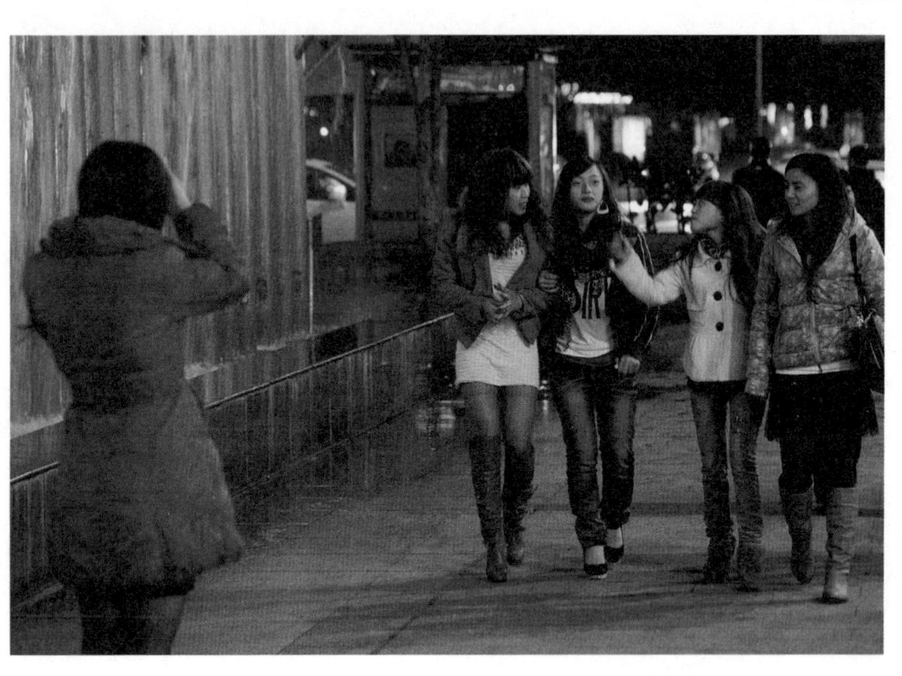

出現人體免疫力和抵抗力下降。故在月經期間，除正常護理保養外，亦需在飲食上進行調養，輔以滋陰養血、補中益氣的食物，保持飲食清淡、易消化吸收，不宜刺激辛辣燥火的食物。也不宜生冷飲食及其它冷藏冰凍飲食，以避免造成經血過多或氣血受寒而凝滯、痛經、瘀經、閉經等不良反應。

少女時段之大忌，是為了擁有阿娜多姿、苗條嬌小的身材而刻意地節食減肥，甚至追求所謂「骨感」而不惜犧牲體質與健康。當你的生命與身體正值最強、最佳發育階段，正需充足熱能和營養之際，胡亂且不必要地節食瘦身，無疑會對自身的發育及今後的體質造成極大的危害，甚而影響其一生的身體素質與精神狀態。最起碼也會使你不幸且悲哀地成為瘦骨嶙丁、弱不禁風的「太平公主」。並且，女孩子不應在十八歲前就用緊身的內衣把胸部緊束起來，過早地束胸對健康與良好發育十分不利。

如此，少女時期正常的飲食結構和經期的飲

食調養，以及體育鍛煉、戶外活動、快樂心情、良好睡眠等，方能使你真正擁有窈窕身姿、紅潤容顏、水嫩肌膚、青春魅力。當然，少女在青春期因荷爾蒙盛旺，內分泌活躍，新陳代謝旺盛，加之有了朦朧的情感意識和對異性的關注，有的會出現「青春痘」，但只要注意少食或不食刺激辛辣食物，尤其是多數四川少女最好吃的麻辣燙、串串香類，少吃煎炸燒烤類易燥火的食物，多食含維生素A、C、E的飲食，如新鮮蔬菜、水果，及時補充水分，少喝碳酸飲料，即可戰勝「痘豆」。

青年期食養要素

度過豆蔻年華與青春期，女孩子便迎來了十八～二十五歲的青年期。從初長成的青澀少女過渡到魅力淑女，雖已習慣性地適應了生理上的反應，但又面臨著升學考試、就業、工作、愛情、婚姻、懷孕、生子、家庭生活等所帶來的諸多壓力，而常使身心緊張焦慮、憂心煩躁，精神壓力與情緒起伏不定。現代社會，多數人都不可避免地承受著諸多壓力，且不同階段和不同生存環境都有不同方面和程度的壓力。因此，女孩子進入成熟的青年期，要想青春襲人、風韻四射，成為「窈窕淑女，君子好逑」，那麼這一人生階段的飲食養生和保健就顯得更加重要，甚至對其一生都會產生關鍵的影響。

青年期的飲食養生與保健，最重要的是緩解自我壓力和生活環境壓力，解放身心、舒泰心情，解脫情感困惑與戀愛及婚姻煩惱。這需要從一開始就注意養成和保持良好的生活習慣，在生活環境中樹立適性隨緣，順其自然的心態，開朗活潑，樂觀向上的情緒；同時通過適當的飲食調養，輕鬆的運動與活動，充足的睡眠與休息，合理的美容保健等。如此，不僅能保持一個成熟健康女性的青春活力、靚麗肌膚、姣好容顏，且還有助於你獲得更多的事業發展的佳好機遇，取得意想不到的成功。

在日常飲食中，這一階段應多食能補中益

氣、滋陰養血、護膚養顏、安神靜心、有助睡眠的飲食。如蛋奶、乳品、各色蔬菜、菌筍類、各種水果、瘦肉魚蝦、海產，以及豬蹄、牛蹄、豬肘、蹄筋、海參、魚頭等富含膠原蛋白的食物；輔以核桃、花生、杏仁、開心果、紅棗、枸杞、蓮子、百合、苡仁、肉蓯蓉、何首烏、西洋參，以及茉莉、玫瑰、臘梅、菊花、桃花、玉蘭花、桂花等飲食；少食肥膩和多油脂食物，少食刺激辛辣食物。

另外，工作後的年輕女性，朝九晚五的上班族生活，會讓你擔心臀部越座越大或下垂，肚子愈來愈凸顯，形成「游泳圈」，成為標準的「前凸後翹」的白領麗人；同時還因長時穩坐，活動較少，加之使用電腦的頻率高，工作壓力大等因素，從而出現不少奇奇怪怪的「都市白領症」。如：腹大臀肥、腰頸酸痛、四肢發麻、眼睛脹痛、淚水偏多等情況，甚至還有人發生偏頭痛、腰椎痛、頸椎痛、頭暈目眩、腸胃不適、失眠等現象。

這種情形下，除儘量增加戶外活動與運動，確保充分休息和睡眠，調節好心情外，調整飲食結構，改善飲食習慣來有效控制脂肪積累，當然不是強行節食瘦身，更不能亂吃減肥藥物，否則不僅適得其反且會傷身損體。一般正常年輕女性，每天身體所需的熱量供給，通常按體重乘上三〇大卡，即如體重五〇公斤x三〇大卡，便是一五〇〇大卡，在此基礎上再行調整飲食結構，便可以達到減肥瘦身，改善體質的效果。

孕育期食養要素

女性到三十歲左右，大多準備或已經開始初為人母。人們常說，女人在懷孕的時候是最美麗動人的，渾身都散發著母性的風彩與風韻。然而隨著身體狀態的變化，年輕的准媽媽也開始感受到女性一生中第二個特殊生命歷程，體驗到懷小寶寶的艱苦。

怎樣做個美麗動人的俏媽咪，如何在懷孕期間讓母子吃得營養快樂，使寶寶閃亮出世、粉墨登堂，讓自己產後具有高品質的哺乳，迅速恢復魔鬼身材，展現另一番風情魅力呢？這就取決於懷孕期間的飲食保養和保健了。

女性一旦懷孕，身體機能和內臟系統都自然會發生相應的變化，以適應母體與胎兒的生長發育，以及臨產分娩和哺乳的需要。因此，孕期適時合理的飲食保養與保健，是維護孕婦身體健康及產後迅速恢復的基本保證。而孕期的不同階段，其飲食保養和保健也不盡相同。因此，中華傳統醫學向來便主張「逐月保養」。這一觀點經現代醫學驗證是十分科學的。因此，目前的產科醫學依據母體懷孕後及胎兒發育情況，將其劃分為三個階段，各階段均有其特定的式樣特點和需求。

懷孕初期——即指懷孕的頭三月。這時是胎兒的主要器官分化形成期，生長速度較緩慢，母體每日的熱量需求，在懷孕前的基礎上增加五〇大卡即可。

初期，由於受孕後內分泌及精神因素的影響，常出現不同程度的噁心嘔吐、飲食不適、情緒焦躁的情況，並常伴有厭食、拒食、挑食等現象，從而影響到消化功能吸收，脾胃功能降低。這時，孕婦的飲食可投其所好，想吃啥就吃啥以促使進食，儘量減少嘔吐，無須過多的禁忌和講究，但仍以清鮮淡雅，少食多餐為宜，以健脾和胃為原則。零食閑食可以多吃些麵包、燕麥餅乾、蛋糕等點心類。其他也還有不少健脾舒胃，補充營養的零食，如豆腐乾、滷雞蛋、糖炒板栗、蘋果、山楂、生瓜子等，但要避免易燥火的食品。

此階段，由於荷爾蒙的變化和准媽咪的體溫較高，會引起情緒上的不良反應，像激動、急躁、心慌、煩亂等，易為一點小事生氣動怒，這是自然生理現象。准媽媽應努力讓自己明白，為了讓肚子裡的寶寶和自己的健康，需學會控制與自我調節，儘量保持輕鬆愉悅的心情。可多做些令人開心的事，如躺下休息或看看有趣的書報雜誌、聽聽輕音樂，看點輕鬆幽默的影視劇，轉移

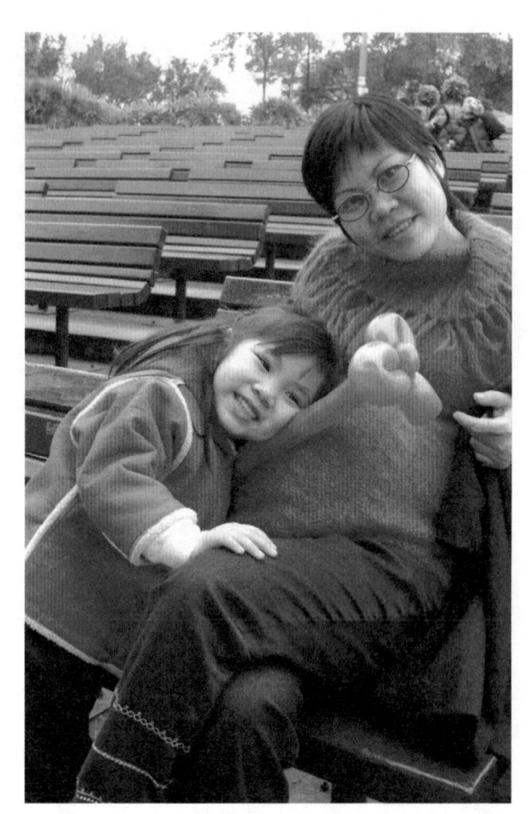

注意力，忘掉不舒服或不適，讓自己可以更從容愜意。

懷孕頭三月，因體內胎兒的身體機能剛開始組織形成，最易引起流產。因此，不可因身體還沒有大的變化，負擔還不太重而掉以輕心。尤其是准媽咪外出或參加戶外活動、擠公車、上下樓梯、攀爬跨越、進出浴室等都須格外小心。同時要完全拒絕煙酒，不在有煙環境裡逗留。越來越多的研究發現，二手煙對胎兒的發育生長危害極大，可能造成胎兒畸形或智力低下。

懷孕中期——即指四～七個月。這一時段胎兒身體各系統組織迅速發育生長，體重明顯增加且有了胎動，能聽到胎音。同時母體的噁心嘔吐現象也消失。母體及胎兒對營養的需求亦迅速加大，准媽媽一人要吃兩人所需的東西。一方面是胎兒生長發育需要，另一方面母體的體能消耗更大，消化吸收功能增強。

如此，無論對母體還是胎兒，這段時期的飲食保養與保健十分關鍵，應以高熱能、多營養、補氣生血的飲食為主。主食需多樣化，粗細雜糧搭配；加上蛋奶、瘦肉類、魚蝦類、海產類及甲魚、鱔魚、泥鰍、牛蛙、動物肝臟、豬血鴨血等葷食，及各色蔬菜瓜果、菌筍、水果、豆製品和紅棗、花生、核桃、板栗、杏仁、腰果、龍眼、獼猴桃、香蕉、蘋果、蓮子、百合等，以上多是生血補氣的食物。同時應補充些鈣、磷、鐵、鋅、魚肝油、卵磷脂和多種維生素。

日常飲食中，要儘量在花色品種、烹飪方式、風味特色上多變化，以引起准媽咪的吃情與食趣。最好在間食或零食中多安排養生保健粥羹。如：銀耳鴿蛋羹、紅棗枸杞糯米粥、核桃粥、板栗粥、山藥粥、蓮子百合羹、黑芝麻糊，麥片粥、粉子醪糟等和鴨血豆腐湯、菠菜豬肝湯一類，都具有養胎固胎的作用。

這一期間，准媽媽還要注意儘量少吃鹽漬、醃臘類食品，像鹹魚、醃肉、熏肉、臘肉等；迴避刺激辛辣食物，更忌諱煙酒、濃茶咖啡，少喝碳酸飲料，否則會影響胎盤供血，妨礙胎兒的正常發育生長，甚至引起早產或者是新生嬰兒體重過輕等。

懷孕後期——及臨產前兩個月。此時的胎兒體重增長很快，母體則是乳房日漸漲挺、大腹便便，做母親的姿色花容格外絢麗。這時，則要求在母體內儲存一定的熱能與營養，為胎兒脫離母體，開始瀟灑的人生之旅做好充足的營養準備。

鑒於此，這兩月的營養需求不僅很大，還需更加充實豐富，倘若營養跟不上或缺乏，便會出現母體貧血、水腫、高血壓、手足抽筋和便秘等情況。故需加大補氣養血、滋陰健體、利便消腫等食物的補充。多食用如海參、貝蛤、墨魚、魚蝦、淡菜、烏骨雞，以及動物肝臟、蛋奶、豆製品和紅棗、枸杞、銀耳、花生、核桃、何首烏、西洋參等益氣養血的食物；多食菠菜、芹菜、韭菜、蘆筍、菌菇、芥菜等富含鈣鐵的蔬果；蘿蔔、冬瓜、白菜、油菜、生菜等利尿通便的食物；可清熱生津的龍眼、葡萄、梨子、甜橙等。同時，還應食些健乳通乳的食物，為胎兒出世後準備好充足的奶水。如鯽魚湯、醪糟蛋、醪糟紅棗花生燉豬蹄、醪糟、竹蓀、玉蘭片、豆腐魚頭煲等。

孕期體重與胎兒——准媽咪在懷孕期間還需要重視自身體重的控制，孕期體重的變化對胎兒健康狀況的影響是孕期體重監管的重要事項。懷孕期間，大多孕婦為了孩子生得大、生得壯而「敞開吃、儘量吃」，「寧可多吃幾種，也不放棄一個」。這一錯誤飲食觀念，導致孕期體重增長失控，從而增加妊娠高血壓、妊娠糖代謝異常、嬰兒過於巨大及剖腹產的風險。「懷孕多食水果」亦也是不少孕婦共同的認知，然而，殊不知過多得攝入水果中的糖分會增加患妊娠糖尿病的風險。在正常體重指標下，每日的水果攝入量應控制在四〇〇克以內。

一般情形下，正常新生兒出生體重約在二．五～四公斤左右，四公斤以上就是巨嬰，胎兒過大對胎兒本身及母體都有不利影響。一般而言，女性懷孕前的體重指數（體重kg÷身高m÷身高m）在十八．五～二十三．九之間屬於正常範圍，懷孕後到臨盆將體重增長控制在十一．五～十六公斤內屬正常，但儘量靠近十一．五公斤為好。專家建議，「合理地吃，適當地動」，是孕婦體重控制的主要方式，做好孕期體重控制，才能有效控制和降低妊娠合併症的發病率、降低醫療性剖腹產的風險，同時也確保母子安康。

胎兒生產期——是指孩子出生到母體生殖器官完全恢復的這一段時間，通常約需六～八周。在此期間首先是母體因胎兒分娩的疼痛、體力消耗而疲乏，耗損氣血很大、失血過多，而使產婦大多都氣血虧損、身體虛脫、脾胃虛弱，這種情形一般需要經十天左右逐漸恢復正常。這時應循序漸進地加強補養，促使身體儘快復原，同時確保嬰兒的餵哺。產後頭三天宜食清淡鮮香、軟和糜爛、易消化吸收的食物，多以粥羹、湯煲、燉燒食物為主。不要急著去滿足口味上的喜好，盡量不吃辛辣生冷，水果則應在溫水中浸泡至微溫後吃。

產後較為合理的補養食物是雞、雞蛋、鵪鶉蛋，有益於產婦五臟，健脾胃，益氣生血，補益虛損，可促使母體恢復元氣。雞以烏骨雞為好，多喝雞湯，亦可適當添加些當歸、人參、何首烏、阿膠、冬蟲夏草、黃精、黃耆、紅棗、枸杞、銀耳等。

產後初期，無論是母親補養還是嬰兒哺乳，都可如民間千百年來的傳統經驗，多食醪糟、紅糖、大棗、花生、大豆、黃豆、蹄膀、鯽魚、魚頭等，不僅益氣補血，還能行血活血、祛瘀排毒，能有效健乳、催乳、通乳。像醪糟紅糖煮雞蛋、醪糟紅棗花生燉蹄膀、醪糟魚頭豆腐煲、鯽魚湯、鯉魚湯、紅棗枸杞糯米粥、銀耳鴿蛋羹等等，都是補中益氣，滋陰養血、豐胸健乳、預防因哺乳而使乳房下垂的佳好肴饌。當然，產婦補養也需依據自身身體情況和喜好進行合理調劑，總之應以食物營養豐富，適合產後恢復與嬰兒餵養為主。

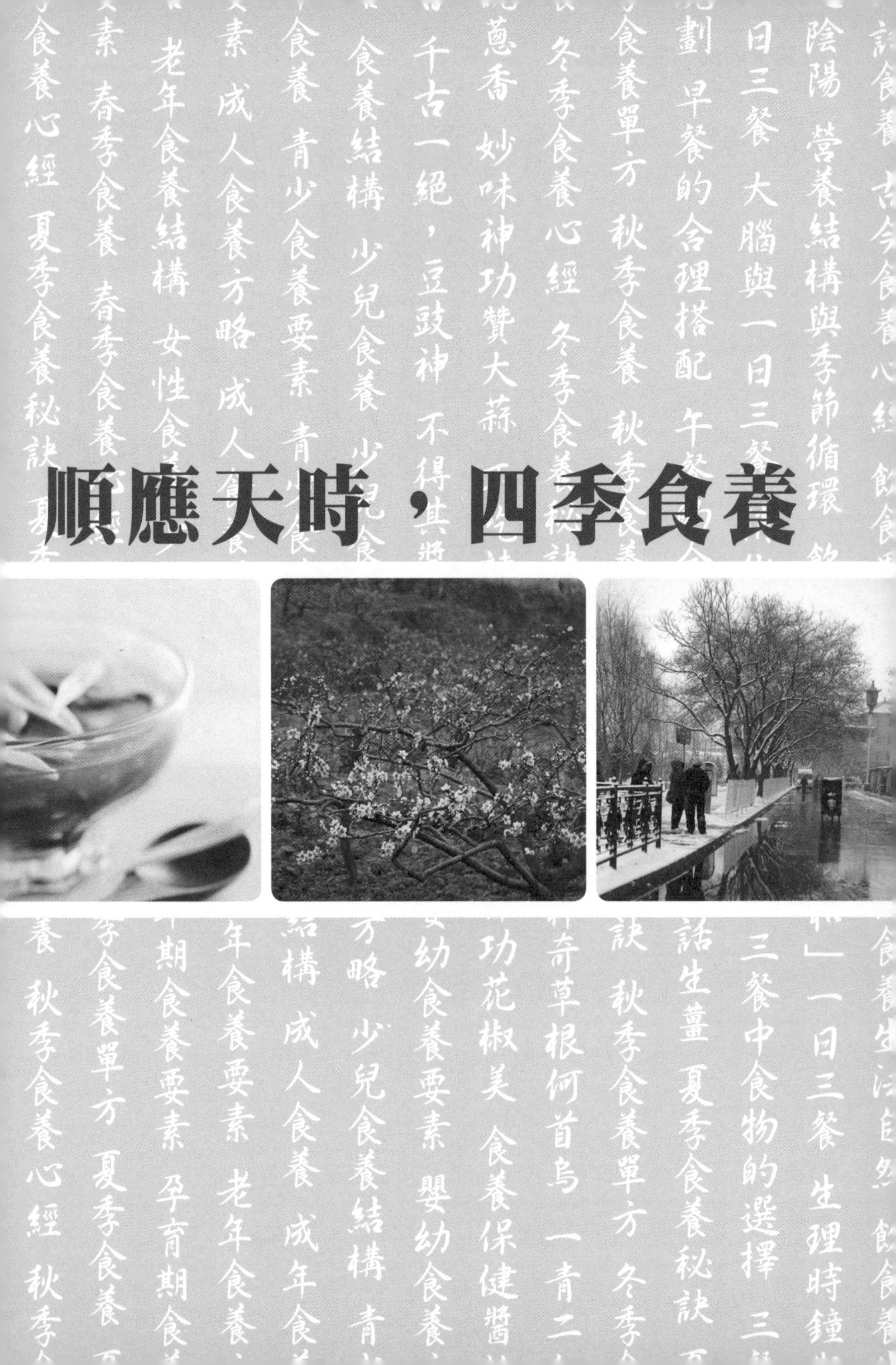

順應天時，四季食養

仙果贊銀杏 藥食珍品蓮子美
玉薏仁 康樂性福枸杞紅 長
菊 千果之王板栗珍 強身健體
原則 民間養療單方 高血脂族
略 民間養療單方 高血糖族群
肥胖族群 養療飲食要素 夏季
心經 秋季食養秘訣 秋季食養
冬季食養單方 神奇草根何首
養療飲食結構 養療飲食方略
菜勝佳蔬 蔬菜之王惟蘆筍 含
風韻永存 美妙食物助你性福
蔬果健康衛士 防皺抗衰飲食
生早餐巧安排 只將食粥至神

龍眼桂圓皆珍果 美容
益智核桃王 延齡益壽
群 養療飲食結構 養療
養療飲食原則 養療飲
療飲食結構 民間養療
養單方 秋季食養 秋季
季食養心經 冬季食養
冠心病族群 養療飲食
究 五穀雜糧保安康 春
花如花花容體香 漂亮
機 吃情男女桃肥揀瘦
菇 魚翅燕窩與豬皮銀
反 七個簡單步驟助你

自從盤古開天地，便是天有日月晝夜，地有東西南北，天地之間四季輪回，春夏秋冬，依次交替。於是，世間萬物生命的生存與生長也適應四季氣候及環境變化，而衍生出各具特點的生活特性來，人更當是如此。對生命而言，人體的生理機能運轉、健康狀況、心情食欲等都會受到四季變化及環境變化的影響。而不同地域，由於氣候、水土及生活習慣的不同，人的生理反應和需求也不盡相同，生命狀態就更是千差萬別。在大自然中，人作為具有發達的智慧和思想的高級動物，其實在生命的堅強與生存適應性方面，還遠不如很多動植物，人很難活過百歲，然而在自然界裡多的是存活了數百年上千年的草木、動物，於今仍是鬱鬱蔥蔥、活力強韌，這常讓人類自歎不如。

因此，怎樣養育生命、維護生命，如何因時制宜、因地制宜一直就是人類生存所思考的大事。固然生老病死亦是自然之事，雖不可抗拒，但確可延緩。在尊重自然、調順四時的基礎上，通過飲食養生和其他輔助方式仍可讓我們的生命與體質健康快樂地生長。古人一直十分重視飲食與季節之間的協調，認為這是食養必須遵循的原則，是飲食「法自然」的重要體現。

《黃帝內經》就提出：「聖人，春夏養陽，秋冬養陰，陰陽四時者，萬物之始終，生死之本也。逆則災害生，從則苛疾不起。」民間也有很多有關四季食養的經驗，代代相傳、深入人心，像「春宜涼、夏宜寒、秋宜溫、冬宜熱」，來指明人體對飲食溫度的需求。如在夏天，人們多好吃些清涼解暑的飲食，使人體感到陰涼舒爽；冬天愛吃熱燙辛辣的食物，既符合人體冬藏的特點，有促使血液循環達到祛寒保暖的目的。

不僅如此，人們還依據一年四季氣候環境之「春溫、夏濕、秋燥、冬寒」的特點所引起的人體生理反應，總結出：「春酸、夏苦、秋辛、冬鹹」的食養要素。中華傳統養生著述中，古人還累積出了「春升、夏耗、秋收、冬藏」之經驗，提出了「四季五補」之說。即春天萬物復甦、生機勃勃、陽氣升發，適宜補肝；夏季暑熱，體能消耗大，適宜清補心脾；秋天涼爽，是收穫的時節，適宜補肺；冬日寒冷，人體熱能需求較大，且要儲存能量，故宜補腎。如此等等，都說明四季食養不僅對人體健康密切相關，還具有相應的哲理性、科學性及實用性。當然，在具體實踐中，還需因時、因地、因人而制宜。

春季食養

春天風和日麗、草綠花香，大地生機盎然，萬物朝氣蓬勃。人也一樣充滿生機與活力。此時，人體各機能臟器功能活躍，需要及時「加油」、「充電」，補充大量營養和能量，以供生長發育、生命活動的需要，特別是對老人小孩和一些體弱多病的人更尤為必要。

中醫認為，春季是養生最重要的季節，人體陽氣初升，肝氣盛旺。因此在一日三餐中適宜用升補，以養陽益肝、補中益氣、爽胃益腸為主。即應多吃一些增強體能和免疫功能、開胃助消化的食物，為全年打下良好的食養與健康基礎，俗話常說的「一年之計在於春」就是這個道理。因此傳統春季養生一直強調「八養」，即分別為「養陰、養陽、養氣、養腦、養脾、養胃、養腎、養熱」。

養陽

春夏季節是大自然氣溫上升、陽氣逐漸旺盛之時，此時養生宜側重於養陽才能順應季節變化。根據春天裡人體陽氣上升的特點，可選擇平補和清補飲食，如選用溫性食物進補。平補的飲食適合於正常人和體弱的人，如豆漿、薏苡仁、蕎麥、綠豆及蘋果、核桃、芝麻等。清補的飲食是指用食性偏涼的食物熬煮的飲食，如梨、藕、薺菜、百合等。

養陰

陰虛者的胃與十二指腸潰瘍易在春天發作，飲食上可運用蜂蜜來緩和症狀，一般的食用方法為將蜂蜜隔水蒸熱後在飯前空腹食用，每餐約三〇克；或取鮮奶二五〇毫升，煮開後調入蜂蜜、白芨，調勻後飲用，以收養陰益胃之功效。陰虛內熱體質者，可食用赤豆粥、蓮心粥、大米粥、青菜泥等食物，盡量避免食用太甜膩、油炸多脂、生冷粗糙食物。

養氣

春季陽氣升發，人體之陽氣亦隨之而升發，因此各類型的支氣管炎就容易在春季發作。為扶助陽氣，在飲食上可常食用青蔥、芫荽、豆豉、棗、芪等，還要多吃具有祛痰健脾、補腎養肺的食物，如百合、大棗、枇杷、梨、蓮子、核桃、蜂蜜等，有助於減輕症狀。

養腦

春天，肝的陽氣太高的人易頭痛、眩暈，也就是中醫學所說「春氣者諸病在頭」的原因。其飲食防治方法是，每天吃些香蕉或橘子；或用適量香蕉皮用水煎煮，代替茶水來喝。另外，還可用芹菜約二五〇克、紅棗約一〇顆，加適量的水煎煮後代替茶飲。

養脾

春季為肝氣旺之時，肝氣旺會影響到脾，即中醫所說的：「春日宜省酸增甘，以養脾氣。」這是因為所以春季容易出現脾胃虛弱之症，而多吃酸味食物會使肝陽偏高亢，故春季飲食調養宜選辛、甘、溫之品，忌酸澀，應多食用蔬菜以及山野菜等。

養胃

飲食上應避免攝取含肌酸、嘌呤城、嘌呤等物質豐富的豬肉湯、雞湯、魚湯、牛肉湯及菠菜、豆類、動物內臟和刺激性調味品，因上述食物有較強的刺激胃液分泌的作用，也易形成氣體導致腹脹，增加胃腸負擔。所以飲食宜清淡，易消化。

養腎

春天氣候舒爽，是養腎與調理的好時機，此時應多吃養腎食物或固腎藥膳，飲食以清淡甘味為主，如食用清淡蔬果，山竹、藕、薏苡仁、黃瓜及香瓜等，對腎功能較差的人具有調理、緩解的效果。

養「熱」

這裡的「熱」指的是熱量補充。早春期間的飲食構成應以高熱量為主，此時節的氣候仍偏冷，寒冷會刺激甲狀腺，會引起人體的功能亢進

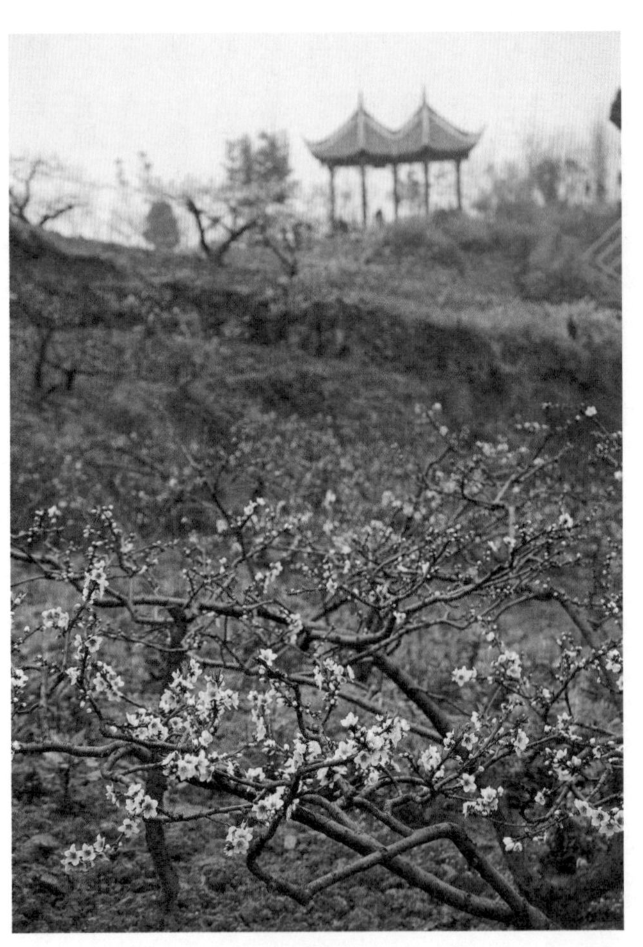

促使熱量消耗，使人體的耐力和抵抗力減弱。另一方面，人體為了禦寒也需要消耗熱量來穩定基礎體溫。在飲食上除穀類等主食外，還可選用黃豆、芝麻粉、花生、核桃等等熱量較高的食物，以及時補充能量。

春季食養心經

春季雖氣候溫和，但仍不時有春寒。為滿足人體機能新陳代謝旺盛的需要，首先應在一日三餐中適當增加優質蛋白，如雞蛋、魚蝦、鵪鶉、牛肉、牛奶等食物。此季節，還應適當吃些薑蔥蒜、韭菜、韭黃、韭菜花、芥菜等，以此驅散寒氣，助春陽升發。隨著氣溫日漸升高，各種病菌也進入繁殖活躍期，故而飲食中需要添加增強免疫力和抗病菌能力食物，這就需要補充維生素、礦物質及微量元素。常吃些胡蘿蔔、芹菜、菠菜、花菜、青花菜、綠豆芽、油菜、番茄、萵筍、白菜，以及廣柑、橘子、甘蔗、香蕉、鴨梨，以及黑木耳、蘑菇、香菇、銀耳、竹蓀、竹筍、蒟蒻等。

春天還可適量食用紅棗、枸杞、蜂蜜、山藥、蘿蔔、黃綠蔬菜、豆製品、各種瘦肉等，可滋養脾胃和清肝的食物。重點是少吃油膩、冷食、辛辣食物，尤為是中老年人，應以清鮮淡雅為主，少吃麻辣，如火鍋類。另外就是春季不適合吃羊肉。

不可忽略的是，春天萬物生發，各種野蔬生氣盎然，是人們豐富飲食，增進健康的天然綠色美蔬。眾多的野菜不但營養豐富、味美可口，還含有大量人體必需的蛋白質、脂肪、糖、無機鹽、礦物質、微量元素及纖維素。而且，不少的野菜中還含有豐富的胡蘿蔔素、維生素C、維生素B2，有較高的食養、食補價值。民間，尤其是鄉村人家對野菜十分青睞，像俗話就常說：「三月三，薺菜當靈丹。」春天常見的野菜有：棉花草、魚鰍串、馬齒莧、椿芽、狗地芽、薺菜、野芹菜、薇菜、蕨菜等，可炒、拌、煮、燉入肴。

春季食養秘訣

春季食補，主要針對一些體質虛弱及病症患者。當然，正常人特別是中老年人也應當進行適宜的食補，以補中益氣、生精活血、增強體質、抗衰老、提高免疫力和抗病菌能力。所以，在一日三餐中適當添加一些滋補藥材，配合五穀、禽畜肉類及蔬果、蛋奶、豆製品等。如黨參、何首烏、黃耆、沙苑子、靈芝、黃耆等，用燉、燒、燜、燴的方式烹煮豬肉、牛肉、雞、鴨、鵪鶉、魚蝦、海參及動物肝臟。果蔬類則是大棗、鴨梨、栗子、松子、核桃仁等，以及春筍、蘑菇、香菇、金針菇、芹菜、豌豆苗、韭菜、韭黃、大蒜、白菜等。

另外，春天相對也較乾燥，人體很容易「上火」，出現咽喉腫痛、雙目紅赤、鼻孔乾熱出血、口角生瘡及牙齦痛等現象。這個時候，重要的是補充水分，多喝溫開水或清熱去火的茶，少喝碳酸飲料。碳酸飲料這類飲品只會讓人火氣更盛。果汁類飲料最好是鮮榨的，以適當補充些維生素C。

春天，人的情緒也會因氣候乾燥受到一定的影響，若是莫名其妙地煩躁不安、心神不定，可以多食含鈣豐富的豆製品、馬鈴薯、菠菜、牛奶、豆奶、柳丁、葡萄、杏等，以及蝦蟹、雞肉、蛋黃等；脾氣火爆、容易動氣的人，可多吃些魚蝦、蛤貝、海帶等海產品，以及含維生素B的食物，如大蒜、油菜、茄子、花菜、南瓜以及玉米、香蕉、蘋果等；出現莫名焦慮抑鬱的人，要多吃動物蛋白，但應以清淡為好，這樣可以調節心情、改善情緒。對身體狀態一般或較虛弱的中年白領和老年人，春季食補可多用何首烏烹煮菜餚。

何首烏，經古今中醫驗證，確有補養精血、助肝腎、壯筋骨、健體烏髮、增強免疫力等功效。適於體質虛弱、肝虧腎虛、精血不足所引起的鬚髮早白、頭暈眼花、筋骨馳軟、健忘失眠等情況；對高血壓、冠心病、高血脂及心腦供血不足等有良好功效。何首烏歷來就被古今中醫視為最佳強身健體、抗衰延年的珍貴滋養藥材。

春季食養單方

何首烏炒豬肝

主輔料：何首烏一〇克、鮮豬肝二五〇克、水發木耳三〇克、小白菜五〇克。

調味料：鹽二克、醬油二〇克、薑十五克、蔥一〇克、料酒、醋、太白粉水適量。

烹製：何首烏洗淨後加水煮兩次，取其湯汁待用；豬肝清理乾淨，切成片，蔥切成短節，薑切小片，木耳、白菜洗淨。

豬肝用何首烏液加鹽、太白粉水（一半）漿好，另用小碗放醬油、料酒、鹽、醋、鮮湯、太白粉水兑成滋汁。

大火把鍋燒熱，下混合油（菜油、化豬油）燒熱後，放進肝片快炒至伸展、再把肝片用漏瓢撈出，鍋中留少量油燒熱，下蔥薑炒香、倒進肝片，放木耳、白菜翻炒幾下，最後再倒進滋汁炒勻即可。

特點：此菜香嫩可口、具有補益精血、助肝腎、烏髮、亮目等功效。適合肝虧腎虛、精血不足、性事不力、頭昏眼花、鬚髮早白、腰腿酸痛等；也是慢性肝炎、冠心病、高血脂、神經衰弱患者的美口滋補佳餚。青少男女食用亦可烏髮美顏、消除因長期看書、看電視、電腦所引起的眼疲勞、預防眼疾。

何首烏燒雞

主輔料：帶骨雞肉一〇〇〇克、何首烏二〇克、當歸五克、枸杞一〇克、雞湯二五〇〇克、化豬油五〇克。

調味料：薑一〇克、蔥一〇克、精鹽、醬油、糖色、胡椒粉、料酒適量。

烹製：砍成小塊的雞肉沖洗淨，入開水鍋中燙煮，打盡血污泡沫，再把雞肉撈出用涼水沖洗、瀝乾；蔥切成長段、薑切為大片、何首烏、當歸、枸杞洗淨。

炒鍋大火燒熱後放化豬油，下薑、蔥炒香，倒進雞塊炒合、再加糖色、鹽、醬油、胡椒、料酒炒合，摻入雞湯、放何首烏、當歸，大火燒開後，打盡浮沫，改用小火慢燒至雞肉熟軟，揀去薑蔥，下枸杞，待滋汁濃稠時即關火起鍋。

特色：此菜同樣能補益精血、助肝腎，適合肝血不足所致的頭暈眩、眼花、白髮等；也是中老年人防老抗衰、烏鬚黑髮的食養保健佳餚。

何首烏粥

主輔料：何首烏三〇克、粳米一〇〇克、紅棗數枚、黑豆一〇克、冰糖五〇克、鹽少許。

烹製：何首烏打碎或切成小片，黑豆打碎同首烏一道用紗布包好成料包，紅棗洗淨，備用。

砂鍋內注清水五〇〇毫升、放入料包熬煮三〇分鐘、再加清水八〇〇毫升、放入粳米、紅棗、中火燒開，改用小火慢煮至米爛汁稠、浮現米油時，下冰糖、鹽再煮幾分鐘，揀出料包不要，涼溫後即可。早晚食用最好。

特色：此粥可益壽抗衰、補血養肝，特適合久虛族群以及中老年人日常補養，能助益肝腎不足、陰血虧損、心悸失眠、頭昏耳鳴、鬚髮早白

●春季食補佳品：韭黃。

等症；也是高血脂、血管硬化、貧血、神經衰弱者的好食物。正常人食用，可強健筋骨、烏鬚黑髮；尤其是女士常食，則可收烏髮養顏、滋陰健體之效。

春季食養的粥品湯羹還有很多，像菊花粥、大棗粥、黃耆粥、靈芝粥、冰糖燕窩粥、百合蓮子粥、銀耳鴿蛋湯、鵪鶉蛋湯等。

除何首烏外，其他春季食補佳品也很多，有心者可從報刊、雜誌、電視、網路中收集。像黃耆燉雞、燒牛肉，靈芝炒豬心或豬腰、靈芝燉雞或蒸鴨，黃精加黑芝麻燉豬蹄、燒雞鴨、燒牛肉等。素菜中亦有不少類似菜肴，如韭菜、韭黃、韭菜花炒肉絲、炒雞蛋、炒蝦仁、炒黑桃仁等，以及椿芽炒雞蛋或煎雞蛋等，做法多樣。

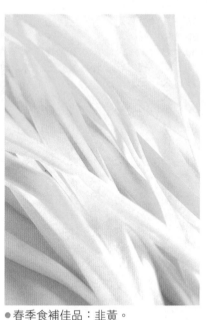

夏季食養

夏季氣候炎熱、酷暑難當、陽氣盛旺，人體新陳代謝不但要消耗大量體液和各種營養物質，還會加重機能各器官的活動負擔。大量水分及礦物質丟失；隨著汗液而流失不少維生素C、B1、B2，還容易導致身體消耗更多的抗氧化營養成分，如維生素C、E、A，微量元素硒和胡蘿蔔素等；同時在汗液、尿液、體溫耗能方面喪失很多蛋白質，人體消化功能亦隨之減弱。因此，夏季時人體往往會出現疲倦乏力、食欲不振，出汗較多與虛脫等情況，有的還會頭暈胸悶、甚至中暑而引起嘔吐、腹痛、腹瀉等；還有的則會因天熱而影響睡眠，出現精神萎靡、口乾苦澀。

中醫學認為，夏為耗，五臟屬心，人體喜涼，故而夏季陰氣不足，會因暑熱多汗而傷津耗氣。從而提倡夏日應以清補養心為主，以清火化

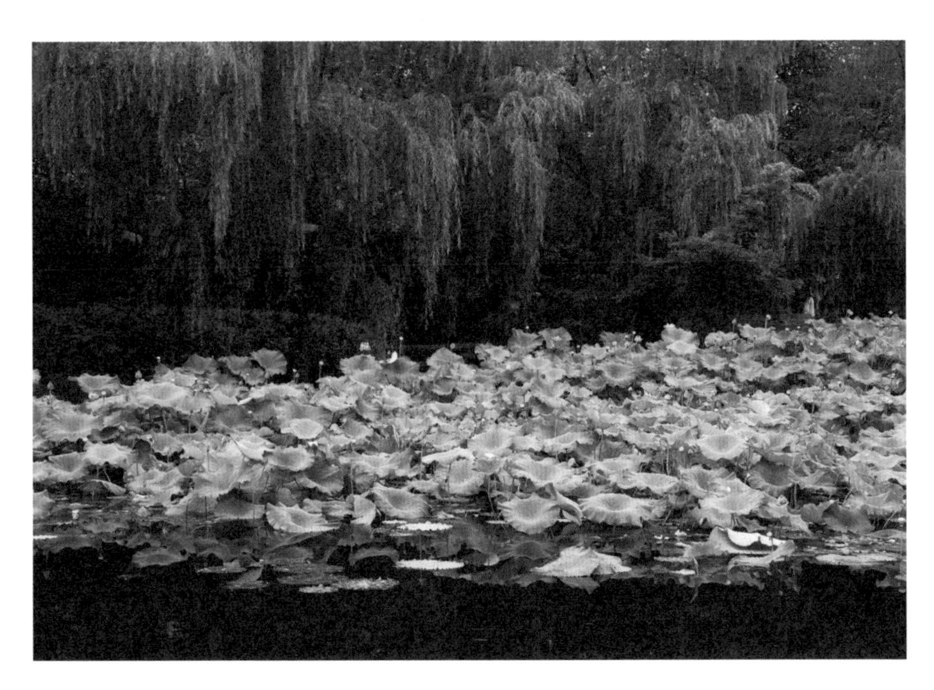

濕、開胃健脾，以利增進食欲、補充養分，保持人體體能收支平衡。一日三餐中，應食物多樣、合理搭配、多食蔬果、補充水分、合理烹調、注意衛生。

夏季食養心經

夏季食養以清補養心為主旨，身體的反應多半有暑熱濕悶、人體水分散發、胃酸分泌下降、食欲變差的特點。首先要及時補充水分、電解質（鈉離子、鉀離子、鈣離子、鎂離子）及含氮的食物，以及維生素B、C等。如此，在日常飲食中，應多吃營養豐富、味道清淡、少油脂及減少辛辣燥火的食物，多食新鮮蔬果，以青葉菜、瓜類、豆類等為主；肉類應以瘦肉為主。像蔬果類則有黃瓜、苦瓜、冬瓜、芹菜、蘆筍、折耳根（魚腥草）、茄子、藕、荷葉、蓮子以及綠豆、綠豆芽、豆腐、豆花、豆乾、木耳、蘑菇及西瓜等；肉食類則是以白肉類為好，如雞鴨魚兔、泥鰍黃鱔等。

夏季食養的肴饌是很豐富的，像一般家常菜肴中的蒜泥黃瓜，香油拌苦瓜、黃瓜或苦瓜炒雞蛋、乾煸苦瓜、苦瓜燒排骨、荷葉蒸肉、荷葉蒸鰱魚、蒸鱔魚、煮綠豆、海帶燉豬蹄、藕燉排骨、大蒜燒肚條、酸蘿蔔燉老鴨、糖醋西瓜皮、青筍拌折耳根，以及荷葉粥、黃瓜粥、綠豆粥、綠豆羹、西瓜羹、蓮子羹等選擇性相當多，隨心所欲。

夏至後的飲食原則是「春夏養陽」，養陽重在「養心」。養心可以多喝牛奶，多吃豆製品、雞肉、瘦肉等，既能補充營養，又可達到強心的作用。夏季食養中，夏至除了清淡飲食，還可多吃苦味類蔬菜，如苦瓜、香菜等。因苦味食物具有除燥祛濕、清涼解暑、利尿活血、解除勞乏、消炎退熱、清心明目、促進食欲等作用。不過，苦味食物均屬寒涼，雖然能清熱瀉火，但屬於清瀉類食物，體質較虛弱者不宜食用，否則會有副作用。

能多吃「苦」是很有益處的，因為帶苦味的

飲食中多含有生物鹼，具有清熱消暑、涼心排毒的作用，能促進血液循環、舒張血管。不僅可清心除煩、安神醒腦，亦可增進食欲、利胃健脾。如苦瓜就有「蔬中君子」的美譽，苦中帶甘、味感清香、回味悠長；苦筍，則也苦而微甜、性涼不寒，具有消暑解毒、健胃消食的功效。還有像芹菜，性味甘苦，微寒。具備清熱利濕、平肝涼血的作用，時常食用，對咳嗽多痰、牙痛、眼腫者具備較好的輔助療效。芹菜還具備減低膽固醇和血壓的作用。絲瓜，性味甘苦。有通經絡、行血脈、涼血解毒的功效。絲瓜清冷微寒，瓜肉鮮嫩，做湯或者同肉絲炒成菜均可，具備清熱化痰的作用。萵筍，尤其是葉子，具備清熱化痰、瀉火解毒、利氣寬胸的作用。對幼童來講，還能起到幫助長牙、換牙的作用。其他帶苦味的蔬菜還有像蘆筍、香菜、青菜葉等。

夏季食養秘訣

夏季食補主要是針對中老年人，以及一些體弱多病的人。傳統中醫驗證，夏季人體會有三個主要特徵：夏初，心氣盛旺、在臟屬心、心則主火、味歸苦；盛夏，酷暑炎熱，人體陰氣內伏、暑毒外竄，若是任性食冷，冷熱相搏就易於發病；而夏秋之交，則陽熱下降、潮濕薰蒸，濕為陰邪、易傷陽氣。因此，夏日人體食補、調理，適宜清補、淡補，既可補益又能清暑解熱、生津止渴、除濕降燥。

在日常飲食中可依據自己身體狀況，添加一些中藥材，如太子參、沙參、黨參、白術、茯苓、山藥、苡仁、芡實、蒼術、厚樸、竹葉心、蘆根、茅根、荷葉、蓮子、菊花、金銀花、大棗、銀耳等烹製食物和飲品。

時令蔬果中可多安排黃瓜、苦瓜、苦筍、蘆筍、藕、胡蘿蔔、冬瓜、大蒜、芹菜、茄子、菠菜、木耳、綠豆、豆類製品，以及西瓜、梨、酸梅、椰汁、番茄、木瓜、玉米汁及豆漿等。日常肉食可多用雞鴨魚兔、豬牛瘦肉，鰱魚、泥鰍、鱔魚等入食。像荷葉蒸肉或排骨、鰱魚、牛蛙，大蒜燒鱔魚、苡仁雞湯、山藥燉排骨、苦瓜燒鴨、黃瓜拌豬耳等，以及荷葉粥、黃瓜粥、綠豆粥、蓮子粥、菊花粥、芹菜瘦肉粥、銀耳羹、西瓜羹等不一枚舉。

夏季食養單方

夏天最為常見的天氣型態是炎熱多雨、暑濕併發，人就會因而常大量出汗、食欲變差而貪食生冷、寒涼飲食，尤其是冷凍的東西。特別是青少年，多是滿頭大汗、面紅耳赤，就從冰箱裡拿出東西大吃大喝。而常出現吃完後脾胃不適、胃腹脹痛，甚或拉肚子引發腸炎、痢疾。夏天，老人和小兒亦需多加注意，三餐應以清鮮淡雅，溫熱適度為主，一定要少油膩、辛辣、煎炸和生冷食物。下面介紹幾款常用的夏季食材。

荷葉——是夏天物美價廉的飲食佳品，圓潤碧綠、清香淡雅，苦中含甘、性味平和，是人體安然度夏的良物益友。荷葉可有效消除暑熱、腹瀉，清熱解毒，緩解頭暈心煩，更是降解血壓、血脂及減肥瘦身的天然良藥。

中華著名國醫大師鄒雲翔教授曾撰文說：高血壓、高血脂及體質肥胖的人多食用荷葉，像荷葉稀飯、荷葉茶，只要持續二、三個月多可見改善之效。

荷葉無論鮮乾，四季皆可用。像荷葉粥、荷葉茶，就具有清熱解暑、利脾健胃功效，最適宜於夏日頭昏腦脹、胸悶煩渴、心神不安，以及患有高血壓、高血脂和肥胖病症的人食用。荷葉茶，鮮乾皆可，洗淨搽乾水分稍涼乾，切碎即可與普洱或烏龍茶同泡，每日飲用。日常肴饌中用荷葉入肴的菜肴也不少，像荷葉蒸肉、荷葉蒸排骨，蒸鱔魚、牛蛙、牛肉等。

苦瓜——味苦性寒，有清熱祛暑、解毒清心、生津止渴、利胃健脾、止瀉痢、消脹痛的功效；苦瓜也是降解血壓、血脂與減肥瘦身的天然佳品。

家庭常見的菜肴中，就有香油蒜泥拌苦瓜、苦瓜炒雞蛋、乾煸苦瓜、醬燒苦瓜、青椒炒苦夏天物美價廉的飲食佳品：鮮荷葉。

瓜、苦瓜燒鴨條、苦瓜燉排骨等。苦瓜雖是夏季食養食補的可口佳餚，但脾胃虛寒的人要慎食，孕婦則不宜。

綠豆——味甘性涼，有清熱排毒、解暑止渴、利水消腫的良好作用，因此是夏天清熱消暑的佳品。綠豆含有降血壓、血脂的有效成分，是預防動脈硬化及高血壓的天然食養佳品。

日常生活中的綠豆飲食有很多，如綠豆粥、綠豆羹、綠豆湯、綠豆泥，以及綠豆海帶燉排骨等。像綠豆羹，就可用綠豆二〇〇克、酸梅一〇〇克、冰糖或白糖一〇〇克，先把綠豆、酸梅放入鍋中，加適量清水燒開，再用小火煮到綠豆、酸梅熟爛，用紗布濾去豆渣，取汁液再燒開後放糖攪勻，涼溫即可隨時食用，可清熱祛暑、除煩安心、養陰定神、生津止渴、利腸健脾，是夏日老人、小兒的滋養佳餚。

西瓜——每當夏天烈日炎炎之時，人就容易口乾舌燥、胸悶心煩，尤其是在戶外，就更加難受不安，此時，吃上一大塊西瓜，會頓覺清涼舒心、暑消煩散。因為西瓜不僅水分充足，還有生津止渴、祛暑解燥、清熱利咽、利水醒神、止痢解酒的功用。尤對糖尿病人及腎炎浮腫的人十分有幫助。

西瓜除了直接食用外，還可用瓤做西瓜羹，用去瓤後的西瓜蒸肉、蒸鴨，民間多用西瓜皮去外皮涼拌，或炒肉片、炒鱔魚、燒排骨，西瓜皮切碎煮西瓜粥，切片煮西瓜肉圓湯等，方式方法多樣。

秋季食養

秋季，常是天清雲淡、秋高氣爽，最能適應人體機能正常活動。然而，中國人歷來就有「悲秋」的傳統，這亦是有現代科學依據的。因為每逢寒氣漸濃的的秋天，都是世界頭號健康殺手——心腦血管疾病肆虐的時節。特別是秋冬相交之際，腦血栓、腦溢血、高血脂、高血壓、冠心病等心腦血管疾病的發病率顯著高於其他季節，無形地威脅著人們的健康和生命，並且嚴重影響了很多人的生活品質，給自己和家人帶來沉重的負擔。

相對於春夏，秋季還是「陽消陰長」的過渡階段，健身、飲食、起居等都有其規律。因酷暑剛退，身體耗損較大，天氣轉涼，氣溫也逐漸下降。所謂「一場秋雨一場寒」，亦需要對飲食作出相應調節，依據氣候環境的變化，秋季的氣候特點及人體生理反應，調整和補充相對須要的營養物質。秋季養生首要原則是順應節氣，與大自然保持一致，應當收斂神氣，保持平和心態。即在精神情志方面要收斂各種嗜好、欲望，保持寧和的心境，「使志安寧」，順應秋之「容平」。秋天氣候適宜，空氣品質較佳，不妨多接近自然、多運動，吸收天地精華。多做些伸展運動具有「運化作用」，能收斂心神，從呼吸帶動的循環系統、腸胃消化到內分泌系統，一路順暢則氣血循環自然活絡。

秋季是個「收」的季節，大地豐收、萬物亦也開始收斂。然而秋季涼風初起、燥令當時，特別是晚秋時節，霜寒即降，易使人體產生「秋燥」，出現口乾唇焦、嘴角生瘡、鼻孔乾燥出血、咽喉腫痛、口渴便秘等現象。另一方面，秋去則冬來，氣溫日漸下降，寒冷將至，更是中老年人和體弱多病者發病的旺盛時節，及時補養可防患於未然，增強免疫力和抵抗力。

秋季食養心經

在飲食上特別要注意預防秋燥。多吃一些清潤、溫潤為主的食物，比如：芝麻、核桃、糯米等。還可適當多吃些辛味、酸味、甘潤或具有降肺氣功效的果蔬，特別是白蘿蔔、胡蘿蔔。秋分養生雖然以多吃「辛酸」果蔬為主，但也不可吃得太飽太撐，以免造成腸胃積滯。值得提醒的是，秋分後寒涼氣氛日漸濃郁，如果本身脾胃不好、經常腹瀉的人，水果吃多了容易誘發或加重疾病。

對於運動者來說，每次鍛煉後應多吃些滋陰、潤肺、補液生津的食物，比如梨、芝麻、蜂蜜、銀耳等，能有效預防秋燥。若出汗較多，還可適量補充些鹽水。秋分的藥膳可善用百合，比如：百合蓮子羹、百合蓮子瘦肉湯、銀耳百合羹等羹肴。

秋季食養應以養陰、潤肺、祛燥為主。在日常飲食中，秋季食養可選擇蘿蔔、藕、山藥、茭白筍、大白菜、豆製品等，肉食類有牛肉、鴨、鵝、鯉魚、鯽魚、甲魚、蝦、蟹等。以及銀耳、菌菇、龍眼、杏仁、芝麻、苡仁、百合、蓮子、葡萄、梨、蜂蜜、菊花等來調劑飲食。平日裡需多喝溫開水、淡茶、牛奶、豆漿，少吃辛辣刺激及煎炸燒烤類燥熱食物。

秋季食養的食物非常豐富，正常人的三餐在養陰祛燥、滋陰潤肺的前提下，可多安排粥品、燉品、湯煲類飲食。如紅棗銀耳粥，可用紅棗一○克、銀耳五克、發脹後和大米五○～一○○克煮熬，熟後加冰糖或蜂蜜，每日可食。其他像蓮子百合粥、山藥粥、杏仁粥、苡仁粥、雪梨粥、菊花粥、瘦肉皮蛋粥、魚肉粥等。日常菜肴中也有蓮子炒里脊、百合炒西芹、菊花魚頭煲、山藥燉雞、酸蘿蔔老鴨湯、蘿蔔燒牛肉、銀耳鴿蛋（鵪鶉蛋）湯等。

秋季食養秘訣

秋天，對大多中老年人和小孩，以及體虛多病的人來說是個很敏感的季節。涼風乍起、寒氣日濃，稍有疏忽，尤其是早晚不慎，或未及時添加衣物，便會受涼感冒、咳嗽痰喘等。中醫認為，秋天燥邪乾濕、易傷肺之津液。故秋季食補，應以平補養陰、降燥潤肺為主，採用菊花、蓮子、百合、山藥、龍眼、梨、銀耳等。中老年人及體虛多病者，還可適量加些川貝、麥冬、沙參、蟲草、黃精等，結合食養中提到的日常食物，進行飲食調理。

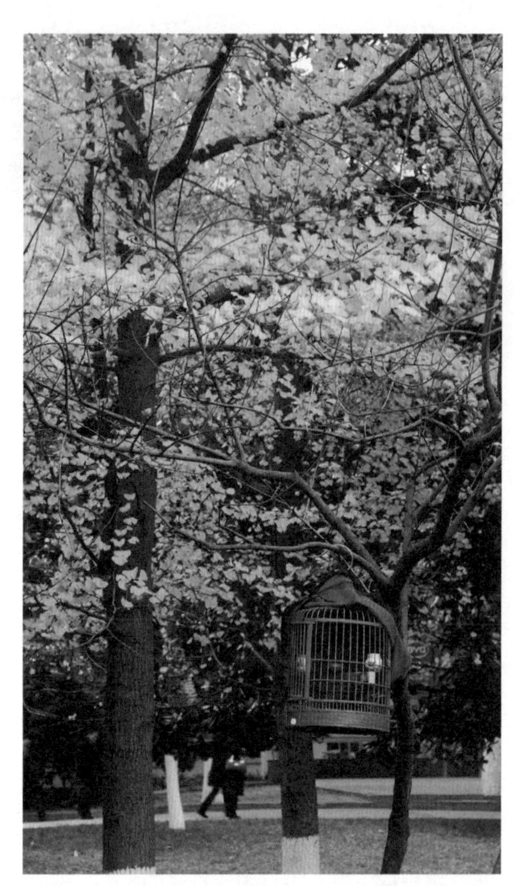

秋天，還要注意少吃秋瓜，多吃秋果。以秋梨、板栗、核桃和大棗最好。如秋梨，又被稱作「果宗」、「玉乳」，有「百果之宗」的美譽。秋梨性涼味甘、能生津潤燥、清熱化痰，是秋天降火解燥的最佳選擇。然而，秋梨吃法不同，功效也不一樣，民間有「生者清六腑之熱，熟者滋五腑之陰」的說法。如有咽乾喉痛等上火症狀，生吃就好；若是要滋陰潤肺、潤喉袪痰，熟吃較佳。像蒸梨、煮梨、梨子粥、梨子羹等均可。

對於身體較弱的和老年人，秋天還是應該吃些肉食類進行滋養食補。在肉類選擇上，秋季以鴨肉最佳。因為秋天的鴨正是肥美細嫩，具有很好的食療食補功效。尤其是體內熱重，燥邪火大，吃些涼性的鴨肉，便可起到驅火除燥的作用。像酸蘿蔔燉老鴨湯、海帶燉全鴨、魔芋（蒟蒻）燒鴨、醬燒鴨子、薑爆鴨肉絲、燒鴨、滷鴨、烤鴨、香酥鴨、炒鴨肉丁、煸鴨肉條和鴨肉粥等。

秋季食養單方

鴨肉粥——把二五〇克鮮鴨肉洗淨，切為小條或丁，用料酒、鹽、薑、蔥加清水在鍋中小火煨煮二〇～三〇分鐘熬成鴨湯；鴨湯中火燒沸後打盡浮沫、揀去薑蔥，然後下粳米一〇〇克在鴨肉湯中熬煮成粥；粥熟後，還可隨意加些切碎的葉子蔬菜即可食用。這款鴨肉粥味道清淡、香鮮味美，有健脾養胃、清心安神的作用，是中老年人的食養佳品。

菊花——可以採用的有白菊、黃菊、杭菊、川菊、野菊、以及豪菊、貢菊等，皆有疏風清熱、解毒平肝、明目安神的功效，且能降血壓、擴張冠狀動脈、減慢心率、增強心肌收縮力，對高血壓、冠心病患者益處不少。採用秋天盛開的鮮菊花，用其花瓣可以烹製出多種美味菜肴，既味美可口，別有風情，還能滋養身體，治療多種疾病。

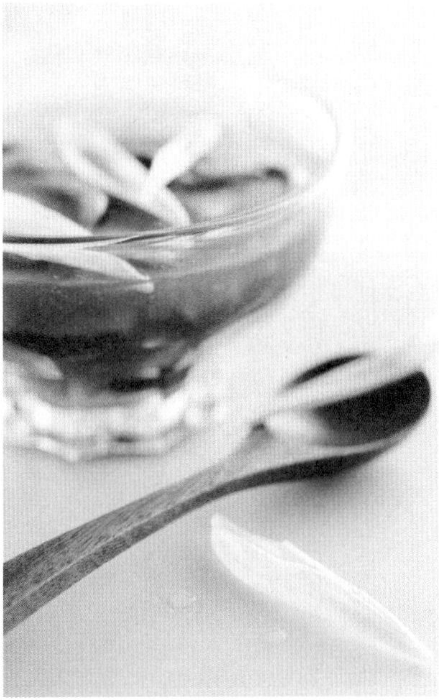

像菊花茶、菊花粥、菊花羹，便有疏散風熱、清肝明目、降血壓的作用，適用於緩解風熱頭痛、肝火目赤、眩暈目暗以及高血壓、冠心病等症。

菊花肉圓或菊花魚圓湯、菊花魚頭煲等，具有滋陰瀉火、平肝祛風的功效，適合於陰虛火旺、虛勞體弱、風寒頭痛、口乾舌燥、咽喉腫痛、眼花失眠等症。也是高血壓、高血脂患者的日常飲食，同時還能抗衰老、美容顏、清喉利嗓，對老師、歌唱演員、播音員十分好。對青少年亦可起到補腦益智、增強記憶、安神養心的作用。一日三餐中菊花的做法還很多，菊花炒肉絲或肉片，菊花煎餅、菊花蛋湯、菊花花卷、菊花湯圓等。

蓮子——也叫蓮米，歷來被視為滋養食補上品。《神農本草》記載：「蓮子，性平味甘，主補養神，益氣力，除百病」。傳統中醫多作為補脾益肺、養心益腎及固腸的珍品。蓮子含有大量的蛋白質、澱粉、胡蘿蔔素、鈣、磷等人體必需的多種營養物質。

蓮子入食，十分方便隨意。通常多以蓮子粥、蓮子羹、蓮子燉豬蹄、蓮子燉雞等。像民間常食的蓮子羹的材料有蓮子五〇克、人參一克、紅棗五克、冰糖三〇克。

將蓮子泡脹用牙籤捅去其心，放入瓦盅加清水一〇〇毫升，蓋住，大火蒸二小時，加冰糖再蒸一小時即可。常吃此羹，能健脾、補腎、養心、安神、補精益氣。適合體虛、失眠、食欲不振，尤對男士腰痛、遺精，女士體虛、白帶等有效，是中年夫妻的日常保健佳食。對老年人可安心養神、強健體質、增強苗免疫力，起到益壽延年的功效。

秋季食補物料中，還有百合、山藥等佳品。尤其是百合，素有「蔬中人參」的佳譽。百合營養非常豐富，富含蛋白質、澱粉、脂肪、果膠質、纖維素、多種維生素、礦物質和微量元素。特別是百合種所含的微量鉀，有利於肌肉興奮，能潤澤肌膚，令皮膚光滑細嫩，是女性護膚美顏不可多得的珍品。

百合入食，同蓮子一樣方式方法多樣，可蒸可煮、可粥可羹、煨肉燉湯等。如百合粥、百合羹、百合炒蝦仁，百合炒西芹、百合蛋花湯、百合燉牛肉等。百合多數時候還與蓮子同用入食，如百合蓮子羹類。百合肴饌多是清鮮淡雅為好。新鮮百合用清水洗淨即可，乾百合則需洗淨後再用開水沖泡幾分鐘方可烹用。

冬季食養

冬季，天寒地凍，氣溫低冷，植物枯萎，動物冬眠，人體新陳代謝亦也相應下降，精氣物質封藏。這也就是古人所說的「秋收冬藏」，「藏」在這裡是指「儲存」之意，動物冬眠亦是因儲存脂肪熱能之需，人體則需充足的能量來保暖過冬。冬天也是各種寒邪性疾病易發多發季節。人體最易感受寒邪，從而損傷腎陽。尤其是陽體素虛、體弱多病的人，便顯得格外畏寒怕冷。因此，冬季食養重點放在選用能助陽興陽、護陰益氣、加強禦寒能力、增強體質、預防疾病發生等方面。

冬季，自古以來就是中華傳統飲食養生的季節，民間亦也十分重視冬季滋補養生。冬季養生實際上從秋季就應開始，所謂「秋收冬藏」講的就是這個道理。然而，在不斷翻新、眾說紛紜的養生方法和門道之中，卻使很多人混淆或不安與糾結。其實，養生之本在於養心，正所謂「下士養生、中士養氣、上士養心」，即中國古人所說的「恬淡虛無」，其意為平靜淡然、樂觀豁達、凝神自娛的心境。有了這樣的心態，再加上飲食調理、適當運動、充足睡眠，就可以達到養生、養氣、養心的佳境。飲食上，通常會在日常飲食中針對天氣寒冷、增加些高熱能及興陽助腎、養陽護陰的食物，亦可添加些相應的中藥材配合食物滋補身體。「秋冬進補、開春打虎」便是我國民間千百年來之經驗之談。

冬季食養心經

冬季食養，按上述原則，可多安排些多脂、味厚的肴饌，特別是動物性食物，如羊肉、牛肉、驢肉、豬蹄膀、烏骨雞、魚蝦、甲魚、鰻魚、鱔魚、泥鰍、牛蛙等，有條件的還可添加鮑魚、海參、蛤蚧、貝類、牛羊鹿鞭等。這些溫補熱性肉食，能有效增加熱量、強健體能，從而抵禦寒冷，預防疾病。

同時，在養陽護陰上，可在飲食中配以芝麻、葵花籽、核桃、花生、大豆、板栗、腰果及豆製品類。蔬菜可多食香菇、蘑菇、木耳、銀耳、白菜、蘿蔔、冬瓜、青菜頭、山藥、藕及白菜、油菜、菠菜、蒟蒻等；水果中的龍眼、荔枝、甜橙、橘子、甘蔗等。

冬季食養的飲食也不拘一格，但多以燉、燒、燜、燴和湯煲為宜。像清燉牛肉、清燉牛尾、羊肉煲、羊雜湯以及羊肉火鍋，驢肉湯鍋、清蒸或清燉甲魚、清燉三鞭等。一日三餐中的家常菜肴也很多，像韭菜炒蝦仁、核桃炒肉丁、腰果炒雞丁、板栗燒雞、山藥燒排骨、肝腰和炒、雪魔芋燒雞翅、魔芋（蒟蒻）燒鴨、魚頭豆腐白菜湯、醪糟紅棗燉蹄膀、雪豆燉蹄花、醪糟魚頭煲等不勝枚舉。

冬季食養秘訣

中老年人和女性在冬季最重要的是滋陰潤燥，最宜粥、羹、湯食養，粥以粳米、糯米為佳。如銀耳糯米粥、蓮藕糯米粥、蓮子百合糯米粥、山藥糯米粥、紅棗枸杞銀耳羹等。對中老年人來說，重要的是冬要暖胃，除了衣物保暖，日常飲食中同樣要多食暖胃、健脾、益腎的食物。像糯米粥，每天一碗，早晚皆可，既能治虛勞，又可養胃；羊肉與大蒜同烹同食，也能暖胃補虛；而醪糟紅棗加花生燉蹄膀更是男女佳品。

冬季食養最忌生冷飲食，此類東西屬陰，易使脾胃中的陽氣受損。冬季也可適當吃些辣椒，像麻辣火鍋、熱辣湯煲、水煮魚一類。辣味可驅寒氣、暖身體，預防風寒感冒、促進血液循環、增強消化，燃燒且抑制因多食肥膩油脂所產生的體內脂肪積累。

冬季，因氣候低寒，按傳統中醫的說法，人體會是「陽氣深藏，五臟歸腎」。因此，冬季食補，尤其是針對中老年人和體弱多病者，重點應在溫補陽氣、補肺腎、養氣血、健脾胃方面。除在前面介紹的系列葷素蔬果食料外，可添加相應的滋補類中藥材，如人參、靈芝、阿膠、冬蟲夏

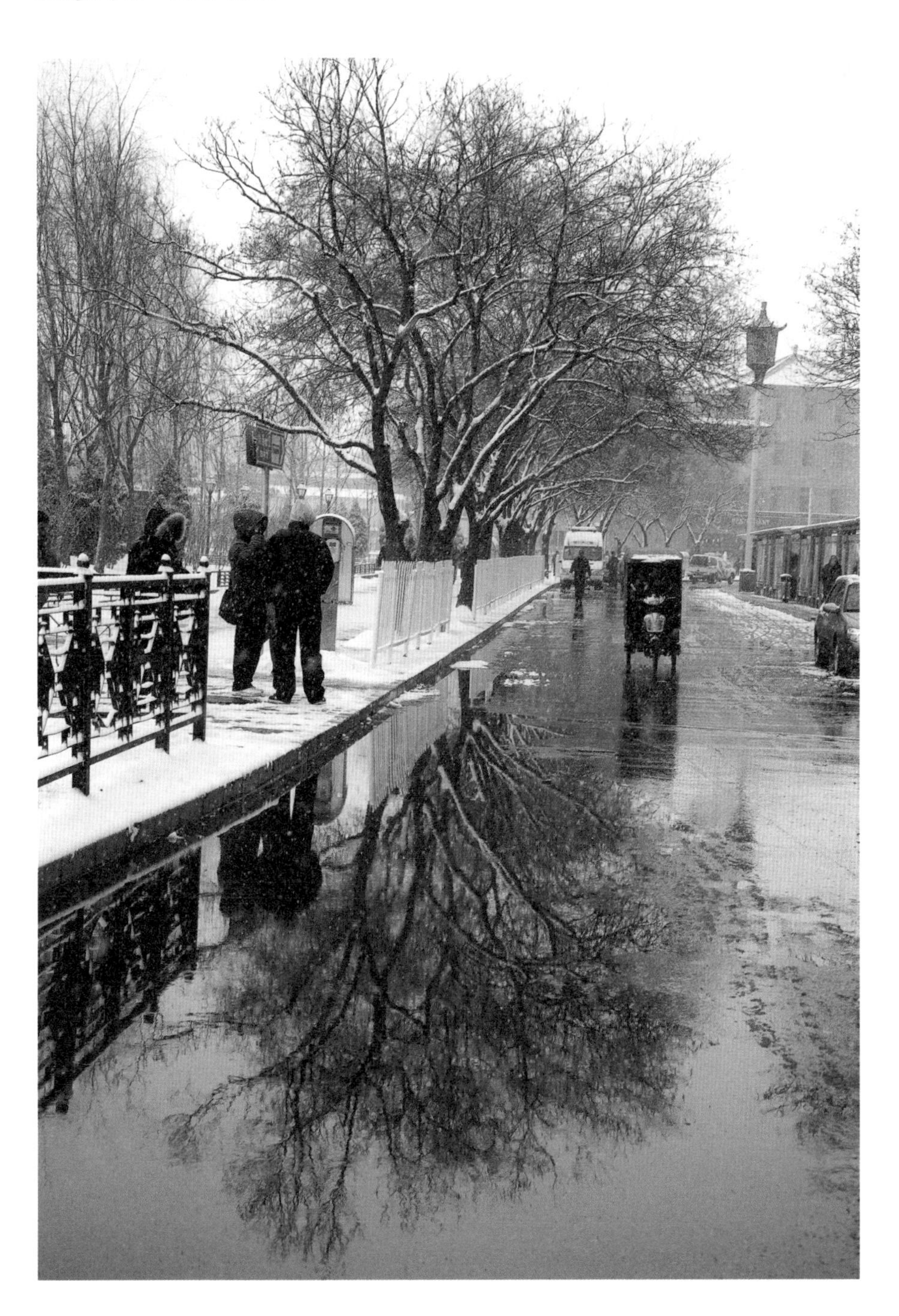

草、地黃等。而像蓮子、百合、紅棗、枸杞等這類中藥材都是醫食同源。

冬季食養單方

核桃炒雞丁——鹹鮮風味，有健肺補腎、益精明目的功效，適合於肺腎兩虛所致的咳嗽、氣喘、精虧、血少引起的暈眩、便秘、神衰力乏、貧血和營養不良，是老年慢性氣管炎患者的保健佳餚。

核桃拌韭菜——糖醋風味，有溫補腎陽、固納腎氣的功用，適用於陽痿、遺精、乏力、帶下、小便頻繁、腰膝冷痛等症。中老年人常食可抗老防衰，女士食之靚膚美顏，青少年食之可健身益智。

板栗燒牛肉——鹹鮮風味，可補脾腎、強筋骨、養氣血。適合於腎虛所引起的腰膝酸軟、腿腳不遂、小便頻繁以及厭食、消瘦等症，是客貨車駕駛和戶外工作的人極好的滋補保健佳品。

枸杞百合炒豬肉絲——鹹鮮風味，可益腎補血、補中益氣。適合體虛乏力、血虛神疲所引起的眩暈、目花、心悸等症。是貧血、性功能低下、神經衰弱及糖尿病患者的優良佳食。青少年常食可消除因長時看書、電腦、電視引起的眼疲勞和視力衰減。女士常食則能膚嫩美顏。

蟲草蒸雞——用冬蟲夏草八克同雞共蒸，成菜清鮮淡雅。可補精益氣、滋陰養血。適合於腎虛腰痛、虛勞咳喘。尤是體質虛弱、產後或病後調養之上佳補品，中老年人強身健體、增強免疫力的美好膳食。

其他還有簡單易行的各種粥品、湯羹，最為適合老年人於女士補養。如：核桃粥、板栗粥、蓮子百合粥、紅棗枸杞粥、熟地粥、菊花粥、臘梅粥、蟲草粥、銀耳鴿蛋湯等。

在眾多滋補物料中，冬蟲夏草無疑是最具功效的，被海內外譽為高原奇珍、神奇補品之神草。它經醫學反復驗證，確實對體質虛弱、惡疾纏身、久病難愈的人具有奇特功效。傳統中醫早就驗證，冬蟲夏草能補虛損、益精氣、止咳喘，可治癒陽痿遺精、腰膝酸痛、產後病後虛脫等，同時，有降解血壓、血脂、改善心血管系統的良好功效。冬蟲夏草在日常飲食中，可用以泡茶、泡酒、煮粥等。

對中老年人來說，冬季因氣候因素，人體本身的免疫力會自然下降，血壓、血脂、血糖等指標會比平時要高些，再者冬季飲食中高熱量、高脂肪的食物相應也吃得多一些，亦會導致「三高」。因此，專家建議最好搭配「五冬」來抑制為宜，即冬瓜、冬菇、冬棗、冬筍、冬甘蔗，可有效控制「三高」。

同時，冬季飲食調養對中老年人來說有三宜，一宜粥羹，古代養生家與帝王將相多宣導深冬晨起喝熱粥羹，民間亦有冬至吃赤豆粥，臘月初八吃臘八粥，臘月二十五吃八寶粥的習俗。二宜溫熱，以取陽生陰長之義。如吃牛羊肉、桂圓肉、棗、蛋、山藥、豬血、韭菜等。三宜堅果，即核桃、板栗、花生、葵花子、腰果、杏仁等。

冬天，最好還應多食些糯米類食物。中醫認為，糯米味甘、性溫、能補養人體正氣，食後會周身發熱，起到禦寒的作用。民間亦早有此飲食習俗，像冬天的巴蜀之地，人們大都愛吃醪糟湯圓、醪糟粉子、醪糟糍粑、醪糟蛋，還用醪糟加紅棗花生燉豬蹄等。尤其是因陽虛所引起的胃脹痛，可多食紅棗糯米粥；若脾胃虛弱、腹脹、困倦乏力，則可食用蓮子、百合糯米粥等。但糯米較黏滯而不易消化，故大米粥和醪糟最為適宜，但小孩則應控制食用量。

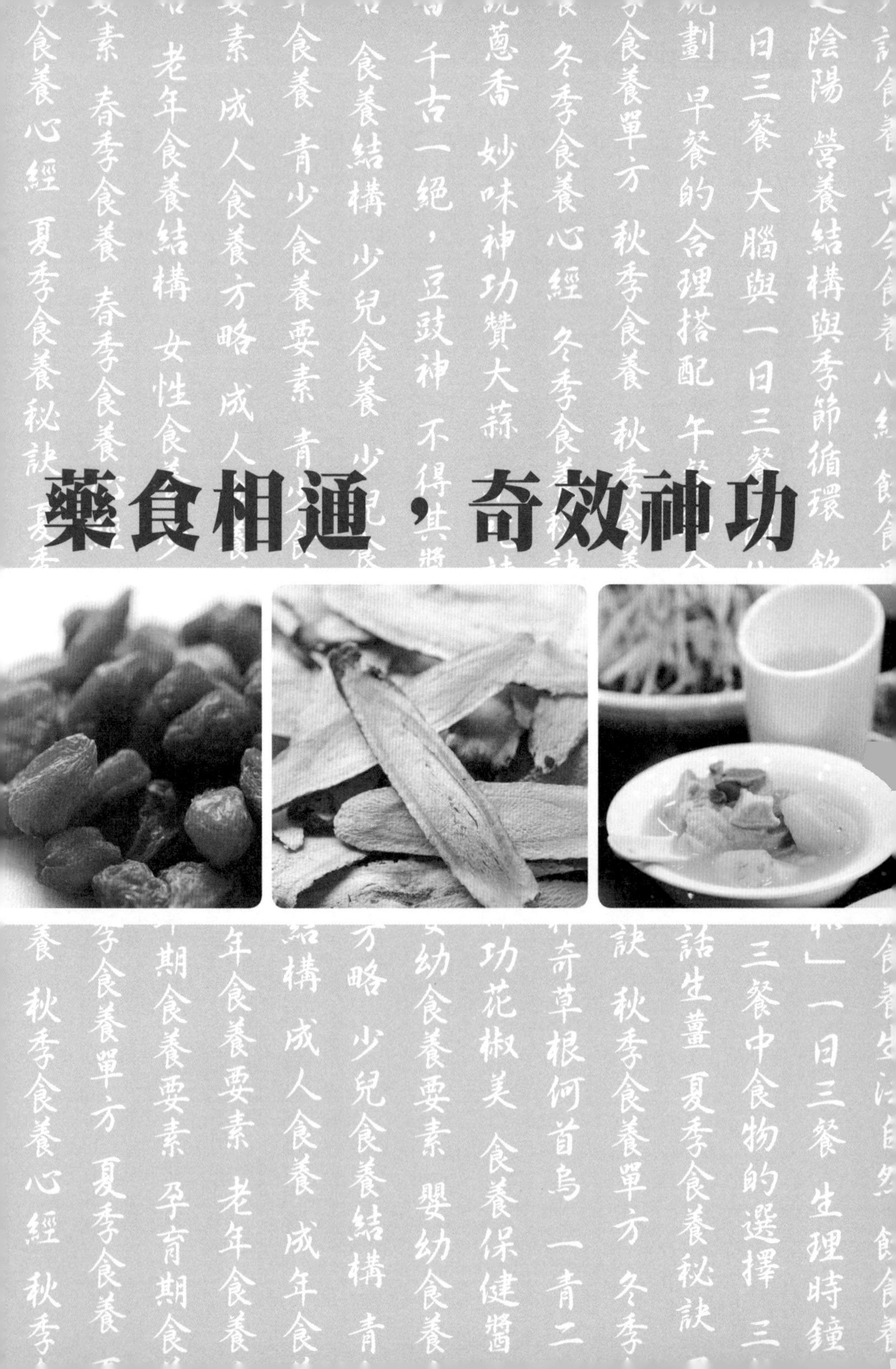

藥食相通，奇效神功

仙果贊銀杏 藥食珍品蓮子美
擬玉薏仁 康樂性福枸杞紅 長
菊 千果之王板栗珍 強身健體
食原則 民間養療單方 高血脂族
方略 民間養療單方 高血糖族群
肥胖族群 養療飲食要素 夏季
心經 秋季食養秘訣 秋季食養
冬季食養單方 神奇草根何首
養療飲食結構 養療飲食方略
菜勝佳蔬 蔬菜之王惟蘆筍 食
風韻永存 美妙食物助你性福
蔬果健康衛士 防皺抗衰飲食
生早餐巧安排 只將食粥至神

龍眼桂圓皆珍果 美容
益智核桃王 延齡益壽
群 養療飲食結構 養療
養療飲食原則 養療飲
療飲食結構 民間養療
養單方 秋季食養 秋季
季食養心經 冬季食養
冠心病族群 養療飲食
究 五穀雜糧保安康 春
花如花花容體香 漂亮
機 吃情男女挑肥揀瘦
菇 魚翅燕窩與豬皮銀
反 七個簡單步驟助你

天地之間孕育著的芸芸眾生，飛禽走獸、奇花異草、五穀雜糧、蔬果菌筍等，幾乎無一不與人類休戚與共，息息相關。從某種意義上講，大自然中的這些奇妙可愛的植物和動物，自生命誕生以來就一直默默地關愛和支持著人類的生存與繁衍，為人類抵禦病菌的侵襲，無私的奉獻著自身的所有。人與自然就這樣生生不息地在地球上演繹著生命奇蹟。

「藥食同源」或「醫食相通」就是這一奇蹟的精髓之一。人類所發現的這一人與大自然的奇妙相處和共生，是生命實踐中的一部部經典。《黃帝內經》、《周禮》、《神農本草》等諸多中華古典醫食著述都詳實記載了這一生動的發現，並進一步從生命與生存的角度闡述了藥與食，醫與食彼此之相互關聯，互通有無。從而形成了中華藥理學和養生學的核心基礎理念。

幾千年間，我國歷朝歷代的名廚、名師亦不斷地進行新的補充和完善。從《神農本草經》到《本草綱目》無不詳解藥與食之奧妙。而《食療本草》、《食醫心鏡》這些華夏醫學名著更是專論暢言食養食補、食療食治的心得妙方。哪怕偶爾翻翻這些經典，你也不難發現中國古代的名師大廚既是烹飪高手，又是藥食大師；而中醫裡的名家大師既是妙手回春的聖醫，又是美食大家和藥食神手。像商湯時期中華第一位由庖廚出任宰相的伊尹，就被譽為中華烹飪始祖，同時又被奉為藥食大師而被列入《醫術名流列傳》。被認為是豆腐發明者的漢代淮南王劉安，則「善醫藥、好膳食」而入列。

拿四川的後蜀主孟昶來說，他既是有名的美食大家又是開藥方的醫術高手。《古今醫說》中記有一段佳話：「蜀主孟昶，心性慈孝，好藥方，母病後，屢更太醫無效，則自製方餌進之，遂愈。群臣有疾皆親自診視，醫官無不服其神」。

戰國時期的神醫扁鵲最為主張：「君子有疾，期先命食以療之，食療不愈，然後命藥。」長壽一百多歲的唐代醫聖孫思邈更是主張對疾病患者應首先以食治療。他以其行醫之經驗和自身的長壽心經而提出：「夫為醫者，當須先洞察病源，知其所犯，以食治之，食療不愈，然後命藥」。因此，「藥食相通」、「醫食同源」逐漸成為了中華醫學的傳統與制度，醫師用食方治病開單，烹飪師則按食物原料的性味功效烹製飲食肴饌。從而在幾千年的藥食相通和醫食同源的實踐中產生出許多美麗而神奇的傳說。

「藥食相通」、「醫食同源」的觀念與傳統，從現代醫學和營養學來看，實際就是認識大自然和利用大自然中的萬千生命元素，以其可食性、藥用性及其功效性，合理科學地將醫療和食治食養融合在一起，預防和療養各種疑難病症，從而達到身體康健，精神舒暢，延年益壽的終極目的。亦如孫思邈所言之：「不知食宜者，不足以生存」。

就四川而言，不僅有美麗的自然環境，四季豐富多彩的物產，舒適愜意的生活空間，更有著豐富強大的健康資源，自古就被稱為「中醫之鄉」、「中藥之庫」。還有著以彭祖、青城山道教為代表的崇尚養生、追尋健康長壽的豐富經驗和實踐。

神奇草根何首烏

何首烏又名首烏、地精、馬肝石。在李時珍《本草綱目》中有記載其名稱由來的美麗傳說。唐朝元和七年，順州南河縣有個叫何田兒的人，從小身體虛弱，性欲低下，到五十八歲尚還不想娶妻。一日在山中砍材，偶然挖到一顆怪異的碩大草根，形似白薯，便帶回家中煮而食之。連吃了好幾天後便漸漸感覺到身體很是有勁，還有點朦朦朧朧的性衝動。於是他又到山中去采挖，吃了幾個月，他身體愈發強健，精神氣足，心中有了要找女人的強烈意願。吃了差不多一年後，何田兒周身大小疾病痊癒，頭髮烏黑光亮，變得像個壯實的青年人。他隨即娶妻成婚，一年後生了個白白胖胖的兒子，取名延秀。何田兒因為能生育且有了個大胖小子，於是把自己的名字改為「能嗣」。打這以後，父子倆常吃此草根，其後又有了孫子。為了紀念這一能祛病強身，烏髮益壽的神奇草根，何田兒便把孫子的名字取為「首烏」，加上姓氏，變成了何首烏。何田兒本人活到了一三〇歲無疾而終。此傳說一經流傳開來，何首烏便成了中華藥庫中的一種治病強身的滋補名藥材。

民間還有一個生動的傳說，相傳西元前一一〇年，漢武帝登嵩山封禪，無意間發現盧岩山附近的村民大多烏髮體健，長壽者比比皆是。遂問，得知此地有一口水井，井周圍及井壁上長滿了何首烏。村民們大凡來打水，就要順便采些首烏根拿回家與黑豆同熬成粥食用，故而村民多無疾病擾身，且男女髮烏體健。漢武帝禁不住大喜，遂將此井賜名為「長壽井」，粥亦賜名為「首烏長壽粥」。此後，首烏長壽粥即成為皇家御用貢膳。漢武帝每日必食，活至七十多歲。武則天稱帝後，隨即命國醫太師胡超將其煉製成靈丹。胡超來到嵩山腳下，把首烏與黑豆煉製成了長壽仙丹，專供武則天食用。武則天更是烏髮童顏、精神氣足，活到八十二歲才無疾而去。

現今北京有位著名的國醫大師，六十歲時發現患上「三高」，他以自己多年的經驗用何首

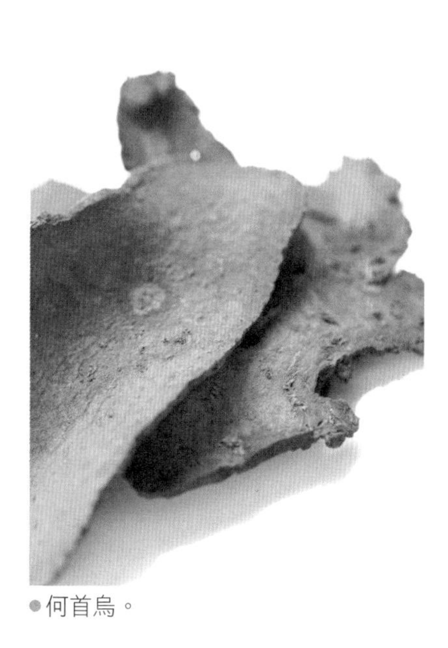
何首烏。

烏、大棗、枸杞配製了一味飲方，每日作茶飲，長期堅持不僅「三高」不再高，且幾十年的老胃病也消失了，於今九十多歲依然銀髮紅顏，步履矯健，上班出診風雨無阻。

二〇〇七年八月二十八日，甘肅省天水市麥積區一施工現場發現一株酷似男女的「人形」何首烏。該何首烏長約二十五公分，寬約七公分，呈人形並排在一起，男女特徵十分明顯，形象逼真，世人驚為天造珍物。天水市藥品檢驗所工作人員初步鑒定，其為野生何首烏，生長年限至少在一〇〇年以上，為天水二〇年來所發現的型狀最為逼真、體株最大的何首烏。

二〇一一年八月，一位四川民工在西峽寺山施工時，也發現一對酷似人形的何首烏，在一大團藤蔓植物下方，兩塊碩大的根部植物酷似人形，非常罕見，吸引了眾多市民爭看稀奇。人形植物高三〇公分，頭、手、腿身體四肢俱全，特別是背部輪廓和臀部非常清晰，各部位惟妙惟肖，且佈滿了根鬚，每個估計有半斤重。這不能不說是大自然的神奇與奧妙。

中醫認為，何首烏有補肝腎、益精血、壯筋骨、烏鬚髮、潤腸通便等功效。適用於肝腎精血不足所引起的鬚髮早白、頭暈眼花、耳鳴健忘、筋骨酸痛，對動脈硬化、高血壓、高血脂、冠心病以及心腦血管供血不足者有良好的功效。臨床還發現何首烏能提高淋巴細胞的功能，從而有效起到抗衰防老，延年益壽的功用。

但需要注意的是，何首烏與大黃同屬一科，有生熟之分，而兩者的功效也是截然不同的。由醫院藥房提供給患者的何首烏大多是「熟何首烏」，也稱「製何首烏」，這種何首烏的藥性偏溫，有補肝腎、益精血等作用，對於一些因為肝腎不足、血虛的人確實有滋補效果，尤其是因為上述原因導致的脫髮和白髮，適當食用製何首烏有一定的功效。而生何首烏，則有解毒、通便等作用。因此，本身就體虛的人如果服了生何首烏，就可能「雪上加霜」，而導致出現頭暈、乏力等症狀。另外，由於生何首烏裡含有一種蒽醌衍生物大黃酚，這種物質能促進腸管蠕動而通便。不過，如果是炮製過的熟何首烏，這種副作用就基本消失了。

在日常生活中，何首烏的運用十分容易，可切片泡茶、泡酒，熬粥煲湯，亦可入肴取其汁液燒菜炒菜，如：何首烏炒豬肝、何首烏燒烏骨雞、何首烏燉羊肉等。

民間食養食譜

何首烏煮雞蛋

材料：製何首烏一〇〇克，雞蛋二只，油、蔥、生薑、食鹽、料酒、鮮雞精適量。

做法：一、將何首烏洗淨，切成長一．三公分、寬一．五公分的塊；把雞蛋、何首烏放入鍋內，加水適量，再放入蔥、生薑和食鹽、料酒等調料。二、將鍋置於武火上燒沸，文火熬至蛋熟。將蛋取出用清水泡一下，剝去蛋殼，再放入鍋內煮二分鐘。三、食用時，加鮮雞精少許，吃蛋喝湯。

功效：補肝腎，益精血，抗早衰。適用於血虛體弱、頭暈眼花、鬚髮早白、未老先衰、遺精、脫髮以及血虛便秘等，最適用於虛不受補的患者。

何首烏燉雞

原料：何首烏三〇克、母雞一只、食鹽、生薑、料酒各適量。

做法：一、將何首烏研成細末備用；二、將母雞洗淨，用布包何首烏粉納入雞腹內，放瓦鍋內加水適量，大火燒開、小火煨熟；三、從雞腹內取出何首烏袋，加適量食鹽、生薑、料酒調味即可。

作用：食用時吃肉渴湯，每日二次。補肝養血，滋腎益精。適用於血虛，肝腎陰虛所引起的頭昏眼花，失眠、脫肛，子宮脫垂等。

美顏抗衰沙菀子

沙菀子，是一種扁莖黃耆的成熟種子，又叫潼蒺藜，以陝西所產最佳。原本黃耆就是一種重要的滋補氣血的中草藥。近年來還發現黃耆對癌細胞有強烈的抑制作用。目前已檢測到黃耆含有二十六種元素，尤以鐵、銅、鋅、錳等人體必需的微量元素最高。這些元素與人體生長發育和代謝有著密切關係，其中一些元素（如鐵、銅）是人體造血過程必不可少的，另有一些元素（如鋅、錳）則是內分泌功能的關鍵成分。因此，黃耆之所以能補氣血，強體質，原因之一就在於它所富含的這些礦物質和微量元素。

作為黃耆的成熟種子，沙菀子中不僅也富含與黃耆相似的，人體所必需的營養元素，而且還含有相當豐富的鋅和硒。這些成分便是促進生長發育，美容養顏，抗衰緩老的重要營養素。

據典籍所記，傳說唐玄宗有一愛女叫永樂公主，自幼體弱多病、面黃肌瘦，請了不少太醫名醫診治調補都無濟於事。長到十五、六歲女兒家的花季年華，仍然像個黃毛小丫頭弱不禁風。唐玄宗一籌莫展焦慮難安。其後發生戰亂，玄宗就把她送到東方真人家避亂。真人見公主正當豆蔻年華，卻是若此虛弱憔悴，便以當地特產的沙菀子作茶，讓公主每日飲用。還不時用沙菀子燉龜鱉、燒雞食用。兩三年後公主回到宮中，唐玄宗一見驚訝萬分，昔日瘦若雞仔的乖乖女，竟然是亭亭玉立，豐盈健美，豔如桃花，亦似仙女下凡。玄宗皇帝欣喜不已，得知緣由後當即下詔把沙菀子列為皇家專用貢品，並命御廚將沙菀子調製成各種飲食做宮廷日常御膳食用。

傳統中醫認為，沙菀子能補氣生血，滋陰壯陽，美容健體，養腎益肝，明目健腦，可醫先天之不足，治後天之所傷。適用於體質虛弱，精神

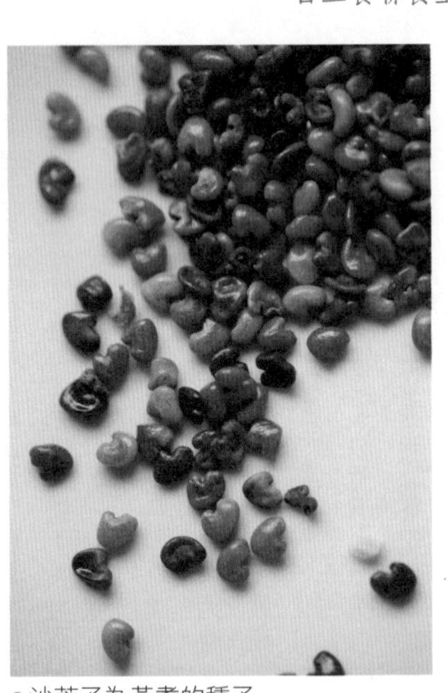
●沙苑子為黃耆的種子。

萎靡，腎虛腰痛，頭暈眼花以及遺精早洩等多種病症。

在日常家庭飲食中，沙苑子可用以泡茶煎水，亦可將其熬煮取其汁液煲湯、燒雞鴨，還可直接用沙苑子燉烏骨雞或烏龜、團魚等。中老年人和體虛多病的姑娘女士最宜每日早晚食用沙苑子粥，用紗布將沙苑子包好與粳米同熬，成粥狀時加冰糖稍煮即可。此粥長期食用，可滋陰壯陽，補氣養血，尤是年輕夫婦的保健養生美食；形體消瘦的人食用可長肌肉、壯筋骨，女士食用則能使形體豐滿健美。

民間食養食譜

沙苑子豬肝湯

主料：鮮豬肝三〇〇克，沙苑子三〇克，枸杞一〇克。

輔料：生薑十五克，大蔥一〇克，料酒三〇克，精鹽二克，胡椒粉一克，雞蛋一枚，太白粉三〇克，白菜葉五〇克，化豬油五〇克，高湯一〇〇〇毫升。

烹製：一、豬肝洗淨片去筋膜，切為薄片；生薑洗淨切成薄片，蔥洗淨後切為蔥花；枸杞、沙苑子、白菜葉洗淨待用；雞蛋用蛋清，與太白粉調和成蛋清太白粉漿。二、沙苑子先用水煮熬兩次，各十五分鐘，共收取藥液一〇〇毫升；豬肝則用蛋清太白粉漿調拌均勻。三、鍋置火上燒熱，放化豬油，注入高湯一〇〇〇毫升，下藥液、薑片、料酒、精鹽、胡椒粉，燒開後翻入肝片，微沸時，用筷子把肝片輕輕撥開，放進枸杞、白菜葉稍煮，加蔥花即可。

功效：益腎養血、補肝明目，適用於頭目昏花，視力減退、眼睛迎風流淚，夜盲症等；長時間觀看電腦螢幕、電視，長時間伏案看書寫作等過度始用視力及眼疲勞等人。年輕女士食用能豔膚美容。

沙苑子粥

主料：沙苑子二〇克，粳米一〇〇克。

輔料：冰糖五〇克。

烹製：一、沙苑子洗淨用紗布包好，粳米淘洗淨。二、砂鍋置火上，注入清水一〇〇〇毫升，放進粳米、沙苑子料包、中火燒開，改用小火慢熬至米爛湯稠，放入冰糖再煮五分鐘即可。

功效：補肝腎、益脾胃，適用於腎虛腰膝酸痛、早洩遺精、夜尿頻繁、脾虛少食、消化不良、腹脹等。此粥更是新婚夫妻的食養保健美食，形體消瘦的人長期食用可助長肌肉，使身形豐滿健美。

補氣養血黃耆佳

黃耆，是人們較為熟知而久負盛名的一款滋補中藥材，又名黃芪。黃耆入藥已有二〇〇〇多年歷史。《神農本草》將其列為中藥上品，明朝大藥學家李時珍說：「著，長也。黃著色黃，為補藥之長，故名。」清代著名醫師黃宮繡在《本草求真》中亦指出：「黃著，為補氣諸藥之最，是以有著者之稱」。

中醫在長達兩千多年的歷史中，一直把黃耆用作增進體能，抵抗疾病的良藥。近年間，西方

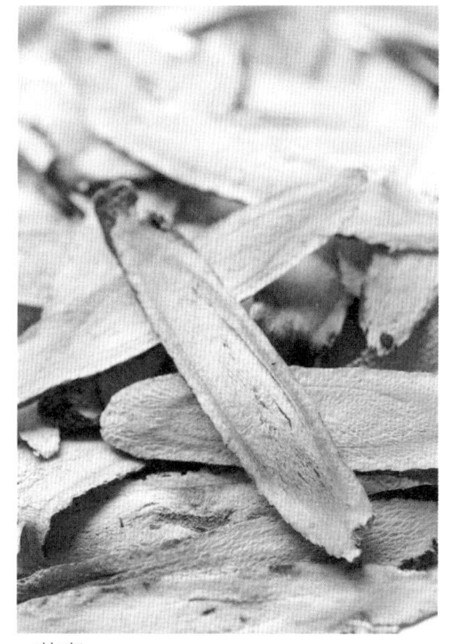

●黃耆。

醫藥學界亦開始研究和檢驗黃耆的各種功效。據英國《每日郵報》報導，近年美國加利福尼亞州立大學洛杉磯分校的研究員麗塔・埃弗羅斯從黃耆中提取而成的藥物，經臨床實驗確有能增強人體免疫細胞，抵抗愛滋病毒的功效。並能對人體各機能器官起到延緩衰老的作用。

黃耆因適用範圍很廣而備受醫家稱讚。歷代中醫驗證，黃耆性溫，能補氣養血，溫養脾胃，助益肝臟，護腎養陽；對長期體弱多病，脾胃虛弱，肝腎不良，氣血雙虧，精神不振尤為有效。現代醫學亦驗證，黃耆含有蔗糖、葡萄糖、糖醛酸、粘液質、氨基酸、生物鹼、膽鹼、甜菜鹼、葉酸等多種有效成分。具有健強心臟、增強心肌收縮力的作用，並可擴張血管，改善皮膚血液循環的功用，還能調節和降低血壓，止汗利尿等。從整體功效上講，黃耆是補氣養血，提高人體免疫力，增強抵抗病菌疾病能力，健身強體，益壽延年的佳好良藥。

黃耆是百姓經常食用的純天然品，產於我國華北諸省。黃耆來源於豆科植物黃耆或內蒙黃耆的乾燥根。清朝太醫黃宮繡稱其為「補氣諸藥之最」，民間也流傳著「常喝黃耆湯，防病保健康」的順口溜，意思是說經常用黃耆煎湯或用黃耆泡水代茶飲，具有良好的防病保健作用。黃耆和人參均屬補氣良藥，人參偏重於大補元氣，回陽救逆，常用於虛脫、休克等急症，效果較好。而黃耆則以補虛為主，常用於體衰日久、言語低弱、脈細無力者。有些人一遇天氣變化就容易感冒，中醫稱為「表不固」，可用黃耆來固表，常服黃耆可以避免經常性的感冒。黃耆在民間不僅久負盛名，且百姓人家亦也普遍用以入食，滋補養生，增強體質，延緩衰老。

從體質上來說，黃耆最適合氣虛脾濕型的人，這種人往往身體虛胖，肌肉鬆馳，尤其是腹部肌肉鬆軟。而身體十分乾瘦結實的人則不宜。從身體狀況來說，感冒、經期都不要吃黃耆。從季節來說，普通人春天不宜吃黃耆。為什麼感冒不能喝黃耆粥呢？因為黃耆是固表的，它幫助身體關閉大門，不讓外邪入侵。可是當身體已經感受外邪的時候，就會變成閉門留寇，把病邪關在體內，無從宣洩了。同理，春天是生發的季節，人體需要宣發，吃黃耆就不太適宜了。

千百年來，我國民間還創製了不少用黃耆養生健體的經典單方。民間早有黃耆燉母雞、黃耆大棗燉豬蹄、黃耆蒸雞、鴿，黃耆燉牛、羊肉，黃耆鯽魚湯等。特別是黃耆大棗粥尤適於中老年人與婦女食用。民間通常用黃耆三〇克，大棗十餘枚與粳米同熬成粥，加適量紅糖或冰糖，早晚各食一碗或做午後間食。經常食用能補中益氣，養血生津，健脾養胃，利水消腫，降壓利尿，有效改善和維護心肺肝腎功能；女士則可健美肌膚，潤色養顏。

像黃耆茶，每日用黃耆五～一〇克，鮮開水沖泡做茶飲；用黃耆三〇克、枸杞十五克，以清水煎熬後做茶飲；用黃耆五〇克熬水煎湯，取其汁液煮粥燜飯，或燒菜煲湯等。但要注意的是，黃耆宜秋冬食用，春夏不宜。陰虛陽亢者和風寒感冒時不能食用黃耆，同時黃耆亦不可與龜鱉同烹食。

民間食養食譜

參耆大棗粥：黃耆十五克，黨參一〇克，大棗三〇克，粳米一〇〇克。黃耆、黨參煎水取汁，與大棗、粳米二者同煮成粥食用。

本方以黃耆、黨參補脾益氣，用大棗協同奏效。用於脾虛氣弱，體倦乏力，自汗，飲食減少或易於感冒之人。

耆苓鯉魚湯：黃耆五〇克，茯苓三〇克，鯉魚一尾（約一〇〇〇克）。鯉魚洗淨後切成大塊後入鍋，再放入以紗布包紮的黃耆、茯苓，加水同煮，以生薑片、鹽調味。飲湯吃魚。

本方以黃耆補脾益氣、利尿消腫，茯苓利濕補脾，鯉魚滋養補脾、利濕。用於脾氣虛弱，水腫，小便不利，或有蛋白尿；亦用於老人體虛氣弱，小便無力。

黃耆山地粥：黃耆三〇克，山藥一〇〇克，生地黃一五克。黃耆、生地黃煎水取汁，山藥研為粉末；將前汁煮沸，緩緩撒入山藥粉，攪勻，煮成粥食。

本方黃耆、山藥補氣益脾，生地黃養陰清熱；三者均能降血糖。用於糖尿病，氣虛陰虧，口渴口乾，尿頻。

健體強身黃精靈

黃精，又叫老虎薑、雞頭參，民間稱其為仙人飯。黃精是我國傳統醫學中一種主要的健體抗衰，增強免疫力的滋補藥材。中華歷代醫家都對黃精的補益強身作用推崇備至。早在東漢時期，神醫華佗就把一保健益壽的黃精藥方——葳蕤散傳授給弟子樊阿，樊阿一生服用活了一百多歲無疾而逝。李時珍亦在《本草綱目》中寫有：「黃精，為服食要藥，列草部之首，仙家視為靈芝之草，以其得坤土之精髓，故謂之黃精。」

李時珍還記述了一個饒有趣味的故事：臨川有一富戶，家中的婢女不堪主人虐待而逃進深山。她終日以花草根莖果子為食。一日在尋找可吃的根莖果實時，看到有一株植物，花卉枝葉很是可愛，就挖其根莖充饑，食後就不覺餓，亦不困不乏。一晚，她睡在樹下，忽聞風聲四起，疑是有老虎串來，便翻身上樹，竟感覺輕飄飄毫不費力。此後，她就常以此根莖為食，日漸身姿矯健，攀岩上樹猶如靈猴一般。後被一樵夫看見，甚是驚訝，便問起緣由，她便向樵夫指示了這一植物根莖，後經採藥者辨認，原來就是黃精。

歷代中醫大家驗證，黃精以根莖服食，分為生熟兩種，生黃精，則是去掉雜質、洗淨，浸泡潤透，切片入食；熟黃精，需泡軟蒸熟，再切片入食。黃精具有十分顯著的補氣養陰、健脾潤肺、益腎保肝，強健筋骨，降低血糖、血脂，增強體質，提高人體免疫力的功效。適用於治療脾胃虛弱、體虛羸瘦、體倦力乏、腰膝酸軟、肺虛燥咳、精血雙虧、陽痿早洩、耳鳴目花、鬚髮早白等病症；尤其對腎上腺素所引起的高血糖病症，以及高血脂與冠心病有明顯療效。

歷代醫家都對黃精讚賞有加。晉代張華在

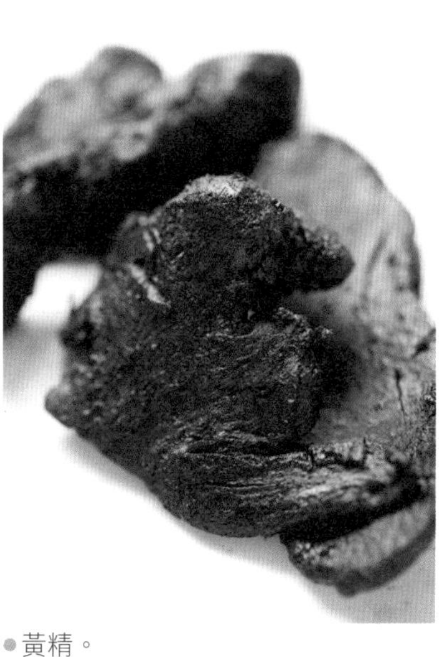
黃精。

《博物志》中寫道：「太陽之草名曰黃精，餌易食之可以長生」。《神仙芝草經》中記有：「黃精，寬中益氣，使五臟調良，肌肉充實，多年不老，白髮轉黑，齒落更生……」。現代醫學研究證實，黃精含有二氨丁酸、醌酸、煙酸及黃精多糖和低聚糖等成分，能有效降低血糖、血脂，保護心血管系統，預防冠心病、防止動脈硬化及脂肪肝的功用，並還能治療病後虛弱、貧血等。

在日常食養保健中，黃精入飲入食亦很簡便。可泡茶泡酒，可煎水當茶飲，也可入肴蒸燒燉燴。民間多用黃精燉豬蹄膀、黃精燉雞、黃精燒鴨、黃精燉或燒牛羊肉等，均可按日常烹法加黃精或其他輔助補益藥材同烹。但中寒泄瀉，痰濕痞滿氣滯者忌服。

民間食養食譜

一、針對高血脂、高血糖和冠心病，可用黃精三〇克、山楂二十五克、何首烏十五克，煎水飲用，每日一次，可有效降低血脂，預防動脈硬化。高血糖則可用黃精十五克、山藥十五克，煎水飲用。

二、中老年人日常食養保健最宜茶飲和食用黃精粥。其粥，可用黃精三〇克，用紗布包好同粳米熬煮成粥，加冰糖，早晚各吃一小碗。《飲食辨錄》中記載此粥滋養脾肺，用於陰虛肺燥，咳嗽咽乾，脾胃虛弱。

三、民間還有一延年益壽的養療方，用黃精一〇～十五克、西洋參三～五克、黃耆一〇～十五克、枸杞六～一〇克，鮮開水沖泡做茶飲，每日一泡，能補氣、養血、生津、健體質、壯筋骨、助腎陽，滋脾潤肺護肝，烏鬚黑髮，增強免疫力，從而達到延年益壽的效果。

養生仙果贊銀杏

白果，因其形如杏，色銀白，雅稱銀杏。白果之樹，是當今存活在世的三大史前古生植物之一，享有植物活化石之稱的盛譽。成都青城山中百年以上的白果樹比比皆是，其中尤以天師洞傳說張天師種植的那株白果樹為最，迄今已有一千八百多年。

銀杏樹葉春夏翠綠，秋冬金黃，素雅高潔，不受凡塵汙擾，沐日月之光華，吸天地之靈氣，故其果實豐碩，肉厚心細，因其無毒而成「有滋補之益，無損生之害」的養生聖果。傳統中醫驗證，白果味甘，補肺益腎，可治哮喘、咳嗽、遺精、尿頻等症，與雞一同燉燒，可滋陰壯陽，益壽延年。

白果是營養豐富的高級滋補品，含有粗蛋白、粗脂肪、還原糖、核蛋白、礦物質、粗纖維及多種維生素等成份。據科學得出結論：每一〇〇克鮮白果中含蛋白質十三．二克，碳水化合物七十二．六克，脂肪一．三克，且含有維生素C、核黃素、胡蘿蔔素、及鈣、磷、鐵、硒、鉀、鎂等多種微量元素，八種氨基酸，具有很高的食用價值、藥用價值、保健價值，對人類健康有神奇的功效。

食用中，民間多用白果燉雞、燒雞，如白果燒雞翅、白果燉龜鱉等，就是傳統川菜中的名貴大菜。尤以成都青城山的道家白果燉雞和白果燒雞享有盛譽。

青城道家燉雞通常於夜間烹製。道長用山野仔母雞一只清理洗淨，白果去殼除皮，削去兩端，用竹簽捅去心芽（芽有毒），輔以薑塊、蔥結、白酒，高檔之品還加黨參、沙參、紅參和枸杞放入砂鍋中，摻入山溪清泉之水，以青杠炭火燒沸，打去湯沫，再用數層草紙或牛皮紙密封罐口，以鋸木屑或穀糠皮壓住明火，把砂鍋置於其間，以陰火通夜煨燉。次日，無論何時食用，托罐上桌，用竹筷戳破封口皮紙，頓時，一股白氣沖騰，頓時鮮香四溢，令人不勝驚喜，精神為之一振，食情食欲横生。吹開金黃油汁，只見湯色清亮，果香肉美，品勺熱湯，口舌漫香，順流而下，盪氣迴腸，仙風道味，滋潤五臟，從頭到腳神清氣爽，得道若仙之感飄飄然而生之。

白果燒雞同樣是白果去殼去皮除心，仔公雞清理洗淨連同豬腿肉同煮，除去血水泡沫後，另用清水放入雞、豬腿、白果，下薑蔥、料酒、胡椒，大火燒開後改用微火煨燒至雞肉白果熟軟，起鍋置整雞於盤中，白果環繞，雞居其中而如眾星拱之。撿去鍋內湯汁中的薑蔥，下川鹽、太白粉水調和濃稠淋於雞上即可。白果燒雞，形態典雅，湯色乳白，濃而不油，鮮香不膩，肉嫩果糯，醇美甘甜，十分可口，老人女士食之最宜。白果也可用於炒勺素菜，像西芹、蘆筍、四季豆、南瓜、扁豆等，十分隨意，隨心所欲。

經常食用白果，可以滋陰養顏抗衰老，擴張微血管，促進血液循環，使人肌膚、面部紅潤，精神煥發，延年益壽，是老幼皆宜的保健食品和款待國賓上客的特製佳餚。銀杏種仁中的黃酮甙、苦內脂對腦血栓、老年性癡呆、高血壓、高血脂、冠心病、動脈硬化、腦功能減退等疾病還具有特殊的預防和治療效果。但生食或炒食過量可致中毒，小兒誤服中毒尤為常見。

民間食養食譜

白果杏仁美膚湯

原料：白果（銀杏果）三〇顆、杏仁十餘顆、豬皮一五〇克。

調料：薑、鹽、蔥、八角、黃酒各適量。

做法：一、白果去掉皮、心，備用。甜杏仁洗淨、薑切片，蔥切段備用；二、將豬皮片去脂肪，去毛洗淨，用開水加花椒、八角焯一下撈出晾涼；四、豬皮切成短條；五、將白果、杏仁、豬皮放入鍋中，加水（水是豬皮的五倍）；六、煮沸後撇去浮沫等渣沫，然後放黃酒，加蓋在旺火上燒開，改用溫火燉半小時，加入鹽調味，淋少許麻油，撒上蔥花即可。

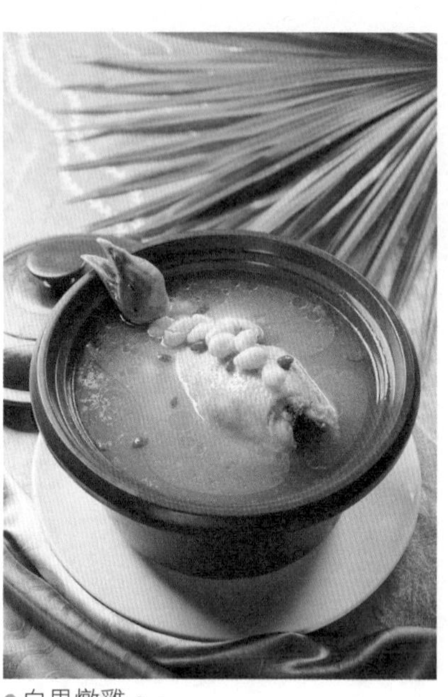
●白果燉雞。

海參瘦肉白果粥

原料：粳米一〇〇克，骨頭湯或雞湯五〇〇克，清水適量，白果二〇～三〇顆，海參（刺參）一只，瘦肉適量。

調料：精鹽五克、白胡椒五克、香油少許。

做法：一、粳米洗淨，泡兩小時後瀝乾水分備用；二、白果去殼，去薄膜，去心，洗淨備用；三、海參泡發後剪開肚子，去掉頂頭的沙包，沖洗乾淨，切成段；四、水和湯一起入鍋燒沸後，倒入粳米，大火燒開，轉小火煮十五分鐘，加入白果和海參、瘦肉，中火煮十五分鐘，中間不斷攪拌；五、最後調入鹽、胡椒粉、香油，即可。

藥食珍品蓮子美

蓮子，又叫蓮米，是蓮荷乾燥成熟的種子，秋季果實成熟時采割蓮房，除去果皮經乾燥後存留。唐代大詩人白居易曾寫有一篇描繪采蓮的著名詩句：「菱葉縈波荷颭風，荷花深處小船通；逢郎欲語低頭笑，碧玉搔頭落水中。」此詩情景並茂，生動感人，很容易引起人們聯想到夏秋之交江南荷塘賞蓮采蓮的美麗圖畫。

有關蓮子的名稱來歷，在湖北黃梅縣地區至今仍還流傳著這樣一個美麗的傳說。很久以前，有個讀書人進京趕考，路過黃梅縣時不慎將隨身攜帶的全部盤纏丟失，他焦急萬分，卻又一籌莫展。加之長途跋涉勞累饑渴，於是急火攻心病倒在路邊。恰逢一父女倆看見，便將其救助回家。姑娘用剛採集的鮮蓮子熬粥給這位讀書人服食。

沒過多久，青年書生就痊癒，面色紅潤，精神飽滿。書生萬分感激父女二人的救命大恩，亦向姑娘求婚。一年後生下一大胖小子，因妻子名叫「愛蓮」，書生叫「子儒」，再因承蒙蓮子之力得以康復，於是就給兒子取名為「蓮子」。

蓮子被我國歷代醫家奉為滋身養體的上品。《神農本草》記有：「蓮子，性平味甘，主補養神，益氣力，除百疾」。更有趣的是，《本草拾遺》還記載：「石蓮子居山洞，經百年不壞者，得食之會髮黑不老」。中醫向來用蓮子補脾養肺，滋腎養心，固腸，生精，強體健身。主治脾虛久瀉，遺精帶下，體質虛弱，心悸失眠等症。現代醫學檢測驗定，蓮子含有大量蛋白質、澱粉、鈣、磷、胡蘿蔔素等人體必需的多種營養物質，對人體十分有益。

蓮子生吃味道清香，但不可多吃，以免影響脾胃引起腹瀉。熟蓮子澀腸止瀉，大便燥結者勿用，特別是年老體弱者，因陰虛內熱，腸枯血燥引起的大便燥結，不應使用收澀傷陰之品。蓮子芯苦寒，不宜空腹服用，胃寒怕冷者不喝蓮子芯茶。蓮子入藥或入膳可先冷水浸泡，然後去皮去心，稱蓮子肉，烹煮蓮子以砂鍋最好。

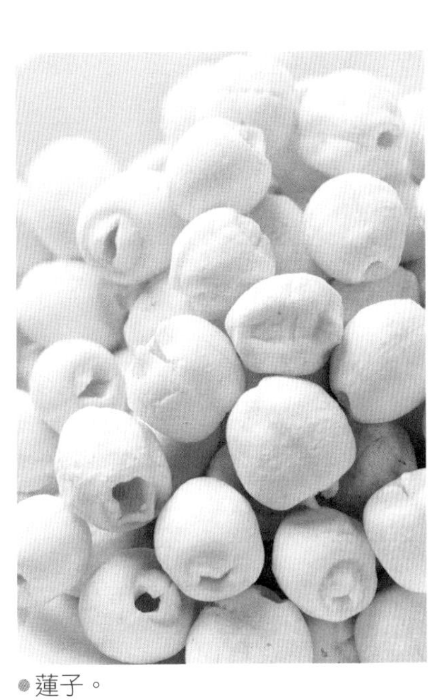
●蓮子。

在日常家庭飲食中，蓮子亦也如同花生核桃一樣可隨時食用，通常每日用量在六～十五克。民間多用蓮子與百合、苡仁等一起燉雞鴨、燉豬蹄、豬肘、豬肚、豬排骨等。中老年人亦多食用冰糖蓮子羹、紅棗連米羹和蓮子粥。

民間食養食譜

紅棗蓮子羹：白蓮子三〇〇克，紅棗六～一

〇枚，冰糖一〇〇克，化豬油六〇克。蓮子用溫水泡脹去芯，紅棗洗淨撕破，把蓮子紅棗放入砂鍋，加清水約二〇〇毫升，燒開後小火慢煨約一小時，蓮子酥軟時下適量冰糖、化豬油，再煨二〇分鐘至收汁，蓮子裹汁亮油即可食用。通常為早晚各食用一碗。常食此羹，可健脾補腎、養神安心，有助於消除疲勞、鎮定情緒、增強記憶、促進睡眠。

蓮子百合粥：白蓮子五〇克，百合三〇克，糯米一〇〇克，冰糖或紅糖四〇克。蓮子百合用溫水泡脹，蓮子去芯，砂鍋加清水一〇〇〇毫升，下糯米、蓮子百合，中火燒開後，改用小火慢熬至米爛湯稠，湯面出現粥油時下糖調味即可。同樣最宜早晚食用，或作為下午之零食打間。此粥冬季食用最好，可減緩衰老、益腎養心、補腎澀腸、腎虛遺精、多尿失眠，消除熬夜疲乏及腦疲勞等。

夏天，蓮子綠豆羹和蓮子荷葉粥有股淡淡的清香，配著淺淺的綠色、微微的甘甜，喝下去感覺非常清涼，既消暑除熱又生津解燥，是非常可口清新的美食。像蓮子荷葉粥做法：用鮮荷葉一張、大米、糯米各適量，新鮮蓮子，白糖適量為原料，將米洗淨，加水煮粥，臨熟時放新鮮蓮子，然後將鮮荷葉洗淨撕碎覆蓋在粥上，燜約十五分鐘即可，吃時可適量加點白糖或淡鹽均可。

雲裳仙子妙百合

百合，是百合花的根莖，其花與莖歷來即集觀賞、食用和藥用於一體，具有頗高的食用價值。中國是百合的主要原產地，有六〇多個品種。以安徽百合、蘭州百合、湖北、江西、浙江及貴州所產為名品。臺灣所出產的珍稀品種豔紅鹿子百合，被譽為：「東亞最美麗的百合」。

百合之花，則廣為人愛。由於其色形美麗高雅，多被世界各國的人們用作表達純潔愛情的象徵。不僅如此，天主教還將百合花視為聖母瑪利亞，而梵蒂岡則以百合花象徵民族獨立，經濟繁榮，立為國花。在原產地的中國，由於百合之根莖是由很多片瓣合抱而成，故此，華夏民族將其視為「百年好合」、「百事合意」，幸福美滿的象徵，是婚慶大喜必不可少，帶有美好寓意的吉祥花卉。

中國人栽種百合以供觀賞和食用藥用的歷史亦十分久遠。早在南北朝時代，梁宣帝就發現百合花很美很高雅，他曾詩云：「接葉多重，花無異色，含露低垂，從風偃柳」，讚美其高雅脫俗、含蓄矜持的氣質。宋代，我國亦開始普遍種植百合，大詩人陸遊更是百合花癡，它不僅親自栽種、觀賞、食用，亦少不了吟詩作賦。他在一首詩中頌吟：「芳蘭移取遍中林，餘地何妨種玉簪，更乞兩叢香百合，老翁七十尚童心。」

近代，百合更是廣受世間男女老少喜愛。宋慶齡生前對百合花尤為賞識，每逢春夏都要在居室、書房插上幾株。她去世後，其美國摯友羅森大夫夫婦特地將一盆百合花送到中國常駐聯合國代表團所設置的靈堂，以表達對她的深切悼念。

其實，自中國的百合花傳到世界各地後，就被世界各國的人們所喜愛。日本將其作為珍稀貢品獻給天皇。聖經中亦也載有「百合花賽過所羅門的榮華」之讚美詞句。法國、智利等國家還把百合花用作國徽的圖案。而西方世界中，有關百合花的傳說也頗為美麗感人，說是夏娃亞當受毒蛇引誘吃下禁果，而被逐出伊甸園後，夏娃悔恨不已，熱淚湧淌，落地化為朵朵潔白芳香的百合花。

百合其名最早出自《神農本草》，因其根莖有很多肉質豐厚的鱗片合抱而成，以及其可醫治百病，而稱之為「百合」，其形和結構亦似大蒜，故而又叫為「百合蒜」。中醫認為，百合味甘，性微寒。具有補中益氣、養陰潤肺、清心安神、滋補精血、清熱除惡、止咳化痰等功效。主治肺虛陰衰、燥熱咳嗽、痰中帶血、虛煩驚悸、失眠多夢、精神恍忽等病症。

現代醫學驗證，百合富含澱粉、蛋白質、脂肪、多種生物鹼、維生素Ｃ、Ｂ１、Ｂ２及鈣、磷、鐵等成分。尤為是多種生物鹼具有防癌抗癌

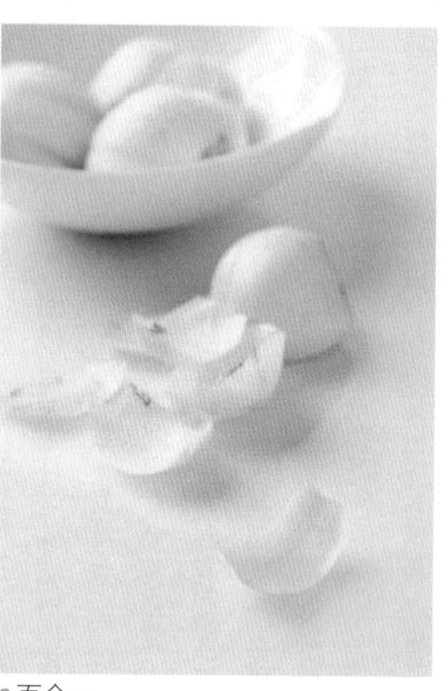
●百合。

的功用。百合還是排毒養顏、美容潔膚的天然佳品。百合肉質肥厚細嫩、醇甜清香、甘美可口、味道鮮美，是一種非常理想的藥食滋養珍物。百合四季可食，但以秋冬食用效果最佳。但風寒感冒、脾胃不佳、虛寒出血、氣喘咳嗽的人則不能食用。

百合入食，鮮乾及百合粉皆可。現今的餐館酒樓已普遍採用鮮百合，像百合炒西芹、百合炒蝦仁、百合燜南瓜、百合燴豌豆、百合燒三鮮、百合燴什錦、百合炒肉片、百合炒蘆筍、山藥西瓜炒百合、百合草莓白藕湯、百合綠豆湯、八寶百合粥、甲魚百合紅棗湯、百合紅棗粥、龍眼百合羹、冰糖百合銀耳羹等，也有不少百合製作的糕點小吃。民間則多用百合製羹、煨湯、煲粥，如百合燉豬蹄、百合蒸雞、百合燉鴨、百合綠豆排骨湯、百合肉圓湯、百合炒雞蛋等。但在家庭中較為普遍的還是百合羹與百合粥，尤宜男女老少食用。

民間食養食譜

百合紅棗粥：用百合五〇克，紅棗（或龍眼）十餘枚，粳米六〇克，冰糖適量，若是乾百合則先用溫水泡脹洗淨，放進砂鍋，注入清水一五〇〇毫升中火燒開，改用小火慢煨成粥加冰糖即可食。

百合銀耳羹：百合二〇克、銀耳三〇克、枸杞一〇克，洗淨所含雜質，放入砂鍋加清水二〇〇〇毫升，中火燒開後改用小火煨熬三～四小時，至銀耳軟爛、湯汁濃稠加冰糖再熬一〇餘分鐘即可。

百合粉用例：一般大超市都有袋裝百合粉賣。可用其加入牛奶、蜂蜜、鮮開水沖飲，老人、小孩和女士最宜，每日上下午各飲一盅。同時還可只加蜂蜜做茶飲。女士除飲用外，亦可用百合粉一〇克，蜂蜜適量、加純淨水調拌均勻成糊狀，塗抹於臉部，用作美白潔膚的面膜，二〇分鐘左右用清水洗淨。每天一次，很快就會顏如百合，潔白細嫩，光滑柔美。

龍眼桂圓皆珍果

龍眼主產於亞熱帶地區，如華南的廣西、福建及臺灣。自古以來便與荔枝、香蕉、鳳梨同列為四大珍果。因其成熟期在八月，屬「桂」，加之果實渾圓，民間便美其名曰「桂圓」。

在華南地區，關於龍眼和桂圓的由來，自古就流傳著一個的傳說。據當地百姓講，很早以前在福建漳州一帶有條惡龍，每逢八月海水大潮，便會興風作浪，毀壞莊稼農舍，人畜死傷無數，百姓驚恐萬狀，苦不堪言，紛紛逃離家園躲進山洞中避難。

一年，有個習武的少年，名叫桂圓，他決心除掉這條惡龍。到了八月，他備好酒肉堆在村頭，惡龍現身後，看見一大壇酒和大塊豬肉、羊肉，大喜過望幾下就把酒肉吃光，不多一會，惡龍便醉倒在地。這時桂圓從石頭後跑出來，手舉鋼刀刺向惡龍左眼，挖出眼珠，惡龍痛得滿地打滾，嗷嗷直叫，掙扎著要逃跑。此時，桂圓又一躍而起，騎在惡龍身上，抓住龍角，又用鋼刀再刺向惡龍右眼，掏出眼珠，惡龍慘叫不已，不久

●龍眼乾。

因流血不止而亡。桂圓亦因負傷過重，精疲力竭而死去。其後惡龍的兩個眼珠在土裡長成兩株果樹，每到八月便會結出一大串一大串的香甜果實。當地百姓喜而收之，把大個兒的叫龍眼，中個兒的叫羊眼，小的則稱為鬼眼。後來每當人們採集、吃到果實，就會想起和講述桂圓的英勇事蹟，於是為紀念這位為民除害的少年英雄，人們便將果名統稱為「桂圓」、「龍眼」。

龍眼果實肥厚、晶瑩透明、甜美柔嫩、富含營養，從古至今便廣受人們喜愛，視為「大補氣血，力勝參芪」的珍貴滋補佳品，故而歷史上一直就有「南桂北參」之說。龍眼自漢代開始在我國在栽種，並被列為皇家貢品，於今已有兩千多年歷史，到十八世紀放傳入印度及南亞一代。龍眼雖被列為水果類，但中華歷代醫家都將其視為珍貴滋補良藥、果中神品，且讚美有加。李時珍就在《本草綱目》中就說：「食果以荔枝為貴，而滋益則龍眼為良」。

有一書中還記載一段龍眼佳話，說是有位讀書之人，家道貧寒，因日夜苦讀，身體十分虛弱，夜不能寐失眠成疾。一日，氣候炎熱，便在龍眼樹下歇涼，見一串串桂圓大如彈丸，酷似龍眼，加之身體饑渴，就摘下一串品嘗，味甜似蜜，汁液豐美，清香可口，書生驚喜不已。其後每日都要摘一串來吃，不久，竟感覺精氣充足，睡覺香美，氣色也一天天見好了。

中醫認為，龍眼肉味甘、性溫，有補養心脾，養血安神，益智寧心，潤膚養顏等功效。主治虛勞羸弱，貧血、心悸、健忘、失眠，神經衰弱及病後、產後體質虛弱、食欲不振諸病。民間有款「玉靈膏」，即以龍眼肉加白糖蒸製成膏，調和開水食用，被視為「大補氣血，力勝參芪，產婦臨盆，服之尤妙」。至今仍沿用不息。現代醫學分析確認，龍眼營養價值很高，果肉中富含葡萄糖、蔗糖、蛋白質、脂肪、維生素A、B1、B2、C，以及鈣、磷、鐵等成分，還含有酒石酸、膽鹼和氮化物。

國內外科學家發現龍眼肉有明顯的抗衰老、

抗癌的作用。研究表明，人體有一種黃素蛋白酶（MAO～B）和人體的衰老有密切關連，即其活性升高可加速老化。日本大阪中醫研究所曾對八〇〇多種天然食物、藥物進行抗癌試驗，發現龍眼的水浸液對子宮頸癌細胞有九〇%以上的抑制率，比對照組抗癌化療藥物博萊黴素要高二十五%，它幾乎與抗癌藥物長壽新堿相當，因此，婦女更年期是婦科腫瘤好發的階段，適當吃些龍眼有利健康和預防。在大陸第二屆抗衰老科學研究會上，一些學者提出龍眼可能會成為潛在的具有MAO～B抑制活性的抗衰老食品，並證實《神農本草經》說龍眼有補益、輕身不老的功效。

在中醫，桂圓肉，性溫味甘，益心脾，補氣血。對女性尤好。中醫說女人主血氣，常吃桂圓的女人，臉色紅潤、身材豐滿，所以很多豐胸的補方，都以桂圓作為搭配。再者，桂圓具有安神養心、補血益脾的功效，非常適合長期失眠者食用。桂圓還能改善心血管循環、安定精神狀況、舒解壓力和緊張，桂圓含有豐富葡萄糖、蔗糖、蛋白質及多種維生素和微量元素，有良好的滋養補益作用。可用於治療病後體弱或腦力衰退，用在婦女產後調補也很適宜。

龍眼既可作水果吃，又可入藥入食。像龍眼鴿蛋湯、龍眼溜雞片、龍眼蒸鵪鶉、龍眼炒蝦仁，龍眼肉片、龍眼銀耳羹，龍眼粥等，方法多樣，簡單易行。

民間食養食譜

龍眼銀耳羹：用龍眼肉十五克，銀耳十五克，枸杞一〇克，砂鍋加清水一五〇〇毫升，放入龍眼、銀耳、枸杞，中火燒開後，改小火煨熬三～四小時，銀耳爛軟汁稠，最後再加適量冰糖稍熬即可。

龍眼紅棗粥：龍眼十五克，大棗數枚，粳米一〇〇克，放入砂鍋加清水二〇〇〇毫升，大火燒開後，改用小火慢熬至米爛汁稠，加白糖適量即可食用。最適合早晚各吃一小碗。

龍眼肉膏：龍眼肉三〇克放入碗中，加適量白糖或冰糖，大火蒸成膏狀，每日二次，用熱開水沖調食用。

龍眼雖珍，滋身養體，但若咳嗽多痰，濕熱燥熱則應禁食，孕婦亦需慎食，以免引起流產。買新鮮龍眼，應挑選個兒大渾圓，剝開後肉質肥厚，白嫩透明，汁液豐美，味道甘甜為上品。若外殼起白點，即已開始黴變，白黴花多，則其肉已變質，不可食用。

美容養顏玉薏仁

薏仁，又叫薏苡仁，民間多稱為苡米、玉穀。薏仁既歸屬五穀雜糧類作主食，又是一味食養保健、治病強身的良藥。從古至今就是可食可藥，醫食相通的典範。據《後漢書》記載：東漢大將馬授奉旨平定了南疆叛亂，凱旋返京帶回一大車薏米。他向帝王稟報，此米實乃珍物，能輕身省欲，以勝瘴氣。軍士以此為食，方倖免於四肢麻木、疼痛無力、身體水腫，使我軍能避難於南疆之疫瘴，從而大獲全勝。

馬授之言，即是他的親身體驗。薏仁原產於越南，現已普遍栽種。我國很早就開始食用、藥用薏米。近現代醫學和營養學界化驗分析，薏仁含有豐富的蛋白質、脂肪、澱粉、多糖、維生素B1、B2，以及纖維素、核黃素、硫胺素、煙酸；薏仁還富含氨基酸、賴氨酸、酪氨酸、精氨酸、薏仁素、薏仁脂、薏仁油，十餘種礦物質和微量元素。因此對人體體質、心腦血管系統、呼吸系統、循環系統、消化道系統、以及排毒養顏、護膚美容具有很好的食養食療功效。薏仁亦因此享有四大桂冠：天然美容師，健身天使，癌症剋星和益壽仙丹。乾隆和慈禧就是常吃用薏仁為主料製作的「八仙壽糕」，二人皆是長壽之軀。薏仁粉在日、韓被暱稱為「藝人粉」，因其護膚養顏的神奇功效而受到演藝界之熱捧。

中醫驗證，薏仁其味甘淡，性寒，具有利水滲濕、健脾補肺、清熱祛毒、消腫除膿、舒筋活血的功效。特別珍奇的是，自古以來，薏仁就是護膚、養顏、美容健體，以及治療面部疣痘、痤瘡、色斑、黃褐斑等損容敗顏等多種病症的首選

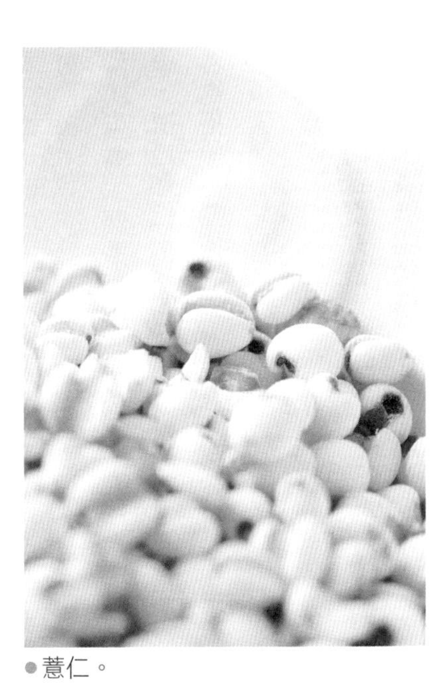
●薏仁。

良藥佳食。頗受醫家和婦女青睞。古今驗證，常吃薏米可保持人體肌膚光潔細嫩，消除粉刺、雀斑、老年斑、妊娠斑、蝴蝶斑、祛皺、祛皮膚粗糙等，且有顯著療效。

民間至今還流傳著一個小故事。據講，古時有個滿臉長了贅疣的婦女，從不出門，躲在屋裡給當郎中的丈夫配製薏仁酒，每天調配好後都要品嘗一小杯，看是否合適。日子一長，不僅面部頸項上的贅疣不知不覺地消失了，就連皺紋也沒有了，顯得容顏光潔柔嫩，十分年輕。後來她家的薏仁酒便廣為流傳，用薏仁酒美容養顏亦也流傳至今。

民間還有一傳說是，有個大富人家的千金小姐，得了一怪病，年方妙齡卻是周身肌膚沒有彈性，十分粗糙難看，既不敢出門，又羞於見客，更不用說婚嫁之事了。富翁不惜重金尋醫求方診治，卻不見好轉，日夜焦慮不安。後聽一老夫之言，說用薏米熬粥可除此疾，加之薏米亦乃尋常之物，富翁大喜。於是便一日三餐各用薏米五〇克煮熬成粥，讓小姐服食，又按老者吩咐用薏米一〇〇克煎水作茶飲。半年不到，小姐便漸漸肌膚緊綳，光潔似珠，細嫩如玉，容顏靚麗照人，前來說媒求婚者絡繹不絕。

當然傳說歸傳說，但現代醫學檢驗到薏仁所含的多種成分中，尤其是薏仁脂和薏仁油，的確具有抑制腫瘤、防癌的作用，尤對子宮癌、肝癌作用顯著。薏仁油及水溶性纖維則能降低人體血脂、血糖和血壓；而薏仁所含有的蛋白質、維生素B1、B2、E，具有促使皮膚角質軟化和抗氧化的作用，故而能有效治療面部疣痘、痤瘡、斑紋，起到祛皺潔膚，美白養顏的功用。同時還可吸收紫外線，起到保護皮膚，防曬抗燥的效用。現今大多美白霜、防皺霜、防曬霜都有加入薏仁的提取物質。薏仁還是五穀雜糧中含纖維素最高卻是低脂、低熱能食物，因此更是節食、減肥、瘦身的十分理想的食品。

薏仁入食方便易行，形式多樣、無所禁忌。民間多在秋冬季節用薏仁燉雞、薏仁蒸鴨、薏仁燉豬蹄或燉雞腳、薏仁燉羊肉等；夏天則多用薏仁和薏仁粉煲湯、熬羹、製成飲料。像薏仁綠豆海帶湯、薏米鮮藕排骨湯、薏仁枸杞銀耳羹、薏米鴿蛋湯，四季可食的薏米粥、薏米羹、薏米茶。總之薏仁十分的隨和，可任意與其它藥材、食物搭配，無拘無束。如薏米粥就可搭配綠豆、紅棗、蓮子、百合、枸杞、銀耳、核桃、花生等眾多食材。

民間食養食譜

薏米杏仁粥：薏米三〇克、杏仁十五克、粳米三〇克。薏米先溫水泡發脹，再和粳米放入砂鍋加清水一五〇〇毫升，中火燒開後改小火煨熬二～三小時，加冰糖適量再熬十幾分鐘即可。也可在食用時加蜂蜜。每日早中晚食用此粥，有助於行氣活血、補中益氣、降脂減壓、潤膚養顏、美白美容，又可治療各種疣痘、痤瘡、斑痕，還能止頭皮屑、防脫髮、使頭髮光滑柔軟。

薏仁牛奶羹：可用鮮牛奶二五〇毫升，薏仁粉三〇克。牛奶煮沸沖調薏仁粉成羹，加蜂蜜調和均勻早晚食用，亦可調成稍乾的糊狀，用做面膜敷臉，半小時後清洗，是美白祛皺的良方。

大超市和藥店中售有精製過的薏仁和薏仁粉。由於薏米較難煮熟，故需先用溫水泡發二～三小時，使其充分吸收水分至軟，便很容易煮熟爛。需要注意的是，薏仁性寒，吃多了會使身體感到冷虛，故虛寒體質的人不宜多食，孕婦及經期婦女要禁食。

康樂性福枸杞紅

唐代著名政治家、思想家和文學家劉禹錫曾寫過這樣一首讚美枸杞的詩：「僧房藥樹依寒井，井有香泉樹有靈。翠黛葉生籠石甃，殷紅子熟照銅瓶。枝繁本是仙人杖，根老新成瑞犬形。上品功能甘露味，還知一勺可延齡。」詩中寥寥數語不僅把枸杞的形態描繪的鮮活生動，還道出並充分肯定了枸杞延年益壽的美味功效。

中華祖先對枸杞健身補益功用認識很早，歷代中醫都把枸杞視為扶正固本、生精補髓、滋肝養腎、益氣安神、壯陽益精、益壽延年的良藥佳品。枸杞樹全身都是寶，皆可藥食通用。李時珍在《本草綱目》中就記有：「春采枸杞葉，名天精草；夏采枸杞花，名長生草；秋采枸杞果，名枸杞子；冬采枸杞根，名地骨皮」。中華第一部藥學專著《神農本草經》亦記載有枸杞「久服堅筋骨，身輕不老」。《食療本草》還記述有：「堅筋耐老、除風、補益筋骨、能益人、去虛勞」。可見歷代醫家對枸杞的強身健體、延年益壽之功效推崇備至。

枸杞是一味常用的補肝益氣中藥，色鮮紅、味香甜。中醫多用於治療肝腎陰虧、補益精氣、腰膝酸軟、頭昏目眩、眼暈多淚、虛勞咳嗽、消渴、遺精、健忘等症。尤其是枸杞在增強男女性功能上具有獨特的功效，所起到的滋陰壯陽功能可說令人喜出望外。我國民間自古流傳的「君行千里，莫食枸杞」的名言，講的就是枸杞具有很強的性功能激發作用，告誡離家遠行的青年男女不宜吃枸杞。但對居家新婚夫婦或老夫老妻的康樂性福來說，多食一些枸杞確也十分必要和富有成效的。

對中老年人而言，枸杞尤是滋身養體、抗衰防老、延年益壽不可多得的食養保健佳品。詩人陸遊到老年時，因雙眼昏花，視力模糊，便每天食用枸杞，效果頗佳。特寫下詩句讚美：「雪霽芳堂鐘磬清，晨齋枸杞一杯羹」之名句。李時珍的《本草綱目》中還記有一趣事：「猗氏縣一老人，常服枸杞，壽百餘，行走如飛，白髮反黑，

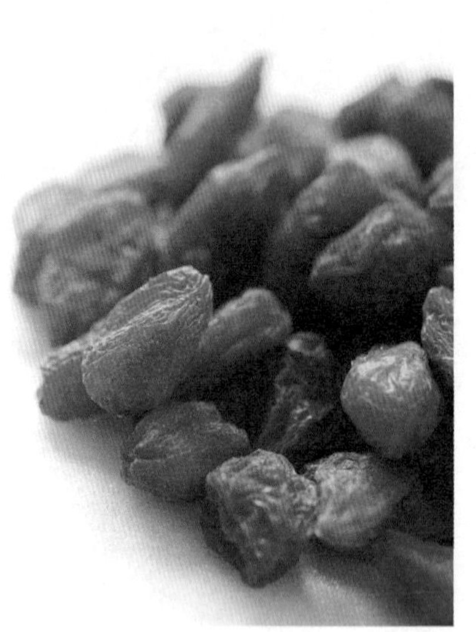

●枸杞。

齒落更生，陽事強健……」。可見，枸杞作為滋身養體的上品，確有抗衰防老、益壽延年的功效，故而民間就有人將其稱為「卻老子」。

現代醫學驗證，枸杞含有甜菜堿、多糖、粗脂肪、粗蛋白、胡蘿蔔素、維生素A、C、B1、B2，以及鈣、磷、鐵、鋅、錳、亞油酸等營養素；尤其是維生素C的含量多於廣柑，胡蘿蔔素的含量超過胡蘿蔔；鐵的含量高於牛排。因此對造血功能有很好的促進作用。且能有效抗腫瘤、抗突變、抗脂肪肝、保護肝臟、降低血糖、血脂和血壓。從而起到健體益壽的保健作用。

在日常生活中亦很早就有食用枸杞來養身治病的傳統。多用以熬粥煨羹，泡茶泡酒。據大眾百姓的經驗，夏季宜用枸杞泡茶飲，但不宜與綠茶同泡，較適合與貢菊、金銀花、大棗、決明子、膨大海等，可加適量冰糖。秋冬季宜用枸杞熬粥煨羹，可與多種滋補物料混用。如枸杞紅棗粥、枸杞蓮子百合粥、枸杞薏仁粥、枸杞銀耳羹、枸杞南瓜羹、枸杞玉米羹等多種多樣。

在日常三餐中亦可隨意使用枸杞烹製肴饌，以鹹鮮淡雅為好。枸杞入肴，既美觀愉眼又美味香口。像枸杞炒蘑菇、枸杞炒蝦仁、枸杞肉絲、枸杞雞丁、枸杞燒鯽魚、枸杞燴什錦、枸杞粉蒸肉、甜燒白等很多式樣；秋冬亦可多用枸杞燒燉排骨、雞鴨、蹄膀等。

當然，枸杞雖四季可食，是不含任何毒素及副作用的安全食物，但一般正常狀態的人體，每天的量控制在二〇～三〇克較適宜。由於枸杞溫熱身體的功用較強，感冒發熱發燒，身體有炎症與腹瀉時不宜食用枸杞。

民間食養食譜

妊娠嘔吐：枸杞子、黃芩各五〇克。置帶蓋瓷缸內，以沸水沖浸，待溫時頻頻飲服，喝完後可再用沸水沖，可重複約三～四次。

糖尿病：枸杞子三〇克，兔肉二五〇克，加水適量，文火燉熟後加鹽調味，取湯飲用。

肥胖病：枸杞子十五克，當茶沖浸飲用，每日二劑，早晚各一次。

慢性萎縮性胃炎：選寧夏枸杞子洗淨，烘乾打碎分裝，每日二〇克，分二次於空腹時嚼服，二個月為一個療程。

男性不育：枸杞子每晚十五克，嚼碎咽下，連服一個月為一個療程。一般服至精液量轉正常後再服一個療程。

老年人夜間口乾：每晚睡前取枸杞子三〇克，用開水洗淨後徐徐嚼服。一般服用十天後可見效。

枸杞燉銀耳：傳統高級滋補名羹。相傳西漢開國元勳張良看到劉邦大肆殺戮功臣名將，深感自危，決心激流勇退，辭官隱居山間後經常採集銀耳燉食，以示清白。到了唐朝，開國功臣房玄齡、杜如晦都當上宰相，他們認為大丈夫不能只圖個清白，如果死得有價值，拋頭顱灑熱血又有何妨？於是在燉銀耳中加入枸杞，寓意為人既要清白，又要不怕死，此肴由此留傳至今。

原料：枸杞二五克，水發銀耳一五〇克，冰糖二十五克，白糖五〇克。

烹製：一、銀耳洗淨入溫水中漲發一個小時，除去雜質後再泡入清水中。二、湯鍋置旺火中添水燒沸，放入冰糖、白糖燒沸後撇去浮沫，待糖汁清白時將銀耳、枸杞放入鍋燉至銀耳膠質釋出時，倒入大湯碗內即成。

長生珍菌雪銀耳

銀耳，又叫白木耳、雪耳。因其色白似銀，狀如人耳，故稱為銀耳。銀耳是中華名特產之一，原主產於四川、貴州和福建。以四川通江銀耳和福建漳州銀耳為珍品。通江銀耳發現於一八三二年，清代以前，純屬天然野生狀態，菌中珍品，歷代皇家貴族都將其視為「延年益壽之品」、「長生不老良藥」。大清皇室名媛德齡在《御香飄渺～御膳房》一書中，有這樣一段風趣的描述：「銀耳那樣的東西，它的市價貴極了，往往一小匣子銀耳，就要花一、二十兩銀子才能買到。而且就是尋常人或官員，願意多花銀子買他的話，也不容易得到好的，理由是最好的銀耳（通江九灣十八包）已成為四川做官的人孝敬太后的一種專利品，他們雇傭了許多人，長年在那裡收尋最好的銀耳，拿去巴結皇太后和勾結外商，大發橫財。」

近百年來，野生採集日漸稀少，人工栽培銀耳迅速發展，現今更是遍佈全國。銀耳夏季生於闊葉樹腐木上，長成朵朵形似菊花、梅花和牡丹花樣。過去，每逢秋春，農戶多用老斑竹浸豬油製成竹刀，采割銀耳，以清水洗淨，去掉雜質曬乾而成。

銀耳素有「菌中之冠」、「珍菌仙子」的美稱。它既是名貴滋補食養佳品，又是扶正強身的良藥。銀耳的營養成分相當豐富，上品銀耳中含有蛋白質、脂肪、粗纖維和各種氨基酸、礦物質及微量元素。其所含之十七種氨基酸能滿足人體所需氨基酸種類的四分之三。而所富含的礦物質亦十分豐富，像鈣磷鐵鉀鈉鎂硫等，尤以鈣鐵含量最高。此外，銀耳還含有海藻糖、多縮戊糖、甘露糖醇等肝糖，故有非同尋常的營養價值。

傳統中醫和現代醫學驗證，銀耳性平無毒，具有補腎固精、潤腸益肺、補氣和血、強身健體、安神健腦、美容嫩膚、增強免疫力、活躍淋巴細胞、強化白血球功能，興奮造血系統等功效。銀耳所含的蛋白質、多種氨基酸、多糖成分及銀耳芽孢，具有增強身體抗禦能力的作用，抗癌作用更為明顯，尤適於高血壓、血管硬化等病症；其粗纖維能減少脂肪吸收，起到減肥瘦身的作用；銀耳富含天然特性膠質，故而食性潤滑、濃稠，能有效緊皮潤膚、祛皺除斑，起到美白養顏、護膚美容的功用。

中醫多用銀耳來健胃補脾、補氣養血、提神健腦、養陰除燥、益氣清腸，還用以促進肝臟解毒排毒，保護肝功能。對一些因虛火盛旺，不能承受人參鹿茸等溫熱滋補藥品的病者，銀耳更是一種安全有效的滋養珍品。相傳太平天國時期，翼王石達開在蜀國被圍困後，軍隊利用樹林、江河、岩石的險要抵抗清軍的襲擊。其後清軍將樹木森林砍掉，時間一長，日曬雨淋，枯朽的樹木上便長滿了白木耳。石達開的軍士們就採集，烹食充饑，其味香美。有趣的是，那些受傷患病的軍士吃了白木耳後，竟然痊癒且身健體強起來。

銀耳入食，四季可用，歷來被視為「山珍」，且烹飪十分隨意。但多用於清鮮淡雅和甜品類飲食肴饌。像湯煲、粥羹等。銀耳在烹用時，應先以溫水充分泡發脹，去掉雜質和未能發開的硬質，特別是呈淡黃色的部分不用。日常三餐中，可用銀耳煲湯、煮粥、煨羹，燉豬排、豬蹄、雞鴨等。像冰糖銀耳羹、銀耳紅棗湯、銀耳雞肝湯、銀耳鴿蛋（鵪鶉蛋）湯、銀耳木瓜燉排骨、銀耳枸杞粥、銀耳蓮子百合羹、銀耳薏米粥、銀耳南瓜湯等多樣方式。

中老年人秋冬宜多食銀耳羹、銀耳粥、銀耳湯煲；夏季宜食銀耳涼飲、涼羹，可清熱解暑、滋身益體，養心去燥。

民間食養食譜：

銀耳紅棗枸杞羹：用銀耳二〇克、紅棗十餘枚、枸杞一〇克、冰糖十五克。銀耳溫水泡發脹，去雜質洗淨，把銀耳紅棗枸杞放入砂鍋，加清水一五〇〇毫升，大火燒開後，改用小火煨熬二～三小時，下冰糖稍熬即可食用。夏天可放入冰箱作冷飲。

銀耳蓮子薏仁粥：可用銀耳二〇克、蓮子十五克、薏仁三〇克、冰糖二〇克。將銀耳、蓮子、薏仁泡發洗淨，除去雜質、蓮子去芯芽，放進砂鍋加清水一五〇〇毫升，大火燒開後，改用小火慢煮約三小時，熬至銀耳薏仁軟爛汁稠，加冰糖稍煮即可。

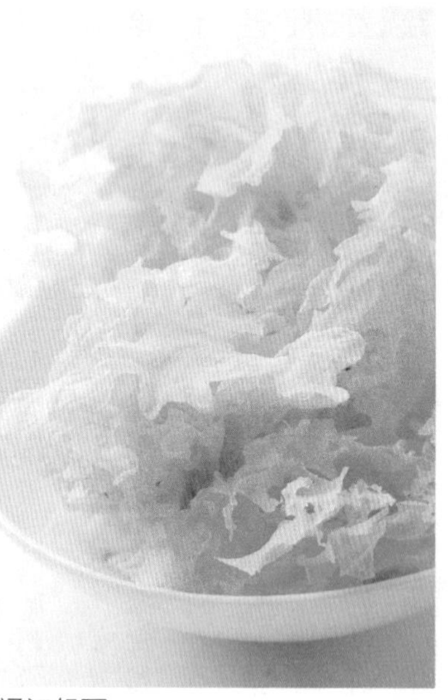
通江銀耳。

銀耳木瓜湯：用銀耳二〇克發脹、鮮木瓜（芒果、南瓜亦可）二五〇克，砍成小塊、冰糖或蜂蜜適量，將銀耳同木瓜同煮，銀耳軟爛汁稠下冰糖或蜂蜜即可。常食此品，其豐胸健乳、美容美體效果十分明顯。女士還可用銀耳粉加牛奶、蜂蜜沖調成濃汁，放入冰箱冷藏，每日一次，用半茶匙塗抹眼部周圍，可有效去除眼部皺紋及魚尾紋，起到美白和增加眼部周圍皮膚彈性的作用。

日常食用中，銀耳不宜晚上尤其是睡前食用，以免血糖粘度增高，特別是血糖偏高和糖尿病人需慎用。另外若有外感風寒或有出血現象者要禁食。熟銀耳不宜久放，變質銀耳更是禁用以免中毒。

通常市面上所售銀耳，均為人工栽培，比天然稍遜。但仍以色澤白黃，鮮潔發亮、氣味清香、瓣大形整、朵形似花、韌性脹性好、無雜色斑點、無雜質為佳品；而優質上品銀耳，則呈乳白或米黃色，略帶光澤，朵性豐頤圓整，肉質肥厚，無腳耳和雜質，脹發性大，形似牡丹，略含清香，此又稱為雪耳。挑選銀耳，需一看二聞三品嘗，看外形特點，聞有無酸臭異味，嘗是否有刺激性辣味等，若有異味，則是經硫磺熏製的劣質或假品。

健腦益智核桃王

核桃，又稱胡桃、羌桃，原產地是近東的伊朗，後遍佈全球，現今以中國產量最高。漢代時期，歷史上著名的張騫出使西域，便從中東帶回了核桃種，從在陝西關中地區開始種植起，至今栽種核桃已有兩千多年歷史，如今已是遍及全國各地。其中尤以河北「石門核桃」，紋細皮薄，果肉香甜，出仁率五〇％，出油率七十五％而名冠世界，享有「石門核桃舉世珍」之美譽。其他名品還有新疆和田的「薄殼核桃」、陝西「雞蛋皮核桃」和「綿核桃」、山西汾陽的「地核桃」、杭州的「小胡桃」等。

核桃，被世界各地的人們譽為「大力士食品」、「營養豐富的堅果」及「益智果王」等美譽，與腰果、榛子、杏仁並列為世界著名「四大乾果王」。核桃，因其果仁形狀與紋絡和大腦相似無二，其健腦益智的功效和豐富營養價值早已為醫學界、營養學界所公認。現代醫學認定，核桃中的磷脂確實對大腦神經有很好的保健養護作用，可滋養腦細胞，增強腦功能。核桃所含有的不飽和脂肪酸，具有防止動脈硬化，降低膽固醇的功用。核桃含有的精氨酸、油酸、抗氧化物還能預防冠心病、中風和老年癡呆。核桃所擁有的鋅、鉻、錳等人體必需的微量元素，又能促進代謝和保護心血管。而核桃還富含維生素E，因而具有很好的潤澤肌膚、增加皮膚彈性、美容養顏、烏鬚黑髮的功效。

據測定，每一〇〇克核桃仁中含脂肪六十四克，且七〇％為亞油酸、十二％為亞麻酸；其中中蛋白質含量為十五～二〇克，多是優質蛋白；而核桃所含的脂肪與蛋白又是人體大腦的最佳營養物。核桃還有糖類一〇克，以及鈣磷鐵鋅錳鉻和核黃素、胡蘿蔔素、多種維生素，磷脂、鞣質

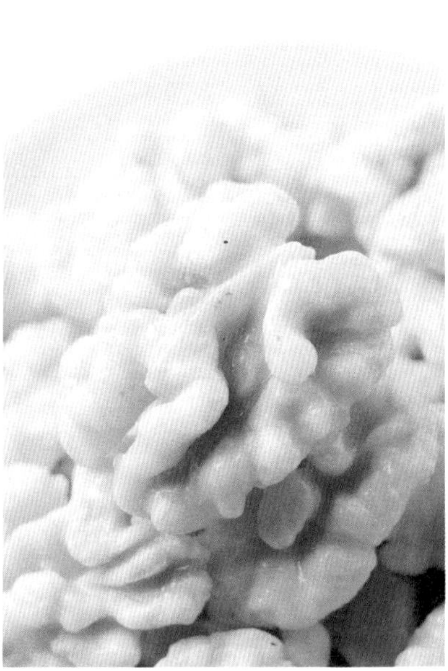

鮮核桃。

等豐富的營養成分。

專家還曾測試，吃一斤核桃仁，其所攝取的營養，相當於吃五斤雞蛋、四斤牛肉、九斤牛奶。因此，中外專家極力推薦人們常食核桃，每天早晚各吃幾個，既健體養身又延年益壽，遠比吃各種各樣的人造補品更為價廉物美，實際效果更佳。美國飲食協會就建議，每週最好吃兩三次核桃，對人體大有裨益。當代自然療法大師莫里森博士推薦的強心食物中就有核桃。尤其是中老年人和絕經期婦女，更會獲益匪淺。

中醫更是廣泛使用核桃來治病，食療食養。歷代中醫驗證，核桃性溫，味甘無毒。具有補氣益血、健胃潤肺、安神健腦、益智強身的功效。《神農本草經》把核桃列為「久服輕身益氣，延年益壽」之上品。唐代《食療本草》亦記有：「常食核桃，可開胃、通潤血脈、使骨肉細膩」。宋代《開寶本草》則說有：「核桃仁，食之令肥健、潤肌膚、黑鬚髮、利小水、去五痔」。而明朝李時珍《本草綱目》則記載核桃仁：「補氣養血、潤燥化痰、益命門、處三焦、溫肺潤腸，治虛寒喘咳，腰腳腫痛、心腹疝痛、血痢腸風」等功用。中醫還認為，核桃有明顯地鎮咳平喘的作用，尤為是在冬季，對慢性支氣管炎和哮喘病患者其療效極佳。

而核桃樹本身就是大自然中的長壽樹木之一。其壽命可達數百到千年。我國新疆和田就有顆核桃樹王，距今已五六〇多年樹齡。樹高十六、七米，主幹周長六．六米，樹冠直徑二〇．六米，五人合抱有餘。樹椏呈「Y」字形，形狀奇特，枝繁葉茂，凝重蒼勁，氣勢雄偉。由於年代久遠，其軀幹中部已成空洞，可容納五，六人。但這顆核桃樹王至今每年仍可結果實六〇〇〇餘顆，甚是神奇，已成為人們朝聖膜拜的著名旅遊景觀。

歷史上還有這樣的傳說，明朝時期，中原地區有對夫婦，不僅相貌奇醜無比，且年過半百仍不育。一日夢見一白髮老翁告知：「大漢西域有棵神樹，食其果可得子」。夫妻二人歷時三年尋到了新疆和田，打聽到這棵神樹。等到核桃滿枝，便大食其果，並攜帶回家。數月之後，其妻懷孕遂得一子，夫妻二人亦變得容光煥發，鬚髮烏黑，年輕有神。其子後來更是金榜題名高中狀元。此後人們便把這棵核桃樹稱為「狀元樹」，前來朝拜祈求壽福者絡繹不絕。更有趣的是，這棵大樹所在的村子，歷來長壽者比比皆是。

核桃，以個大圓整、殼薄白淨、仁衣黃白、桃仁豐厚、油脂豐頤為上品。核桃仁可生食，亦可入菜入藥。吃鮮核桃仁在歐美等發達國家十分普遍，且不去仁衣，以免失去部分營養。核桃入食更是形式多樣，隨心所欲。可每天直接吃幾個核桃仁，或製成核桃粥、核桃羹、核桃泥、核桃茶等，入肴亦是豐富多滋，有蜜汁核桃、椒鹽核桃、怪味核桃、香酥核桃、韭菜炒（拌）桃仁、桃仁炒蝦仁、桃仁炒西芹、桃仁肉丁（雞丁）、桃仁炒豬腰、桃仁燒鴨（雞）、桃仁燉魚頭、桃仁燉豬蹄、桃仁燉羊肉、桃仁木耳燴豆腐等不甚枚舉。中老年人和白領一族，可每天上下午吃兩三個核桃做零食，尤宜早晚食用一小碗核桃粥或核桃羹。

民間食養食譜

核桃枸杞粥：用鮮桃仁五〇克，枸杞一〇克，粳米（大米）一〇〇克。將桃仁搗碎與枸杞、粳米同熬成粥，加適量冰糖熬化即可食用。還可加紅棗或蓮子、百合、銀耳等同熬。常食，有健腦補腎、養血益智、烏鬚黑髮、靚膚美顏的功用。

桃仁山楂羹：用鮮桃仁打成漿或用桃仁粉，加山楂汁和適量清水調成糊狀，燒開後加冰糖即可，注意燒時要不停地攪動，以免沾鍋燒焦。早晚食用一小碗，可益腎補陽、開胃健脾、健腦益智、安神養心，尤適宜於腎虛陽痿、肺癆喘咳，也是冠心病、高血壓、高血脂、老年便秘者的佳食良藥。

核桃作為食養食療佳果，無論食用還是藥用，生食還是熟食，仍不可過量。一般成人，每日吃五～六個核桃，約二〇～三〇克桃仁為宜。

食用超量則會感到噁心痰多，甚而引起腹瀉。對陰虛火旺、大便溏泄、出血咯血者須禁食。同時還要注意，核桃不宜用來燒燉野雞，不可用以下酒尤其是白酒，易生痰動火，出血咯血。

延齡益壽黃白菊

「輕肌弱骨散幽葩，更將金蕊泛流霞。欲知卻老延齡藥，百草摧時始起花。」這是著名文豪，美食養生大家蘇東坡對菊花的生動描寫。

菊花，為我國傳統名花，也是中華十大名花之一。菊花是中華特產花卉，已有三千多年栽培歷史。中國人極為喜愛菊花，從宋代至今朝，民間代代相襲，每逢金秋時節華夏各地都要舉辦菊花盛會、菊花展。不僅如此，人們還賦予了菊花諸多美譽，象徵吉祥、長壽、愛情、高潔等。千百年來菊花就與人們親密相處，不僅美化環境，欣賞它那百態千姿、豔麗多彩和清雋高雅的芳香。亦入食入肴，可釀、可飲、可饌、可藥。菊花在深秋百草枯萎，不畏風寒、傲霜怒放的風格氣質，尤受人們讚美，成為文人詩家、畫師影者的窈窕寵女。菊花自明末清初傳入歐洲，亦也廣受世界各地的喜愛，迅速成為世界「四大名花」之一。

歷史上，早在《禮記》中就有了菊花的記載。春秋秦漢時期，菊花亦成為人們的養生美食。至唐宋，菊花品種已達四〇〇餘。在唐風宋韻的熏沐下，菊花由食用逐漸地演變為觀賞。歷史上廣為流傳的秦始皇為求長生不老，派徐福率十二對貴族童男童女，駕船出海尋找仙藥。在他們隨身攜帶的貴重物品中，就有金菊花。後來，大船遭遇風暴，被沖到一個無人島嶼上，因船隻被毀，被迫在島上居住下來，生存繁衍，也將金菊花栽種在島上。後來人丁興旺遂建都立國，稱「日本國」。菊花與島上的櫻花同成為日本國花，其國旗上被人們誤認為是代表太陽的圖案，實際上是一朵金菊的象徵，而日本天皇的象徵符號也是一朵十六瓣的金菊花。

中國人從古至今就把菊花集觀賞、食用、藥

用為一體。歷代醫藥學專著和名醫都對菊花的食養食療價值讚美有加。中華最早的藥物學專著《神農本草》稱菊花為「藥中聖賢」，「久服利血氣，輕身耐老延年」。李時珍對菊花的解述尤為詳盡，他在《本草綱目》中寫有菊花：「苗可蔬、葉可啜、花可餌、根實可藥、囊之可枕、釀之可飲，自本至末，罔不有功」；「可治頭風、明耳目、去痛痺、消百病」；「利血脈、調四肢、治頭目風熱、腦骨疼痛、養目血、去翳膜、主肝氣不足」。李時珍還寫到：菊花，「大抵惟以單葉味甘者入藥，又可食用」。故而祖先們為我們挑選出可藥可食的菊花有豪菊、貢菊、杭菊、川菊、滁菊、黃菊和白菊。

依現代醫學分析，菊花的花、葉、莖中含有菊甙、膽鹼、龍腦、菊酮、嘌呤、揮發油、水蘇堿、氨基酸及多種維生素、微量元素等，對大腸、結核、痢疾、傷寒和多種病菌有較強的殺傷、抑制作用；對擴張血管、降低膽固醇、增強免疫力和抗體有很好的功效。菊花中所含的豐富的硒元素能抗衰防老，鉻元素可促進膽固醇分解和排泄，對心血管疾病有著重要的作用。臨床驗證，菊花飲品，可逼出外感風熱、惡寒頭痛；菊花葉搗爛外敷，可消炎去腫、防止感染，是治癒瘡毒的良藥。菊花花瓣可做枕頭、有助於治療失眠、頭暈、高血壓等，具有清神明目的功用。

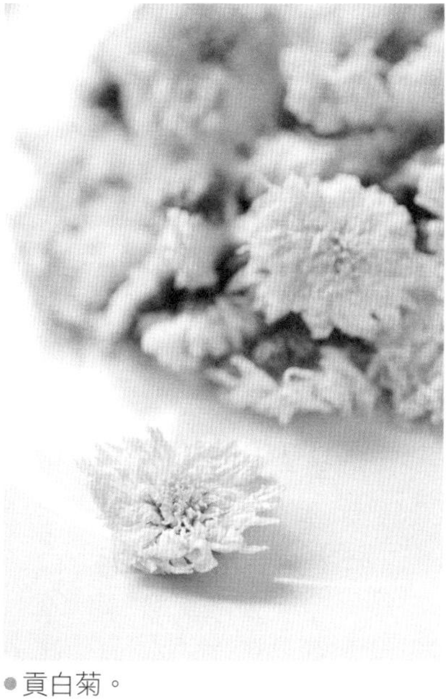

歷史上還記載有不少菊花食養食療的典故與傳說。早在兩千多年前，漢代《風俗通義》中就講有這樣一段趣事，在河南南陽的酈縣，有個叫甘谷的村莊，谷中的溪水清澈甘美，山坡上長滿

●貢白菊。

了大朵大朵的黃白菊花，花瓣散落在溪水中順水漂流，使溪水帶有一絲奇妙的清香。村子裡三十多戶人家長年都飲用溪水，故而不少村民都能活到一三〇多歲，至少也有七、八十歲。

書中還記載，漢武帝時，皇宮中每逢重陽都要飲菊花酒，「云能長壽」。農曆九月九是重陽節，「九為陽，九月九則兩陽相重，故曰重陽」。而菊花又在九月盛開，因此九月又稱「菊月」。故而在歷史上每到重陽，帝王將相、百姓人家都要常飲菊花酒，以求延年益壽，長命百歲。

三國時期，曹操的兒子魏文帝曹丕曾寫信給好友鐘繇，並送去一束菊花，說是秋天萬木凋謝，只有菊花傲霜盛開，且是絢麗多姿，可見它定有些天地真氣，是可以延年益壽的好東西。因此請他研究一下其長生之理。晉代名醫陶弘景亦極力推崇食菊。陶淵明更是人們所熟知的癡愛菊花的大詩人，他最常以菊花下酒。

華夏各地幾乎都有食菊的傳統風俗。菊花氣味清香芬芳，綿軟細嫩，是入肴的佳品。民間自古食用菊花的方法很多，可鮮食、乾食、生食、熟食，可炒燒燜燴燉拌蒸煮。菊花入食，多用大朵黃菊和白菊，尤以白菊最佳。日常飲食中可不拘一格。像：菊花茶、菊花酒、菊花粥、菊花羹、菊花膏、菊花餅、菊花酥等；菊花入肴亦也形式多樣，如：菊花肉絲（豬肉、雞肉）、菊花肉圓湯（魚圓）、菊花魚頭煲、菊花炒雞蛋、菊花拌三絲、菊花鴿蛋湯、菊花粉蒸肉、糖醋菊花、蜜汁菊花等不勝枚舉。尤為是菊花湯煲，更是十分愜意、養人舒心。湯熬製好後撒上經漂洗的黃白菊花，既美觀誘人，又香美爽口、可口可心。菊花火鍋更是秋冬時節中老年人的美味佳餚，風情別樣，滋身健體。菊花茶、菊花粥、菊花羹亦是中老年人的最宜的日常食養佳寶。女士還可用乾菊花十五克，泡水煮開，稍晾涼後加少許蜂蜜，用以浸臉洗面，可以起潤膚去皺，美容養顏之效。常言道：吃花似花，如花似玉。何樂而不為之！

民間食養食譜

菊花酒：由菊花加糯米、酒麴釀製而成，古稱「長壽酒」，其味清涼甜美，有養肝、明目、健腦、延緩衰老等功效。

菊花粥：將菊花與粳米同煮製粥，濡糯清爽，能清心、除煩、悅目、去燥。

菊花茶：用菊花泡茶，氣味芳香，可消暑、生津、祛風、潤喉、養目、解酒。

菊花糕：把菊花拌在米漿裡，蒸製成糕，或用綠豆粉與菊花製作糕點，具有清涼去火的食療效果。

菊花羹：將菊花與銀耳或蓮子煮或蒸成羹食，加入少許冰糖，可去煩熱、利五臟、治頭暈目眩等症。

菊花膏：以鮮菊花加水煎熬，濾取藥汁並濃縮，兑入煉好的蜂蜜，製成膏劑，具有疏風清熱、明目之效用。

菊花枕：將菊花瓣陰乾，收入枕中，對高血壓、頭暈、失眠、目赤有較好療效。

菊花護膝：將菊花、陳艾葉搗碎為粗末，裝入紗布袋中，做成護膝，可祛風除濕、消腫止痛，治療多種關節炎。

菊花香氣：有疏風、平肝之功，嗅之，對感冒、頭痛有輔助治療作用。

注意：菊花是國際上著名的十大有毒觀賞花卉之一，大多數品種都不適合食用，不當的服用可能會引起拉肚子、嘔吐等症狀，而菊花作為植物，本身的葉子等也有一定的毒性，直接服用其生的葉梗或皮膚接觸後可能會引起瘙癢、腫痛、喉痛等症狀。

千果之王板栗珍

板栗，又名栗子、毛栗，果肉金黃、味道香甜，素有「千果之王」的美譽；與桃、李、杏、棗並列為中華五果；國外稱其為「健康食品」。

板栗是華夏民族較早栽種和食用的果樹，可追溯到西周時期，距今已有四千多年歷史。《詩經》便就寫有：「栗在東門之外，不在園囿之間，則行道樹也」。而《呂氏春秋》中，已把板栗列為「美果」。《史記．貨殖列傳》更記有：「燕秦千樹栗，其人與千戶侯」，可見當時板栗在農作物中的顯要地位。至今民間仍稱板栗為「乾果之王」、「鐵杆莊稼」，並有「一代種，五代享」之說。

板栗的食用，在《禮記》中已有「棗栗飴蜜以甘之」的記述。北宋時的開封就已有糖炒板栗。蘇東坡之弟蘇轍曾寫有稱頌板栗食療治病的詩句：「老去自添腰腿病，山翁服栗舊傳方。客來為說晨與晚，三咽徐收白玉漿。」民間還傳言，晉朝年間，晉王率軍追擊敵人，因長途奔波，軍中糧食短缺，晉王便命士兵採集當地板栗蒸煮為飯，食後，士兵們不僅腰腿健壯、精神氣足，且那些腰膝酸痛、腹瀉肚疼的士兵們也全都無恙了。

中醫認為板栗味甘性溫，具有補腎強筋、健脾養胃、潤痰化燥、活血止血的功效。適用於腎虛骨弱、脾胃氣虛、腹瀉、小便頻數、腰腿乏力和久婚不育。唐代醫聖孫思邈就說：「栗，腎之果也」。李時珍亦記有：「栗，入脾胃腎經，治腎虛、腰腿無力，可通腎氣、厚腸胃也」。現代醫學證實，常食板栗，對腎虛有明顯幫助。

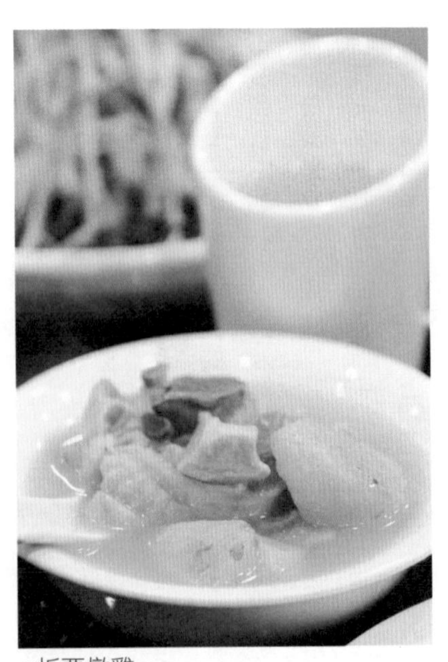
●板栗燉雞。

板栗富含碳水化合物，能提供較多的熱能，中老年人每日早晚各吃生板栗一～三個，在口中細細嚼碎，至口感無渣成為漿液時，再徐徐咽下，老年性腎臟虧虛和小便頻數能有很好的輔療效果。板栗亦能防治高血壓、冠心病、動脈硬化及骨質疏鬆。普通人一天吃七～一〇個即可，最好是在兩餐間當做零食，但糖尿病患者、風濕病患者、燥熱火重、發燒發熱、積食腹脹的人則不宜多食。

現代研究發現，板栗的蛋白質、脂肪、糖類含量較高，也含有豐富的澱粉、碳水化合物；還富含柔軟纖維、胡蘿蔔素，維生素A、B群和維生素C、煙酸等多種營養成分，以及鈣磷鉀等礦物質。不僅可供人體吸收與利用的養分高達九十八%，有很好的營養滋補價值，且對人體正常功能的生長發育十分有利，對老年人防病抗衰、輕身延年益處多多，是公認的健脾補腎、延年益壽的珍果。

板栗入食，可生吃，但多為熟食。生吃較難消化，故要慎用，不宜多食。一日三餐中，板栗入食十分隨意，可作主食、菜肴、粥羹、糕點、零食等。烹飪中最宜燒燉燜燴，像板栗燒鴨、板栗燉雞、板栗紅燒肉、板栗燒雞翅、板栗燒牛肉、板栗燜排骨、板栗燴蝦仁等；亦可將板栗剝開蒸熟，壓成碎末或泥熬為粥羹，如板栗紅棗枸杞粥、桂花栗子羹、蜜汁板栗羹等多種多樣。市面上常見的仍是糖炒板栗，可作零食閑吃。

民間食養食譜

板栗燒雞

主料：板栗二五〇克，鮮雞肉八五〇克。

輔料：生薑十五克、大蔥十五克、料酒二〇毫升、糖色一〇毫升、醬油一〇毫升、白糖三克、雞湯二〇〇〇毫升、芥菜油一〇〇〇克（實耗五〇克）

烹製：一、將板栗切個開口後入沸水稍煮去殼和膜衣；雞肉洗淨切成五公分的小塊；生薑洗淨拍破、蔥洗淨切為長段。

二、鍋置火上，下芥菜油燒熱，放入板栗稍炸撈出待用。鍋內留芥菜油約五〇克，下蔥段、薑塊、雞肉炒出香味，注入雞湯、放料酒、糖色、醬油、精鹽、白糖，大火燒開後打盡浮沫，再改用小火慢燒。

三、待雞肉燒至半熟時，再下板栗同燒至雞肉熟軟，板栗酥爛，揀去薑蔥，收汁裝碗即可。

用此法還可燒豬肉和牛肉。

板栗粥

主料：板栗一〇〇克，糯米一〇〇克。

輔料：生薑一〇克，精鹽五克。

烹製：板栗用刀切一開口，入沸水煮熟撈出，剝殼去衣，打成碎粒；糯米淘洗乾淨，生薑拍破。取砂鍋置火上，注入清水一〇〇〇毫升，下糯米、板栗、薑，中火燒開，改用小火煨熬至米爛湯稠，放鹽調味即可。

常吃板栗粥就能補腎益氣、厚腸胃、強腰膝，適用於脾虛腹瀉、腎虛腰痛、腿腳無力等。中老年人經常使用可增強體質、補腎提陽。

強身健體詩山藥

「老住湖邊一把茆，時沽春酒具山藥；年來傳得甜羹法，更為吳酸作解嘲。山廚薪桂軟炊粳，旋洗香蔬手自烹；從此八珍俱避舍，天蘇陀味屬甜羹。」這是宋代大詩人陸遊寫的《服山藥甜羹詩》，描述他晚年閒居家鄉山陰茅屋，學會用山藥做甜羹，經常自烹自食，就連酒席上的「八珍」也不願吃了。

為什麼這位大文學家如此鍾愛「山藥甜羹」呢？因為山藥甜羹不僅味美，還能補益脾胃，強身健體，人老體壯。據傳，陸遊晚年患有脾胃虛弱症，常腹脹少食，消化不良，便溏泄瀉。為此，當時的著名醫家劉元賓傳給他一個「山藥粥」的單方，並教其做法。陸遊依法炮製，每日服用，不久即脾胃舒暢，精氣神足。難怪他要寫詩稱讚了。大藥學家李時珍一說：「山藥粥，補腎精，固脾胃」。

山藥在我國又叫薯藥、山芋，是多年生草本植物，塊根呈圓棍形，所食用的是其棍莖。山藥因其營養豐富，自古以來就被視為物美價廉的補虛佳品，既可作主糧，又可作蔬菜，還可以製成糖葫蘆之類的小吃。華夏民族食用山藥的歷史已達三千多年。中醫學指出山藥性溫，味甘，能通脾、肺、腎、心，利於四臟；有補中益氣、利脾舒胃、長肌肉、潤皮毛、止瀉泄、健腎、補肺、固精治虛損勞傷的功效；可治療脾虛少食、便溏瀉痢、遺精盜汗、婦女白帶等症。

據現代醫學分析，山藥是一種營養價值很高的食物，含有豐富的澱粉、蛋白質和鈣、磷、碘、維生素C等營養元素。特別是山藥中的澱粉酶，能分解合成蛋白質和碳水化合物，有很好的滋身健體的作用。同時山藥含有粘液蛋白，有降低血糖的作用，可用於治療糖尿病，是糖尿病人的食療佳品。山藥所含的大量黏液蛋白、維生素及微量元素，能有效阻止血脂在血管壁的沉澱，預防心血管疾病，更能取得益志安神、延年益壽的功效。

另據美國《健康》雜誌報導，這種特殊的黏性成分，對中老年男性易患的攝護腺腫大（容易導致排尿不暢）有預防和治療作用。而且山藥中的黏性成分是由黏蛋白這種糖分和蛋白質的複合體構成的。黏蛋白具有啟動雄性激素的作用，因此，山藥是患有攝護腺腫大男士的美食佳選。

二〇〇八年北京奧運會，南美牙買加國家田徑隊一鳴驚人，連連打破短跑和中長跑世界紀錄，一〇〇米短跑選手博爾特更是號稱世界飛人。有西方記者採訪該對領隊、教練和運動員，問為什麼他們的男女選手會有如此驚人的體力和速度，所得答案只有一個，即是在牙買加，普通百姓的主食便是山藥，隊員們說：「我們的體力強健，完全是每天吃山藥的好處」。

山藥主產於河南省北部，在山東、河北、山西及中南、西南等地區也有栽培。冬季莖葉枯萎後采挖，切去根頭，洗淨，乾燥。中國栽培的山藥主要有普通的山藥和田薯兩大類。普通的山藥塊莖較小，其中尤以古懷慶府（今河南焦作境內，含博愛、沁陽、武陟、溫縣等縣）所產山藥較為名貴，習稱「懷山藥」，素有「懷參」之稱，為全國之冠。現有三個地方的山藥已申請了大陸的國家地理標誌保護產品，一種是「鐵棍山藥」其產自河南焦作；一種是「陳集山藥」其產自山東省菏澤市陳集鎮，包括「雞皮糙山藥」和「西施種子山藥」；一種為「佛手山藥」，產地為湖北武穴；另外，江西瑞昌市南陽鄉的山藥最近也申請了大陸國家地理標誌保護產品。

食用山藥有一些小竅門，如山藥切片後需立即浸泡在鹽水中，以防止氧化發黑；新鮮山藥切開時會有黏液，極易滑刀傷手，可以先用清水加少許醋洗，這樣可減少黏液。山藥質地細膩，味道香甜，不過，山藥皮容易導致皮膚過敏，所以最好要注意削皮的方式，並且削完山藥的手不要亂碰，馬上多洗幾遍手，要不然就會抓哪兒哪兒癢；好的山藥外皮無傷，帶黏液，斷層雪白，黏液多，水分少。皮可鮮炒，或曬乾煎湯、煮粥。去皮食用，可避免產生麻、刺等異常口感。

山藥皮中所含的皂角素或黏液裡含的植物鹹，少數人接觸後會引起過敏而發癢，處理山藥時應避免直接接觸。山藥應避免生吃，因為生的山藥裡有微量毒素。山藥也不可與鹼性藥物一同服用。

在一日三餐中，山藥入肴入食，方式多樣，不拘一格，可蒸燒燉煮炒燜燴，像桂花山藥泥、山藥炒木耳、山藥炒肉片（肉丁）、山藥燉雞或燒雞（豬蹄、肘子、排骨），亦可與馬鈴薯、蘿蔔、冬瓜同用。但最宜中老年人和身體虛弱者食用的還是山藥粥。

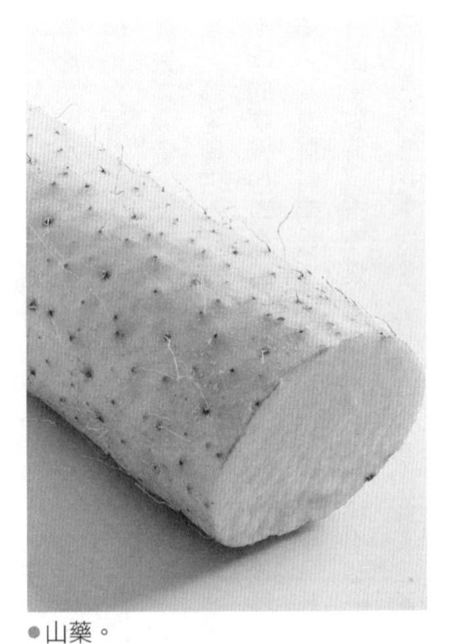

●山藥。

民間食養食譜

山藥粥：鮮山藥一〇〇克（或乾山藥粉三〇克），糯米一〇〇克，白糖或冰糖六〇克。亦可加紅棗、枸杞。

鮮山藥洗淨削皮，切成丁；糯米淘洗淨。砂鍋內注入清水，放糯米、山藥丁，中火燒開，改用小火慢煮至米爛湯稠，表面有米油時再下糖即可，溫熱食用。

山藥湯圓：鮮山藥一五〇克、水磨糯米麵團三〇〇克、蓮子三〇克、白糖七十五克、白胡椒粉二克、精鹽一克。

山藥、蓮子洗淨，大火蒸熟軟，山藥去皮晾涼；將熟山藥、蓮子搗成泥，放在碗內加白糖、胡椒粉、鹽調成餡泥待用。

水磨糯米麵團調和成湯圓用麵糰，以山藥蓮子餡泥為心，包製成湯圓，開水煮熟即可食用，四川傳統上多會另加白糖芝麻醬碟蘸食。

特定族群，飲食養療

仙果贊銀杏 藥食珍品蓮子美
玉薏仁 康樂性福枸杞紅 長
菊 千果之王板栗珍 強身健體
原則 民間養療單方 高血脂族
略 民間養療單方 高血糖族群
肥胖族群 養療飲食要素 夏季
心經 秋季食養秘訣 秋季食養
冬季食養單方 神奇草根何首
養療飲食結構 養療飲食方略
菜勝佳蔬 蔬菜之王惟蘆筍
風韻永存 美妙食物助你性福
蔬果健康衛士 防皺抗衰飲食
生早餐巧安排 只將食粥至神

龍眼桂圓皆珍果 美容
益智核桃王 延齡益壽
群 養療飲食結構 養療
養療飲食原則 養療飲
療飲食結構 民間養療
養單方 秋季食養 秋季
季食養心經 冬季食養
冠心病族群 養療飲食
究 五穀雜糧保安康 春
花如花花容體香 漂亮
機 吃情男女挑肥揀瘦
菇 魚翅燕窩與豬皮銀
反 七個簡單步驟助你

所謂特定群體，即指患上某種或某些疾病的人。漢字的「病」字，下邊是個「丙」，在天干中和「心」相對應。這說明古人很早就瞭解疾病的發生和人的心情關係密切。「體病」源於「心病」，故養體必先養心。最好的養心方式就是「忘我」，俗話說的「想開些」。可以因地制宜地去做些善事或者全心投入地去參與唱歌、跳舞、書法、繪畫……保持樂呵呵、精神飽滿的狀態。

人體不幸患上某種疾病，除及時配合醫生進行治療外，還需同時在飲食方面進行食養、食療，方能收到佳好效果。根據迄今對癌症風險因素的最全面研究，女性中四〇%左右的癌症、男性中四十五%得癌症是可以通過更健康的生活方式來預防的，包括少喝酒、少吸煙、減肥等。

雖然迄今最大的風險因素是吸煙，男性中二十三%得癌症和女性中十五%得癌症由吸煙引起，但研究發現還有一些令人吃驚的因素，例如，體重增加太多比飲酒更易導致女性患乳癌；九．二%癌症由飲食結構不當引發，包括水果蔬菜食用太少、鹽和紅肉吃得太多、纖維素攝入太少。五．五%的癌症由肥胖引起，酒精與四%的癌症有關，曬太多日光浴以及使用太陽燈浴床引發了三．五%的癌症。

如果無法做到每日五份水果蔬菜的推薦攝入量，男性患癌的風險更大，男性中六．一%得癌症是這樣引起的，而女性中的這一比例為三．四%。因此，有針對性的調整飲食結構，合理安排膳食，進行食養食療，可有效地改善身心狀況，促進病情緩解與好轉；通過食養食療，還能增強預防和對疾病的抵抗力，補充體能和營養素，促使人體機能組織和功能的修補與複元。中醫學幾千年來就十分重視與強調「醫食同源」、「藥補不如食補」。因此，針對不同的病症進行相應日常飲食養療，既能增強信心幫助身體康復，又可如正常人一樣樂享口福。

患病是一種自然現象，在心態上要有積極樂觀的認識，儘量保持輕鬆心情、不焦不慮、不憂不愁，定不可自暴自棄、煩躁不安，這只能使病症惡化，不只傷害自身和還傷害家人。

高血壓族群

高血壓，按中醫學的驗證，是由人體肝陽上亢和肝腎陰虛所造成的。西方醫學認為，血壓即是血液壓迫血管壁所產生的壓力，由心臟收縮而產生的壓力稱為收縮壓，而心臟舒張所產生的壓力即為舒張壓。一般的血壓值標準，正常成年人的收縮壓為一二〇~一四〇毫米汞柱；舒張壓為七〇~九〇毫米汞柱；高於此範圍即為高血壓病。世界衛生組織一九九九年制定的標準則是，成年人的正常血壓應在八五~一三五毫米汞柱範圍內，中老年人正常血壓值則在九〇~一四〇毫米汞柱範圍內；而高於此值則視血壓值的大小分為輕度、中度和重度高血壓病。

高血壓病，從醫學角度分為原發性與繼發性兩類。大多高血壓病都是原發性，多發生在中年腦力工作者和老年群體，尤為是肥胖型人體。繼發性高血壓則多由腎臟、內分泌與血管等病症所引起，且不受年齡和職業限制。現代社會中，年輕人患高血壓的比例亦在不斷增大。高血壓病既有家族遺傳的內在因素，又有外部環境、職業（噪音環境、長期腦力、電腦專業等）、不良飲食習慣與生活習慣、精神狀況、身體肥胖等因素所誘發。

高血壓不少還會伴有糖尿病，而糖尿病則大多會併發高血壓。因為由於血糖增高，血液粘稠度亦也增加，血管壁受損而使血管阻力加大引發高血壓病。通常高血壓、高血糖、高血脂都會相互影響，因此，多將其統稱為「三高」病症。

高血壓視其程度不同，還常伴有頭暈耳鳴、心悸氣緊、頭痛失眠、肢體發麻等現象，老年人更會引發中風。如此，一旦患上高血壓病，必須重視且及時看醫生，一方面進行診斷治療，一方面進行飲食調整和養療。使病情儘快盡好地得到有效控制與穩定。

養療飲食結構——高血壓患者根據其身體和族群的正常需求，每日應攝取熱能為每千克體重約三〇～三十五大卡，老年人可在此基礎上減少一〇%；每日攝取的高蛋白質、膽固醇應在三〇〇～五〇〇毫克之內，油脂以植物油（橄欖油、玉米油、花生油、豆油、茶油）為主約十五克。同時要補充鐵、維生素B1，少鹽少糖，限脂肪。

正常狀態下，每日應攝取五穀雜糧類主食三〇〇～三五〇克，脫脂牛奶二五〇毫升，瘦肉魚蝦類一〇〇克，豆製品類五〇克，蔬菜瓜果四〇〇克，水果及乾果類一五〇克，植物油十五克左右。

養療飲食原則——高血壓族群的日常飲食，首重嚴格限制鹽、糖的攝入，每日鹽量須控制在三克以內，醬油五毫升，以及其他如豆瓣醬、甜麵醬、香辣醬、鹹鴨蛋、鹽肉、醃肉、臘肉等含鹽分重的食物；儘量少吃高糖的甜膩食物，如糖果糕點、鮮奶油蛋糕、甜燒白、夾沙肉等，便可控制和降低膽固醇，避免三酸甘油酯增高。

多吃低脂膳食，瘦肉、魚蝦、豆製品等，也可增加高蛋白質；蔬菜水果富含維生素，尤其是維生素C，有降膽固醇的功效，其中的蘿蔔、冬瓜、黃瓜、苦瓜、南瓜、鮮玉米、菌筍類、竹蓀、黑木耳、豆腐、豆花、芹菜、青花菜、蘆筍、綠豆芽、萵筍帶葉、荷葉、苦蕎麥、海帶等，以及山楂、柑橘、大棗、蘋果、西瓜、獮猴桃、檸檬、香蕉、酸梅、花生等都有很好的降血壓和緩解血管硬化的功效。

高血壓族群在日常飲食中，要堅持飲食清淡鮮香，寧淡勿鹹。應回避辛辣味重，刺激性強的食物，如火鍋、麻辣燙等；忌食肥膩或油脂過重的食物，如煎炸燒烤類和速食食品；儘量少吃乾豆、餅乾，如炒花生、瓜子、蠶豆等；嚴禁煙酒、濃茶及濃咖啡、碳酸飲品。

大家都知道，血壓高要少吃鹽，但生活中的減鹽，其實涉及到很多方面。不僅要注意在燒菜時少放鹽，其他含鈉高的食物也得注意，選擇適當的低鈉蔬菜也是控制鹽攝入量的一種好方法。

高血壓患者在選擇蔬菜時要注意，大凡一〇〇克蔬菜中含鈉量超過一〇〇毫克者，如茴香、牛皮菜、茼蒿等，儘量少吃。

相反，鉀有降低血壓的作用，高血壓患者在執行低鈉飲食的同時，也該多吃些含鉀豐富的蔬菜。可增加降壓效果，鉀對心肌細胞還有保護作用。富含高鉀、低鈉的食物有豆類（黃豆、青豆、黑豆、毛豆、蠶豆等）、玉米、馬鈴薯、芋頭、竹筍、荸薺、莧菜、冬菇、南瓜、菜瓜、苦瓜、黃瓜、甜瓜等。這些食物既能補鉀又能限鈉，故最適合高血壓患者食用。

民間養療單方——我國民間常以千百年食養食療的經驗，巧取自然之萬物，創造了不少效果絕佳，簡單方便的養療單方。下面推薦幾例：

芹菜鮮汁：新鮮芹菜帶葉二五〇克，洗淨後用開水稍燙二分鐘，切細榨汁，日飲三次，堅持一、兩月血壓就有明顯下降。同時，在一日三餐中還可時常安排些芹菜佳餚，像芹菜炒肉絲或肉末，涼拌芹菜、芹菜葉煮圓子湯等。

醋泡花生：花生仁五〇〇克，不去皮乾蒸至熟後涼冷，用食用醋（白醋紅醋均可）浸泡一周，每日早晚各吃一〇餘顆，亦能有效減低血壓、血脂。

荷葉普洱茶：鮮荷葉或乾荷葉，洗淨後擦乾水分稍晾一會兒，切成碎片再晾乾入袋，每日取一撮與普洱茶同泡，亦可加兩枚大棗和十餘粒枸杞，每日飲用，堅持兩、三月即可促使血壓下降。每日膳食中還可多食些荷葉肴饌，像荷葉粥、荷葉粉蒸排骨、荷葉粉蒸鯰魚、荷葉綠豆燉鴨等。

杭白菊泡茶：選用蘇杭大或小白菊花，每次三克，每日三次，可與綠茶、普洱、烏龍茶同泡，亦可加金銀花、甘草同煎為茶飲，有平肝明目、清熱解毒之特效，對高血壓、動脈硬化患者有顯著的輔助療效。但血壓偏低的中老年人不宜，避免出現低血壓症狀。

一日三餐中還可適當添加一些可降血壓血脂的中藥材烹製飲食。如：何首烏燒烏骨雞、山藥燉雞、枸杞炒肉絲、菊花魚圓湯、核桃魚頭（草

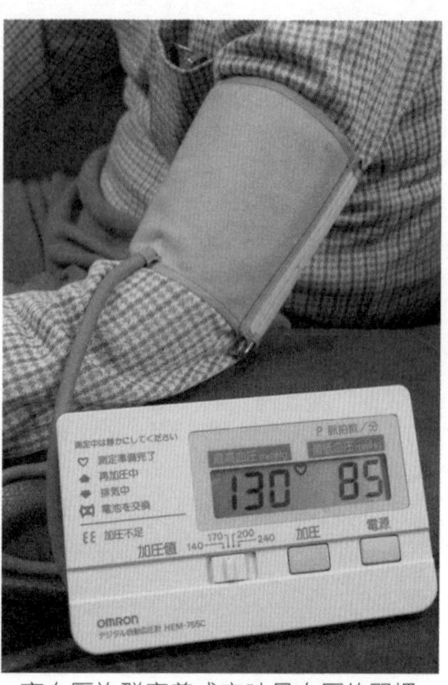

●高血壓族群應養成定時量血壓的習慣。

魚）煲、綠豆海帶燉排骨等；老年高血壓族群，則以粥羹最好。像芹菜粥、荷葉粥、綠豆粥、菊花粥、大棗枸杞粥、山藥粥、龍眼粥、核桃粥、板栗粥、何首烏粥、大蒜粥、胡蘿蔔粥、蓮子百合粥、綠豆羹、銀耳羹等，每天早晚食用一小碗即可。

高血脂族群

高血脂是指人體血漿中脂肪含量過高，即膽固醇和三酸甘油酯含量過高。在人體內，膽固醇與三酸甘油酯都和蛋白質相結合，以脂蛋白的形式存在。故高血脂病症又稱為高脂蛋白血症。高血脂是因脂肪代謝或運轉異常，使血漿之一種或多種的脂質偏高，從而形成高血脂病。

高血脂病症在醫學上分為原發性和繼發性兩種。目前，原發性血脂升高的原因尚不清楚，但多與遺傳和不良飲食習慣有關。常見的高血脂病多有其他疾病引發，如高血壓、糖尿病、慢性腎臟病、肥胖症、酒精中毒、甲狀腺功能低下以及痛風症等。

高血脂是一種全身性的疾病，尤其對心血管、冠心病、動脈硬化有直接影響。是造成心肌梗塞、粹死、腦溢血等的危險誘因。在臨床驗證中，高血脂還會導致脂肪肝、肝硬化、膽結石、胰腺炎等病症。

在引發高血脂的種種因素中，日常飲食習慣與生活習慣亦起到相當的作用。如：好食肥膩和高油脂食物，煎炸燒烤、方便食品，好吃甜品、鮮奶油製品，以及酗酒抽煙，濃茶咖啡等；生活環境中長時期工作壓力過大，身體機能超負荷運轉，吃喝應酬熬夜，精神萎靡、人體疲乏等。而體重超重和肥胖人體引發高血脂病的可能性比一般人要高得多。

常見的高血脂病多伴有頭暈眩、神疲力乏、

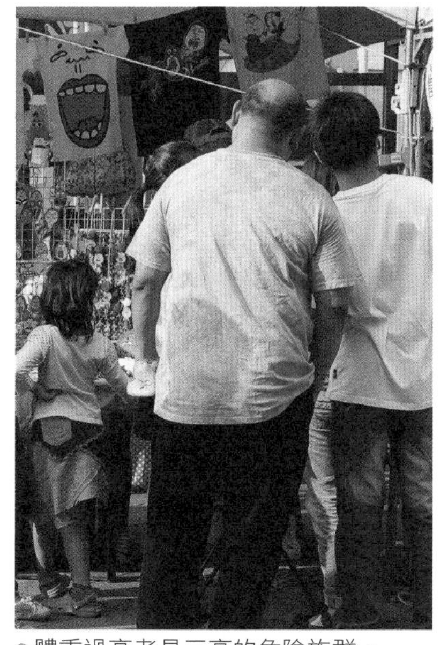

體重過高者是三高的危險族群。

四肢發麻，時常感覺胸悶氣緊、心悸心慌等現象。高血脂病對身體的影響和危害是隱蔽性和漸進性的。因此一旦發現血脂升高，應立即看醫生做明確的檢查，並採取相應舉措，一方面進行治療，一方面糾正不良飲食和生活習慣，進行飲食養療，促使血脂逐步降低和穩定，最終達到康復的目的。

養療飲食結構——高血脂族群根據其病理特徵與身體狀況，每日的熱量攝取應每公斤體重在五〇大卡內，脂肪和膽固醇量應嚴格限制在三〇〇毫克以內，蛋白質的攝入應高於正常人，且要配給高蛋白質。正常情況下，每日應安排五穀雜糧類主食三〇〇克，脫脂奶粉二十九克，豆製品一五〇克，瘦肉及魚蝦類一〇〇克，蔬菜瓜果四〇〇克，各種水果一五〇克，植物油（橄欖油、玉米油、大豆油、花生油等）十五克，食糖一〇克，食鹽的控制尤為重要，每日應不超過三克（醬油五毫升）。

日常生活中高血脂族群膳食應多食海水產、禽畜瘦肉、新鮮蔬果；主食以米麵為主，輔以玉米、燕麥、全麥片、芝麻糊、核桃糊及杏仁等；食物應多以蒸燒燉燴為主，清鮮淡雅為重，多食粥羹湯煲。

養療飲食原則——高血脂族群日常飲食總的原則應是「五低一高」，即低熱量、低膽固醇、低脂肪、低鹽、低糖與高纖維。換句話說就是要控制主食和一些含碳水化合物很高的食物攝入量，如馬鈴薯、山藥、芋頭、藕、蒜苗、胡蘿蔔等應少吃。儘量少吃膽固醇含量高的食物，尤其是動物肝臟等。美國醫學最新研究表明，雞蛋與膽固醇升高沒有直接關係，每天吃三個雞蛋並不會導致低密度脂蛋白膽固醇升高，但以每天一～二個雞蛋為好。要少吃或不吃動物油、鮮奶油、奶油類；少食或不食含糖較高的食物，如糖果糕點、果醬蜜餞、煉乳、冰淇淋、甜飲料等。日常飲食重清鮮淡雅，忌味大味重；多食蔬菜瓜果等高纖維食物。要堅持嚴禁動物油脂、內臟、肥膩及高油脂食品，像煎炸燒烤、醃漬醃臘肉食。高血脂族群更需戒掉煙酒（白酒）、濃茶咖啡、碳酸飲料。

養療飲食方略——高血脂族群最宜「地中海飲食+中華傳統飲食」。所謂「地中海飲食」即指以橄欖油、深海海產、蛋奶類、新鮮蔬菜和水果為主；「中華傳統飲食」即指以五穀雜糧、禽畜瘦肉、豆製品、新鮮蔬果為主；風味多為清鮮淡雅。

高血脂族群的日常膳食並不如想像的複雜和麻煩，把握住「五低一高」的大原則，在日常飲食中多安排些有利於降血脂的食物，像海帶、淡菜、魚蝦、貝蛤、黑木耳、蒟蒻、竹蓀、菌筍，以及各種綠色時蔬、白菜、蘿蔔、冬瓜、苦瓜、黃瓜、洋蔥、芹菜、青花菜、青筍、蘆筍、芥菜、油菜等；水果中的柑橘、柚子、山楂、草莓、桃子、蘋果、香蕉、鳳梨、梨子、獼猴桃、檸檬、西瓜、核桃、花生、大棗、蓮子、百合、苡仁等，都具有很好的降血脂、降血壓、預防冠心病的功效，並且富含纖維素、各種維生素，尤其是鈣和鉀等。

要相信，大自然給人類早就準備好了豐富多彩的抵禦各種疾病的天然藥物與食料。針對高血脂，就有山楂、靈芝、何首烏、決明子、澤瀉、黃精、葛根、荷葉、菊花、羅漢果、銀杏葉等，均可用來與其它葷蔬食料同烹，煲湯燉肉、煮粥熬羹，也可用以煎水、泡茶長期飲用。像荷葉普洱茶、菊花普洱茶、普洱羅漢果茶、苦蕎茶、決明子茶、竹葉心茶、杜仲烏龍茶等。這些大自然饋贈的寶物都具有很有效的降脂、降壓，健體強身，益壽延年的功效。

這裡要特別提到的是靈芝和蘋果。最新研究發現，靈芝具有降低血脂和膽固醇、血液黏稠度和保護肝臟的功效。蘋果亦同樣具有這樣的功用，有關專家發現，高血脂族群每日吃一～二個蘋果，即能有效降血脂。

即便是一日三餐的家常菜肴，亦也豐富多彩，有滋有味。如家常燒豆腐、海帶豆腐湯、魚頭白菜豆腐煲、海帶綠豆燉排骨、洋蔥炒肉片、蒜泥拌黃瓜、蒜泥香油拌苦瓜、大蒜燒鱔魚、苦瓜燒牛腩、西芹百合炒蝦仁、香菇木耳肉片、雪魔芋燒雞翅、魔芋（蒟蒻）燒鴨、荷葉粉蒸鰱魚、紅棗枸杞燉牛尾、青椒炒嫩玉米、菜椒炒肉絲等不勝枚舉。吃來一樣是多滋多味、美口益身。

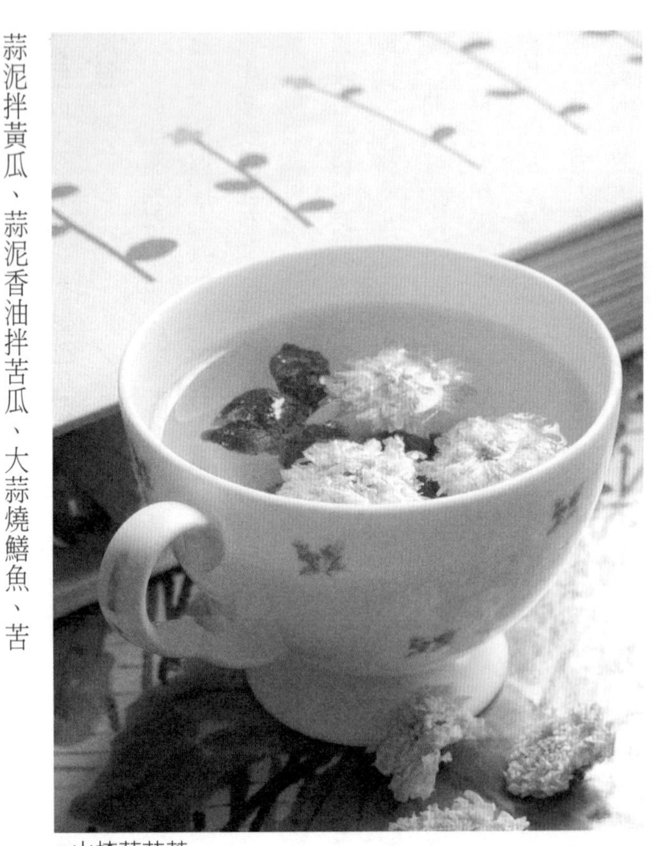

●山楂菊花茶。

民間養療單方——對高血脂病症而言，我國民間同樣有不少簡單易行，卓有功效的單方。如荷葉普洱茶：荷葉碎末、普洱茶各一〇克，開水沖泡，常飲。可降脂、減肥、預防冠心病。山楂竹葉綠茶：山楂、竹葉芯、綠茶各一〇克，開水沖泡，每日飲用。能有效降脂降壓、減肥瘦身。三寶茶：普洱、菊花、羅漢果各六克，開水沖泡，代茶飲用。可降壓、消脂、減肥、緩解頭暈痛等多種問題。

高血糖族群

高血糖病亦稱為糖尿病，在病理上通常分為一型和二型糖尿病。前者多發生於青少年，主要是因胰島素缺乏而引起。後者則便是我們所常見的糖尿病。大多由遺傳因素或免疫功能紊亂、微生物及毒素感染、精神因素和不良飲食習慣等所導致胰島功能衰減，從而引發糖、蛋白質、脂肪、水和電解等系列代謝產生紊亂，尤其是當胰島素分泌不足時，肝臟攝取葡萄糖合成肝糖的功能減弱，從而使過多的葡萄糖進入血液循環到腎臟，隨尿液排出體外，這就是糖尿，為一種疾病病態，使人體出現「三多一少」的情況，即多尿、多飲、多食和消瘦（體重減少）。

糖尿病其中最為重要的誘發因素是肥胖，尤其是四十歲以上的人最易發生糖尿病。因為人體在此時多會「發福」，體重超標。身體中過多的脂肪滯留在腰腹、臀部和大腿。人到中年雖說是身強力壯的時候，但也是人生壓力最集中最大的時候。各種家庭責任、社會責任、工作壓力、環境壓力等促使精神負擔加重。而長時間的白天忙碌、夜晚應酬，始終使人體處於緊張疲乏狀態之中，加之吃喝多而運動少。故此，這一族群最易患上「三高病症」。

糖尿病通常顯現為精神萎靡、倦怠乏力、反應遲緩、昏暈嗜睡，甚而出現偏癱。糖尿病對人體的最大威脅是引起心血管病變。如動脈硬化，且危及心、腦、肝、腎、神經系統、肌肉和皮膚等慢性病

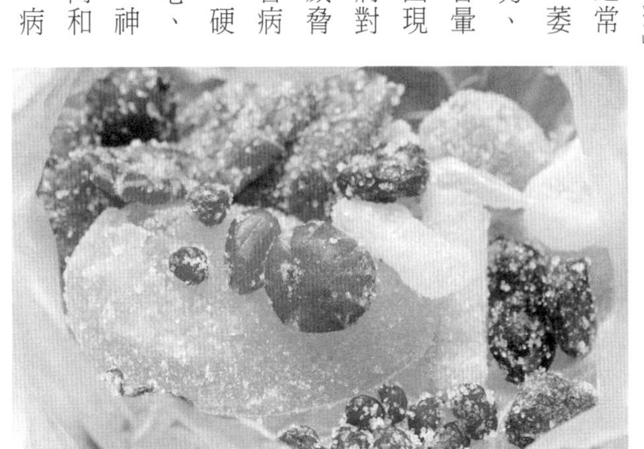

變。經醫學專家和臨床驗證，通過飲食養療配合藥物治療，即調節飲食結構，改變飲食習慣，同時調節心態與情緒，加強鍛煉和戶外活動，良好的生活與起居習慣等，是有效預防、抑制、甚而治癒糖尿病的最佳方法。

養療飲食要素——糖尿病族群需根據自身的年齡、體重、身高、性別、血糖、尿糖、體力活動等情況來調節飲食結構，合理安排日常飲食。最首要的是控制體重，減肥瘦身。因此，有五項要求是必須遵循的。

控制每日總熱量。即指碳水化合物，也就是主食總量的攝取，時間和就餐次數，不宜過多或太少。按中等程度人體，每日碳水化合物的量應在五穀雜糧主食二五〇～四〇〇克之間。以米麵雜糧、蔬菜瓜果為主。

控制脂肪與膽固醇。即每日膳食中脂肪的攝入不可超過六〇克、膽固醇應控制在三〇〇毫克以內。換句話說就是要儘量少食含脂肪和膽固醇較高的食物，像肥膩和油脂過重的東西，如肥肉、豬皮、雞皮、動物內臟、骨髓、魚子等。避吃煎炸燒烤、方便食物。

控制糖份的攝入。應嚴禁白糖、紅糖、蜜餞、煉乳、果醬、糖果糕點和糖分較重的水果（香蕉、甜橙、甜棗、甜蔗等）、甜飲料，尤其是鮮奶油蛋糕、冰淇淋、碳酸飲料等。所需糖分可以冰糖、蜂蜜補充。

多吃高蛋白食物。由於糖尿病族群的糖原異生旺盛，體內蛋白質的消耗增大，因此應在三餐中適當補充。如雜糧、瘦肉、豆製品、雞蛋、牛奶等。

補充維生素及纖維素。應在飲食中多安排富含維生素和纖維素的食物。特別是維生素Ｂ１、Ｂ２、維生素Ｃ的補充，維生素Ｂ１在碳水化合物中有十分重要的作用。像粗雜糧、瘦肉、蔬果、乾果、豆製品、蒟蒻製品、菌筍類等都富含多種維生素和纖維素。

養療飲食結構——糖尿病族群的一日三餐應以五穀雜糧相互搭配，輔以蛋奶、瘦肉、魚蝦、豆製品等。蔬菜瓜果多食用白菜、油菜、菠菜、韭菜、青花菜、芹菜、萵筍（帶葉）、青菜、蘿蔔、冬瓜、山藥、黃瓜、苦瓜、南瓜、藕、青紅椒、番茄、茄子、綠豆芽等，以及柚子、獼猴桃、草莓、青蘋果等。這些食物都十分有利於糖尿病族群。

在日常膳食中，像牛肉麵、雞絲麵、豬肉韭菜餃、蘑菇燒雞、魔芋（蒟蒻）燒鴨、雪魔芋燒雞或鴨、蘿蔔燒排骨、金鉤燴冬瓜、韭菜炒蝦仁、韭菜炒核桃、萵筍燒兔、苦瓜燒鴨、青紅椒炒肉絲、家常豆腐等很多家常菜肴可供選擇。老年族群則最好多食有利於降低和穩定血糖的粥羹湯煲。如玉米粥（羹）、山藥粥、南瓜粥、蓮子百合粥、薏米粥、銀耳羹等，早晚食用較好。但應忌辛辣刺激，以清鮮淡雅為主。

糖尿病族群還應忌煙少酒，每天最多可飲紅酒五〇克。上海醫學科研人員發現，紅酒中所含的白藜蘆醇能夠預防和抑制糖尿病。美國醫學科學家已發現，乳製品中，如牛奶、優酪乳、乳酪等所含的一種脂肪酸有大幅降解糖尿病的作用。最新的研究還發現，辣椒中的辣椒素亦有顯著降低和改善高血糖的功效。因此適當吃些鮮辣椒是可以的。

民間養療單方——千百年來，我國民間亦累積了不少就地取材，因人制宜且十分有效的糖尿病養療單方。如：

茅根茶飲：白茅根六〇克煎汁加鮮藕汁二〇〇毫升，分二次飲用，持續食用二～三月，即可降低血糖。

菊杞玉鬚茶：枸杞五克，白菊花三克，玉米鬚五克，開水泡飲，每日可泡飲三次。

葛根粥：葛根粉三〇克與粳米六〇克同煮成粥，早晚各食一碗。

肥胖族群

肥胖被稱為「現代病」，是一種人類目前所面臨最易被忽視，卻發病率急速上升，危害性不斷增大的慢性疾病，更是引發「三高」病症及心血管疾病的最大潛在誘因。肥胖病症沒有明顯的年齡段劃分，存在於各類群體中，尤其是青少年和中老年。

所謂肥胖，是指吃進食物的總熱能超過人體所消耗的熱能，便會以脂肪的形式存儲在體內。從一般意義上講，超過正常體重一〇%便是超重；超過二〇%即是肥胖病。醫學上通常把肥胖病分為「單純性肥胖病」和「繼發性肥胖病」。前者多因不良飲食習慣，如好吃貪食，尤喜好高熱能、高油脂和甜食，以及速食食品、澱粉油炸類食物，像三明治、漢堡包、熱狗、比薩和煎炸類食品等。加之少運動，從而形成營養過度，脂肪過剩，身體肥胖超標。這在青少男女和白領辦公室一族最為常見。繼發性肥胖病則多由內分泌代謝疾病所引起，且大都出現在中老年群體，尤其是「三高」患者。

在社會群體中，約九〇%為單純性肥胖病，兒童的肥胖情況尤為突出。按世衛組織的標準，成年人標準體重應為：（身高CM減一〇〇CM）×〇．九＝標準體重（Kg），超過二〇%即是肥胖病；十二歲以下兒童的體重標準則為：（年齡×二）＋八＝標準體重（Kg），同樣，超過二〇%則為肥胖病。

肥胖病對人體的最大威脅是可以引發多種疾病，如冠心病、心腦血管疾病、高血壓、高血脂和糖尿病等。肥胖人體由於體重增加，身體各器官負重亦也加大，因此，對日常生活、學習、工作、活動不可避免地帶來影響，常常力不從心而容易勞累、困乏、氣喘、多汗、皮疹、腰腿酸痛、消化不良等現象。

既然大多肥胖病是因飲食因起，那麼，節食減肥就是必要的手段，通過飲食調節與養療，合

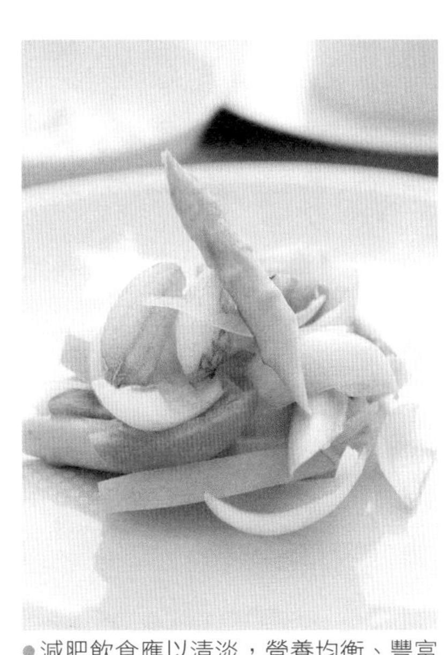
●減肥飲食應以清淡，營養均衡、豐富為主。

理安排日常飲食，改正不良飲食喜好，加強體能運動和戶外活動，方可有效控制體重，減肥瘦身。但切不可急於求成，亂吃減肥藥物或強制性的採取饑餓節食的方法，這樣反而會給身體造成不必要的傷害，甚而造成生命危險。

養療飲食要素——對肥胖族群而言，所謂飲食養療，即是遵循肥胖情況所必需的飲食原則，在日常飲食中嚴格控制高熱能、高蛋白、高脂肪、高糖類食物的攝入。飲食調節，即是改變過去不良飲食喜好，針對肥胖狀況調整飲食結構，合理佈局飲食。

正常情況下，肥胖族群每日的熱能供給應比正常膳食減少五〇〇～一〇〇〇大卡，把總熱能控制在一〇〇〇～一四〇〇大卡之間，這樣一周可減去體重五〇〇克，但最少不能低於八〇〇～一〇〇〇大卡。採取循序漸進，逐漸減肥瘦身，以免造成對身體的傷害。

每日飲食中的蛋白質的控制應是蛋白質每公斤體重為一克，體重為五〇公斤則蛋白質配食五〇克；脂肪控制在每日攝取四〇克；碳水化合物主食為一五〇～二五〇克。

日常飲食結構應是：五穀雜糧類主食二〇〇克，牛奶二五〇毫升，瘦肉及魚蝦類五〇克，豆製品二十五克，蔬菜瓜果五〇〇克，植物油一〇克。這即是大多數肥胖族群每日的飲食量。

養療飲食結構——總體上肥胖族群的飲食養療原則因當是「三低二少」，即是低脂、低糖、低鹽、少主食與少零食。日常飲食以粗細雜糧混搭，新鮮蔬果為主，食物的烹調多用蒸煮燒燉燜燴及涼拌，減少炒菜用油。

對肥胖族群的飲食養療和減肥瘦身而言，其日常飲食可被具體劃分為：綠燈區（有利減肥瘦身），黃燈區（可以食但不多食），紅燈區（對肥胖與減肥不利）。

綠燈區飲食：蔬菜類，有蘿蔔、冬瓜、黃瓜、苦瓜、南瓜、四季豆、綠豆芽、竹筍、蘑菇、木耳、青筍、芹菜、青菜、青花菜、西芹、洋蔥、大蒜、茭白。白菜、油菜、菠菜、韭菜、空心菜、青椒、燈籠椒；豆製品類，如豆腐、豆乾、豆花、豆腐腦、豆皮、豆筋、豆奶、豆漿等；肉食類，有禽畜瘦肉、魚蝦、貝蛤、鱔魚、泥鰍、牛蛙、鯉魚、鰱魚、黃魚等；油脂類，則限於橄欖油、菜籽油、大豆油、芝麻油等植物油；水果類有西瓜、蘋果、梨、橘子、草莓、桃子、枇杷、廣柑、柚子、鳳梨、檸檬、葡萄等。

黃燈區飲食：主要指含蛋白質和碳水化合物較高的飲食。像五穀雜糧類的米飯、麵條、饅頭、花卷、麵包、意大利麵等；肉食類的牛肉、兔肉、瘦豬肉、雞蛋、動物內臟（肝腰腎腦花）；水果中的柿子、香蕉、木瓜、以及馬鈴薯、山藥、紅薯、藕等。

紅燈區飲食：則是須嚴格禁食，屬於高糖、高脂、高熱量的飲食。像：糖果糕點、巧克力、可可、冰淇淋、果醬、煉乳等；高熱量、高脂類的煎炸燒烤，如炸雞、薯條、油條、油糕、漢堡、三明治、熱狗、比薩、鮮奶油製品、奶油、乳酪、速食麵、膨化食品等，以及各種肥膩肉食、湯煲；果品中的花生、核桃、板栗、腰果、瓜子等。

雖說對肥胖族群的人主要依靠節食減肥來控制病情的發展，但一定要把握科學合理，循序漸進。要長期堅持而不可急於求成或時斷時續。應通過飲食養療來養成有利於身體與生活的良好飲食習慣，同時增加運動和戶外活動來恢復健康優雅的身姿。

冠心病族群

冠心病是人體冠狀動脈硬化性心臟病的總稱。是現代社會最為常見的心臟病。其成因是由於人體冠狀動脈受到梗阻，導致血管通道變得狹窄，引起對心臟的供血不足，造成心肌功能障礙及器質性病變，因此又叫做缺血性心臟病。

冠心病是一種對生命危害性很大的疾病之一。通常伴有暈眩、氣緊、心悸、噁心、昏厥、出汗等症狀，有的亦會出現胸部或心絞痛，並可延申至脛、頜、手臂、胃部及後背，嚴重者還會發生心肌梗塞而突然死亡的風險。

冠心病在中老年群體中發病較多，男性四十歲後，女性停經後的發病率與患冠心病的可能性都較大。尤為是老年人，會因情緒激動喜悲哀愁，或疾走爬坡、上樓、負重、風寒受涼等因素都最易於誘發冠心病或心肌梗塞。另外，高血壓、高血脂、高血糖及肥胖族群，也是造成和引發冠心病的重要因素。

對冠心病族群而言，除了看醫生進行藥物治療和控制外，亦同上述族群一樣，必需在日常飲食中有針對性的進行調理和養療，方能收到改善的效果。

養療飲食要素——冠心病族群在日常飲食中，主要的是通過飲食調理和飲食控制來抑制其發病機率。其關鍵的是通過飲食來降低與穩定血壓、血脂、血糖，抑制體重增加。

冠心病族群一日三餐的飲食需求應以控制每天攝入的總熱量為主。通常情況下，五穀雜糧類主食每日約二五〇～三〇〇克，禽畜瘦肉及魚蝦類五〇克，牛奶或優酪乳二五〇毫升，豆製品五〇克，綠葉蔬菜一五〇～二〇〇克，根莖瓜果類蔬菜一五〇～二〇〇克，水果類一〇〇克，植物油一〇～十五克，少鹽少糖。

養療飲食結構——按上述原則，採少量多餐的方式，總熱量控制在一八〇〇～二〇〇〇大卡為宜。主食以五穀雜糧混搭，米飯、麵條、饅頭、餃子、餛飩均可；肉食以禽畜瘦肉為主輔以魚蝦，像鮭魚、沙丁魚等就享有「血管清道夫」的美譽，具有效軟化血管、消除血栓、降低血脂的功效。油脂以植物油為重，特別是橄欖油與深海海產最有利於心血管族群的健康。多數人都知道，在全世界，大凡生活在大海邊的人患心血管病的相對少。乳製品及豆製品方面，建議食用牛奶、優酪乳、脫脂奶粉，豆奶、豆腐、豆花、豆乾、豆皮及綠豆芽等。雞蛋則每日半個或一週三個為宜。

蔬菜瓜果類大都富含高纖維素，十分有利於冠心病和降低「三高」。如洋蔥、芹菜、菠菜、萵筍葉、韭菜、茄子、紅白蘿蔔、冬瓜、黃瓜、苦瓜、番茄、菌筍類、蘑菇類、海藻、海帶、紫菜等；水果中的山楂、柑橘、石榴、蘋果、葡萄、獼猴桃、西瓜等；乾果類的大棗、枸杞、松仁、杏仁、榛子、開心果、核桃、花生、黑芝麻、苡仁、蓮子、百合等。但要避免吃易脹氣的食物，如乾蠶豆、黃豆、山藥、馬鈴薯、紅薯、生蘿蔔等。

養療飲食方略——冠心病族群飲食養療要把握住「四低一高」的總原則，即「低鹽、低脂、低膽固醇、低糖和高纖維」。簡而言之就是要在日常飲食中嚴格控制過多的熱量攝取，限制動物脂肪、膽固醇、糖分的攝取。像膽固醇含量很高的動物內臟（肝腰腎心腦）、皮蛋、鹹蛋、魚子、海螺、貝蛤、魷魚、墨魚等；含動物脂肪的肥肉、豬肘、蹄膀、豬雞鴨皮等；含糖分重的白糖、冰糖、煉乳、鮮奶油、冰淇淋、糖果糕點、

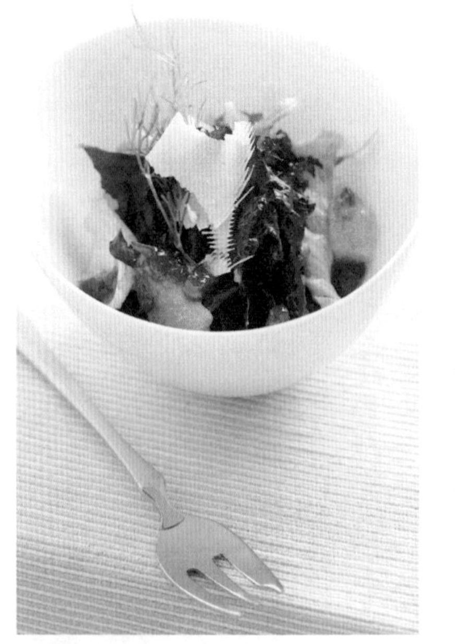

甜飲料等，但紅糖、蜂蜜對冠心病族群有益。

冠心病族群的日常膳食應多以蒸燒燉煮燜燴為主，口味要清鮮淡雅，食物以柔軟嫩滑易吸收消化為好。飲食中不偏食、不挑食、不貪食、少量多餐。要儘量少吃辛辣刺激食物，如辣椒、胡椒、芥末、咖喱等。同時還應忌諱煎炸燒烤、麻辣串串、速食食品（漢堡、炸雞、比薩、三明治、速食麵類）、膨化食物。

要嚴禁抽煙酗酒、濃茶咖啡等，但每日可喝少量紅酒、啤酒、黃酒，以促進血脈通暢和氣血調和。茶飲中，應以普洱、烏龍及綠茶為主。多喝白開水，可止渴且有助鎮靜、稀釋血液、散熱、利尿、潤腸胃的作用。飲品中有利於冠心病和降低血脂、血壓、血糖的還有決明子、山楂、荷葉、菊花、杜仲等均可作茶飲。

附錄

食養健體，不離其宗

食養健體，不論電視節目、報刊、雜誌或圖書，說法琳瑯滿目，本篇集十餘年間先後被發表在報刊、雜誌上，有關飲食養生的各種論述，經過親自體驗與篩選後，加以彙整、分享。

仙果贊銀杏 藥食珍品蓮子美
玉薏仁 康樂性福枸杞紅 長
菊 千果之王板栗珍 強身健體
原則 民間養療單方 高血脂族
略 民間養療單方 高血糖族群
肥胖族群 養療飲食要素 夏季
心經 秋季食養秘訣 秋季食養
冬季食養單方 神奇草根何首
養療飲食結構 養療飲食方略
菜勝佳蔬 蔬菜之王惟蘆筍 今
風韻永存 美妙食物助你性福
蔬果健康衛士 防皺抗衰飲食
生早餐巧安排 只將食粥至神
百歲 民間食養飲品 食養粥

龍眼桂圓皆珍果 美容
益智核桃王 延齡益壽
群 養療飲食結構 養療
養療飲食原則 養療飲
療飲食結構 民間養療
養單方 秋季食養 秋季
季食養心經 冬季食養
冠心病族群 養療飲食
究 五穀雜糧保安康 春
花如花花容體香 漂亮
機 吃情男女桃肥棟瘦
菇 魚翅燕窩與豬皮銀
反 七個簡單步驟助你
民間食養飲 食養三字

吃吃喝喝大有講究

一日三餐，吃吃喝喝，既是生命運動的必需，也是日常生活的必然。然而，人們在三餐生活中因工作、學習或個人喜好等，很容易形成不良的飲食習慣。像不吃早餐、不愛吃蔬菜水果，偏愛方便速食，貪食甜膩食物和碳酸飲料等。也有的對飲食帶有個人喜好與偏見，產生不少飲食誤區。如少吃多餐比一日三餐更健康，新鮮蔬果比冷凍蔬果更有營養，及烹煮蔬菜會破壞維生素等等。

其實，日常吃喝，從生活品質和飲食養生方面講，是大有講究的，並不像一些人所認為「只要吃飽、吃好就行了」那麼簡單。

既吃菜也要喝湯

不少人，尤其是青少年無論葷素只吃菜不喝湯。事實上，各種葷食、蔬食，無論是經蒸燒燉燴，還是炒燜溜煸，在高溫制熱烹熟的過程中，食料中大量的營養物質，像維生素類、鈣磷鐵鋅等微量元素都已溶解到湯水或汁中。特別是湯煲類菜肴，不僅風味比主料香濃可口，其營養也比主料更豐富，冷落湯亦等於白白丟棄、浪費諸多營養，尤其不利於兒童與青少年的生長發育和智力開發。

據日本學者研究，湯品在熬制過程中還生成了某些特殊成分，具有較強的抗癌防癌活性。同時，喝湯也是補充體液的一種很好的方式。只吃菜不喝湯的人，通常更容易出現皮膚乾燥、皺紋早現，更易衰老，其原因就在於水分補充不足和營養不充分。

既吃魚肉又吃魚頭

魚類是很好的養生保健食品。世界上很多專家學者都認為，吃魚比吃肉更養生。專家指出，魚是水生動物，含有豐富的卵磷脂，其所含的蛋白質比肉類動物的蛋白質品質要高，因此，相對於吃肉，吃魚更養生。另外，魚全身都是寶，各個部位具有不同的治病健體功效。那麼，哪些魚？怎樣吃？才是既美味可口又具有食養食療功效呢？

我們都知道「吃哪補哪」！也就是說「吃眼補眼」。這個說法有道理嗎？專家指出，魚的精華就是魚眼睛，堪稱ＤＨＡ的富礦，對兒童、青少年及老年人智力發育，健腦補腦特別有益。吃魚眼睛，對小孩子眼睛發育、明亮程度有很好的作用。而吃魚泡，可以潤肺、止燥咳、還可以治療聲音嘶啞，止癢等功效。魚卵，含有十分豐富的蛋白質，有較高的營養價值。民間很多人喜歡用魚膽泡酒，稱其為補品。這是因為，魚膽很苦、性涼，可清火潤腸。不過需要注意的是吃多了容易拉肚子，故一般不推薦食用。

如大頭魚是補腦效果很好的魚。俗話說，大頭魚的魚頭營養價值豐富，還含有人腦細胞發育需要的卵磷脂，符合人腦吸收的氨基酸，其特殊蛋白質，對小孩子的智力發育及其有幫助。

而魚類動物中，黃鱔的補血功效最好，配上中藥比如菟絲子等可以補腎陽，治療小孩子痞疾、夜尿。還可以治顏面神經麻痹，一般是熬湯或者蒸煮效果較明顯也更美味。

肉質鮮美、營養豐富、富含蛋白質的泥鰍，還有多種維生素，並具有藥用價值，是人們所喜愛的水產佳品。泥鰍所含脂肪成分較低，膽固醇更少，屬高蛋白低脂肪食品，且含一種類似廿碳戊烯酸的不飽和脂肪酸，有利於人體抗血管衰老，故有益於老年人及心血管病人。泥鰍和豆腐同烹，具有很好的進補和食療功用；應用於消渴則可泥鰍、鮮荷葉共煮湯食。

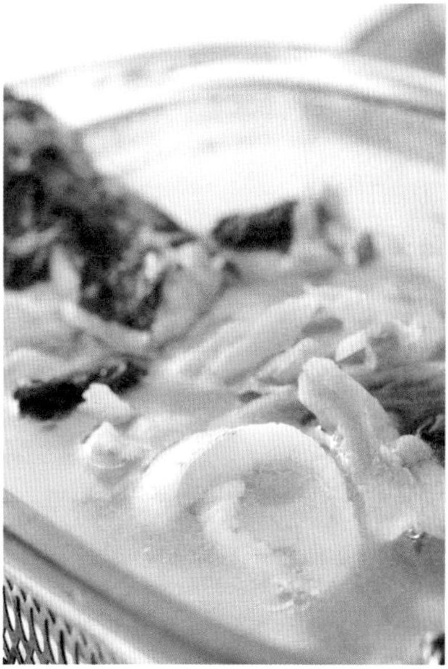

●天麻滋補魚。

鰻魚雖沒有黃鱔很好的補血效果，但是它和黃鱔一樣配上一些中藥如菟絲子等可以補腎陽，治療小孩疳疾、夜尿。因鰻魚外表有很粘稠的分泌物，因此需要用六〇℃的熱水燙過，再用鋼刷刷過一遍才能把粘稠物去除，其次採用清蒸的方法，其營養價值更高。

營養豐富度較低的魚則有吳郭魚、鰱魚，價格便宜，且肉質也不嫩滑。

民間有一種說法，認為「男人吃魚長壽，女人吃魚美容」。對於日本人繁衍後代的能力強盛，民間認為就是因為日本男人喜歡吃魚生的緣故。據專家介紹，魚類蛋白確實對男性生殖系統的發育以及保養有很好的作用，而魚類的鮮嫩肉質很容易被人體消化吸收，對女性的肌膚有緊致、祛痘的功效。因此，無論男女，都應該適時吃些魚類食品。

魚怎麼做營養價值最高？雖然魚類動物含有豐富的營養價值，但如果不能採用正確的烹飪方式，也將不能得到補充營養的良好效果。做魚湯時應該在快起鍋的時候再放鹽，過早放鹽，魚蛋白、魚的美味等營養物質容易被鹽鎖住。烹魚最好採用清蒸的方式，儘量保持魚的原汁原味。如果高溫煎炒，魚蛋白等營養物質很容易被損壞。因此，清蒸的方式煮魚可保持魚的原汁原味，其營養價值相對更高。

有些人只愛吃魚肉不大吃魚頭，通常嫌魚頭骨多肉少沒啥吃勁。事實上魚頭含有很多魚肉所沒有或很少的營養物質，如卵磷脂、DHA。DHA是一種高度不飽和脂肪酸，對促進神經細胞、尤其是神經傳導和神經突觸的生長發育極為重要，是補腦健腦之佳餚。豬牛羊等畜肉的DHA含量不過一〇％，而魚頭卻遠高於此。但要注意的是魚的「黑衣」不能吃，魚體腹腔兩側有一層黑色膜衣，也是最腥臭、泥土味最濃的部位，含有大量的類脂質、溶菌酶等物質。

吃蛋白也要吃蛋黃

生活中有些人，大多是青少年，吃水煮蛋或荷包蛋時只吃蛋白不吃蛋黃，多嫌蛋黃塞口哽喉吃起麻煩。就一個雞蛋來說，蛋清約占五十七％，蛋黃約占三十二％，蛋清占了大部分。然而，雞蛋的營養成分卻主要蘊藏在蛋黃中。如蛋白質，蛋黃含量為一三．六％、蛋清一〇％；脂肪，蛋黃含量是三〇％，蛋清僅〇．一％。至於鋅鐵銅等微量元素和維生素Ａ、Ｄ等幾乎全都在蛋黃中。尤其是與大腦和智力發育密切相關的卵磷脂，有抗肝癌功效的核黃素也都盡在蛋黃中。因此，除高血脂、冠心病等患者外，應該蛋白、蛋黃都要吃，對兒童和青少年尤其重要。

吃畜肉也應吃禽肉

吃肉也是很有講究的，我們通常吃的畜肉大都是豬牛羊兔，禽肉多是雞鴨和鵪鶉等。然而生活中卻是吃酒吃菜各人喜愛，有些人好食畜肉，有些覺得禽肉太瘦嚼食費力，吃起來也不滋潤。這只是從口感而言，卻忽略了營養成分的含量與價值。就現今飲食中人們十分注重的脂肪含量來說，即使是豬瘦肉，其脂肪含量也高達三〇％。眾所周知，食物脂肪含量過重，易誘發肥胖、高血脂、高血壓、心血管病和癌症等疾病。

美國醫學和營養學會曾進行調研，發現每天吃豬牛羊肉者，癌症發生率是那些平常少吃畜肉者的二倍。而禽肉則不同，以雞肉為例，常吃去皮雞肉者，患癌症的幾率要低得多，患心臟病的風險也較少。法國里昂醫藥衛生研究室主任雷諾博士研究還發現，禽肉脂肪與畜肉不同，不僅無損心血管系統，還能起到一定保護作用，其化學成分相當於橄欖油。而中華醫學很早就驗證出，鵪鶉，肉嫩味美，營養豐富，是一種高蛋白低脂肪的禽肉，有「動物人參」的美譽。因此，多吃禽肉對人體健康大有裨益。

但禽類的「尖翅」不能吃，即雞、鴨、鵝等禽類屁股上端長尾羽的部位，學名「腔上囊」，民間俗稱為「翹翹」，是淋巴腺體集中的地方，因淋巴腺中的巨噬細胞可吞食病菌和病毒，即使是致癌物質也能吞食，但不能分解，故禽類的「尖翅」是個藏汙納垢的「倉庫」。有的中老年人偏愛吃雞鴨屁股翹翹，這是十分有害的。再有，

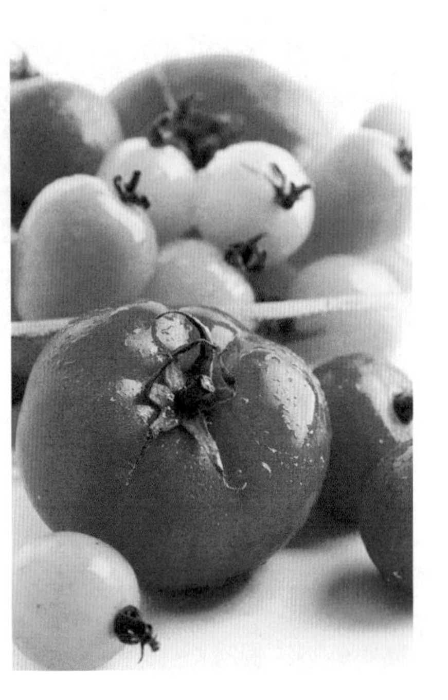

雞頭、鴨頭也不能吃。民間有句民諺：十年雞頭勝砒霜。雞鴨越老，其頭毒性就越大。醫學專家分析，其原因是雞鴨在啄食中會吃進有害的重金屬物。另外，雞脖鴨脖不要吃皮，也不要吃到氣管。這裡面都含有大量的高膽固醇，所以最好不要吃這些部位。

吃菜也應吃葷

一日三餐中，多吃蔬食少點肉食，確有益於健體防病。但完全蔬食，丁點肉食不沾卻是既不適宜又不科學。因為蔬食所提供的人體所需的各種營養成分很有限，且並不完全也不充分。完全蔬食往往會造成人體營養素缺乏，而引發多種疾病。像大部分肉食所能提供的B群維生素及鐵銅鋅等微量元素的缺乏，會導致貧血、結核病發生。對於減肥瘦身而蔬食的年輕女士，還會因脂肪攝取過少，促使體內雌激素分泌低下而造成諸多婦科疾病，如月經紊亂、閉經，甚而不能生育。嚴格蔬食的中老年人，也會導致體內膽固醇過低，引發中風、感染，誘發癌症等。

據英國醫學專家報告，當人體血漿膽固醇低於每毫升五毫摩爾時，患上述疾病的風險最大。以此，一日三餐中正確科學的飲食應是蔬食為主，葷食為輔，合理搭配，葷素適宜。

吃水果更要吃蔬菜

水果香甜酸美，滋汁豐醇，營養亦十分豐富。於是一些對蔬菜清洗、烹調大嫌麻煩的人便多以水果代替來攝取營養。尤其是青少年和年輕上班族多有如此，不少女士為節食減肥，還完全以水果替代早餐或晚餐，這是十分錯誤的食法。

事實上，蔬菜水果所含的營養成分各有偏重，只能互補不能替代。營養學家一再強調，蔬菜的營養要大於水果，並且在烹調的過程中還會產生不少別的營養物質。以青菜和蘋果為例吧，青菜的含鈣量就高於蘋果八倍、鐵質高出一〇倍、胡蘿蔔素高達二十五倍；此外，青菜還有促進蛋白質吸收的獨特生理作用，並含有大量優質纖維素，抗癌防癌效果尤佳。當然，水果在營養上亦有獨到之處，故聰明的食法是蔬菜水果兼收並蓄，蔬果並重，絕不可以水果替代三餐的主食。

五穀雜糧保安康

俗話說「粗茶淡飯保平安」，「五穀雜糧保安康」。的確，我們的祖先早在兩、三千年的《黃帝內經》一書中就為我們指明了，飲食之道應是「五穀為養，五果為助，五畜為益，五菜為充」。這裡，「五穀為養」之「五穀」即是粗細雜糧，「養」，便是我們常說的「主食」。以五穀為主食，就抓住了攝取營養素的主體和根本。對人體身體代謝、生理功能、健康狀況等而言，其作用最大、最主要的營養成分是熱能與蛋白質。熱能是生命活動所需動力的能源，蛋白質是人體所有生命細胞最基本的組成要素。「五穀為養」所強調的就是人體生命活動所需的熱能和蛋白質，須主要由「五穀」來供給。

現今的人們，一方面在追求飲食健康，一方面又在追求精細。拿我們的主食大米和麵粉來說，大米要吃「珍珠米」、「泰國米」；麵粉要吃「精製麵粉」。殊不知越精越細，其營養並不比粗細雜糧高，且花了高價買來的還有不少是假貨或偽劣品。而我們的五穀雜糧品種繁多，像粳米、黑米、紅米、燕麥、蕎麥、青稞、玉米、高粱、小米、豆類、薯類等各色各樣、應有盡有。事實上，主食品種不同，其營養素含量也不一樣。如大米、麵粉就不含胡蘿蔔素，賴氨酸、蘇氨酸和色氨酸的含量亦低。粗糧如玉米則含有細糧所沒有的胡蘿蔔素、鎂、硒，脂肪的含量也較高，還含有人體必需的亞油酸和多種維生素等。蕎麥、燕麥富含蛋白質、賴氨酸；小米、粟米富含色氨酸、胡蘿蔔素；高粱的脂肪含量很高，還有豐富的鐵；豆類中富含優質蛋白，而根莖薯類富含胡蘿蔔素和維生素，以及多糖與微量元素；大麥、青稞和蕎麥的賴氨酸含量較高；各種豆類的賴氨酸含量可達稻米和小麥的五～一〇倍。

由此可見，粗細雜糧含有人體所需的豐富營養素，不僅能充分滿足人體生命活動之需求，亦能提高人體健康之品質。因此，在日常飲食中，粗細雜糧合理搭配，在主食多樣化的前提下，有意識地多食用些雜糧，是飲食養生的一大原則。

當然，食「粗」吃「雜」，也要視不同的年齡段和各自的身體狀況。現代營養學研究亦表明，人們若不分年齡段地過多食「粗」吃「雜」，對健康同樣會產生不利影響。「粗糧」，是相對於加工比較多和精細的糧食而言的。粗糧主要包括穀類中的玉米、小米、紫米、高粱、燕麥、蕎麥、麥麩以及各種乾豆類，如黃豆、青豆、赤豆、綠豆等。不可否認，提倡人們適當吃粗糧可以預防疾病。因為纖維素可以抑制膽固醇的吸收，減少高血脂，促進腸蠕動，預防便秘；而B群維生素尤其是維生素B1則可以預防腳氣病。同時，很多粗糧還具有藥用價值，如苦蕎麥含有其他穀物所不具有的「葉綠素」和「蘆丁」，可以治療高血壓。

但是，如果攝入過多的粗糧也會對人體健康不利。首先粗糧不容易消化，吸收率較低；其次，粗糧裡富含的食物纖維會影響人體對鈣、鐵等營養素的吸收。粗糧雖好卻不適宜所有人群，如以下特殊體質的人就不宜常吃粗糧。

一、胃腸功能差的人：胃腸功能較弱的人群，吃太多食物纖維對胃腸是很大的負擔。

二、缺鈣、鐵等元素的人：因為粗糧裡含有植酸和食物纖維，會與其結合形成沉澱，阻礙身體對礦物質的吸收。

三、患消化系統疾病的人：如果患有肝硬化、食道靜脈曲張（食道靜脈瘤）或是胃潰瘍，進食大量粗糧易引起靜脈破裂出血和潰瘍出血。

四、免疫力低的人：如果長期每天攝入的纖維素超過五〇克，會使人的蛋白質補充受阻、脂肪利用率降低，造成骨骼、心臟、血液等臟器功能受損，降低人體的免疫能力。

五、體力活動比較重的人群：粗糧的營養被吸收率較低、熱量較少，對於從事重體力勞動的人而言營養提供不足。

六、生長發育期的青少年：由於生長發育對營養素和能量的特殊需求以及對於激素水準的生

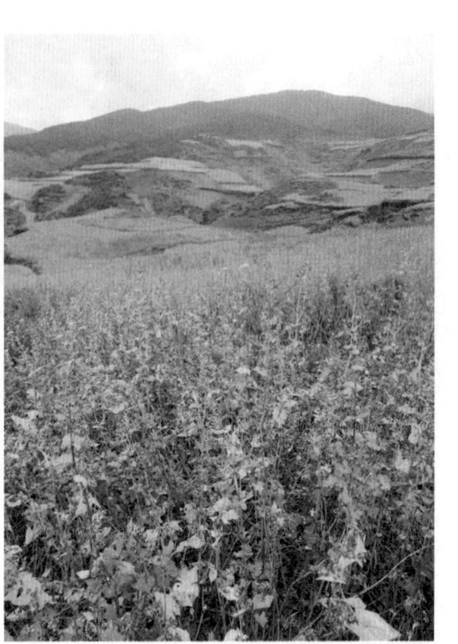
●四川涼山海拔 1500 公尺以上的苦蕎產地。

理要求，粗糧不僅阻礙膽固醇的吸收和轉化成激素，也妨礙營養素的吸收和利用。

七、老年人和小孩：因為老年人的消化功能減退，而孩子的消化功能尚未完善，消化大量的食物纖維對於胃腸是很大的負擔。而且營養素的吸收和利用率比較低，不利於小孩的生長發育。

營養師指出，吃粗糧很有必要，但一定注意粗細搭配，同時還要搭配營養豐富的食品。比如把粗糧熬粥或者與細糧混起來吃，搭配蛋白質、礦物質豐富的食品以幫助吸收。同時，不適宜多吃粗糧的人群要盡可能減少粗糧的食用，以免造成營養不良。

以二十五～三十五歲這階段的群體來說吧，過多食用粗雜糧，就會影響人體機能對蛋白質、無機鹽以及一些微量元素的吸收，甚至還會對性功能與生殖能力產生不利，特別是男性群體，飲食中應含有豐富的鋅、硒和維生素C、維生素E。另外，粗雜糧大多富含高纖維素，雖能潤腸通便、減肥健美，並預防腸癌、高血脂、心腦血管疾病，但長期過多食用粗雜糧，其纖維素將使人體蛋白質補充受阻，脂肪攝入量減低，微量元素缺乏，導致心臟、骨骼等臟器功能及造血機能發展緩慢，間接降低了人體免疫力。

而三十五～四十五歲壯年階段，由於身體的新陳代謝開始減緩，這一時段就應少吃高糖分、低營養食物，宜多吃各種粗雜糧、豆類、乾果以及新鮮蔬果等。四十五～六〇歲的中年階段，飲食調節和營養補充尤為重要，需根據自己身體狀況，如肥胖或瘦弱，有無「三高」病症等來調節主食的粗細搭配及食用量。像高血壓患者就要少鹽、少脂，多食富含鉀的食物；高血糖就要少吃含糖分較重的薯類等。六〇歲以上的老年群體，易患便秘、癌症、「三高」、心臟病、心血管疾病和中風等，因此，適合多吃含抗氧化物和含鋅量與纖維素豐富的食物，如豆類、蔬菜、水果、乾果、海產等。食用油則當以植物油為重，如橄欖油、玉米油、芝麻油、菜籽油、大豆油等。總之，在這一年齡段，飲食總原則是少鹽、少油、少糖以及少量多餐。

再如粗糧中的玉米，不少中老年人都愛吃，玉米確有抗衰老的作用，但許多人並不瞭解，煮玉米也是很有學問的。玉米煮的時間越長，抗衰老作用越強。研究顯示，在一一五℃下，將甜玉米分別加熱一〇分鐘、二十五分鐘和五〇分鐘後發現，其抗自由基的活性依序升高了二十二%、四十四%和五十三%。這表明，加熱時間越長的玉米，抗衰老作用越好。所以，老年人在家裡煮玉米，也最好多煮一段時間。由於玉米中所含的胡蘿蔔素、黃體素、玉米黃質為脂溶性維生素，加油烹煮有幫助吸收的效果，促使發揮營養作用的功效。因此，老年人吃玉米，也可以不時炒來吃，像青椒炒嫩玉米、鮮玉米炒雞肉丁、松仁炒玉米等。

古人所提出的「五穀為養、五果為助、五畜為益、五菜為充」的飲食保健的觀念，即是說日常飲食只要做到粗與細、葷與素、蔬與果的合理搭配、適時調節，便可身心康樂。比如，一日三餐，除食米飯或麵食外，還應搭配五〇～一〇〇克粗雜糧食物，五〇～一〇〇克豆類和薯類食物，當然食物形式可以多樣化，隨心所欲。這樣就可以既享受美食、吃的舒服，又能有益健康。

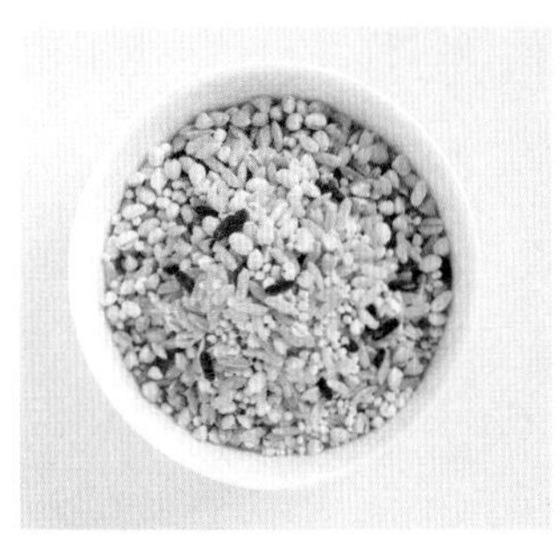

要均衡攝取五穀雜糧，事先混和好的五穀米是簡便的選擇。

春日野菜勝佳蔬

時過境遷，人們怎麼也沒想到，昔日拿來充饑果腹的野菜野花，竟成了今日餐館酒樓裡的美味珍肴，成了人們餐桌上的稀罕美味。如果說，過去的歲月，野菜野花留給我們更多的是那苦澀與辛酸的回憶，那麼今天，野菜野花已成為人們崇尚生活品質，追求養身健體的天然有機珍蔬。野菜野花所含有的獨特芳香與口感，所富含的豐富營養元素以及食養食療價值，使其在這幾乎被完全污染了的天地之間，更為顯得珍稀可貴。像竹筍、野菌、側耳根、棉花草、魚鰍串、狗地芽、馬齒莧、薺薺菜、野芹菜、椿芽、薇菜、蕨菜、地瓜葉、苕菜、辣椒葉、花椒葉、野韭菜、茼蒿菜等等。好似往日的鄉野村姑，一下子便成了都市時髦女郎而備受人們青睞。

野菜野花，正是因其野生野長而盡顯其天然清純與芳香。自古道是「春日野菜勝佳蔬」。野菜沐浴著春雨春光，在泥土裡隨遇而安，在春寒料峭中倔強地生長，無需照料無需施肥，以其自身的生命元素和堅強的生命力，自然而然地破土而出，挺立在大地間，揮發著獨有的芬芳。正因如此，野菜野花方才顯得鮮美、清香、脆嫩、甘苦、舒爽。野菜野花生於天然、長於自然，故而保持其野生野性和與生自來的豐富營養成分，人體必需的蛋白質、脂肪、糖類、無機鹽、礦物質、微量元素、氨基酸、維生素和纖維素；不少野菜所含有的胡蘿蔔素、維生素和核黃素遠高於一般蔬菜。最為醫學家、營養學家看好的是，野菜不僅具有很好的調節飲食結構、平衡營養與飲食保健作用，同事還具有很強的防病、治病的醫用功效。

如地地菜，又叫薺菜，生於田坎、溝邊，色綠、清香、柔嫩。雖是野菜，卻是古往今來人們口中的佳蔬。蘇東坡不僅親手創製了「薺菜羹」，還盛讚「薺有天然之珍，味外之美」。老成都過去還有名小吃「薺菜燒麥」、「薺菜餃子」。薺薺菜，因富含膽鹼、醯膽鹼及季胺化合物，具有降血壓的作用，是高血壓、動脈硬化患者的天然食療珍蔬。民間歷來有「三月三，薺菜當靈丹」之說。

再說苕菜吧，古稱小巢菜，又叫元修菜。成都平原普遍生長，清香柔嫩、爽滑可口。蘇東坡亦有詩云：「菜之美者，有吾鄉之巢。」川菜中還有一款名菜「苕菜獅子頭」，民間則多喜食「苕菜稀飯」、「苕菜圓子湯」。但吃苕菜不可飲酒，會引起中毒而昏厥。

再如有「山珍」之譽的竹筍，就富含人體必須的氨基酸、谷氨酸、絲氨酸、蘇氨酸、賴氨酸等；還有被譽為「長壽菜」的馬齒莧，則有清熱解毒、利水祛濕、消腫止痛的功效，是急性腸炎、菌痢、腸痛、腎炎水腫及肺病食療佳蔬；側耳根，又叫魚腥草，具有清熱解毒的功用。

據統計，全大陸野菜品種約有六〇〇多種，四季野生，可采食的有二〇〇餘種。春天，野菜最多亦最鮮嫩。踏青郊遊、清明掃墓，採摘或買些野菜，做幾款清香鮮美，可口益身的菜肴，品味大自然的恩賜，品享天地之靈氣，必會使身心舒暢、精神氣足。

但同時也要注意到，有的野菜天然含有有毒物質，還有一些植物在面對病蟲害的侵襲時，也會產生一些抵禦性毒素。再者，現代社會已經讓許多地方的水源、土壤受到化學和重金屬污染。植物在生長過程中，這些有害污染物質會進入植物體內沉積下來。尤其是在公路、工廠和城市附近的田野地頭生長的植物，安全性就更為不可靠。當然，生長在山林原野或高原地帶的野菜相對就很純淨。鑒於此，野菜可常吃但不可多吃，且應在清水中浸泡三〇分鐘以上，盡可能熟食而不生食。通過浸泡與高溫亦可分解和揮發掉一些有害物質。這樣既享受了天然野蔬的美味，又安全放心。

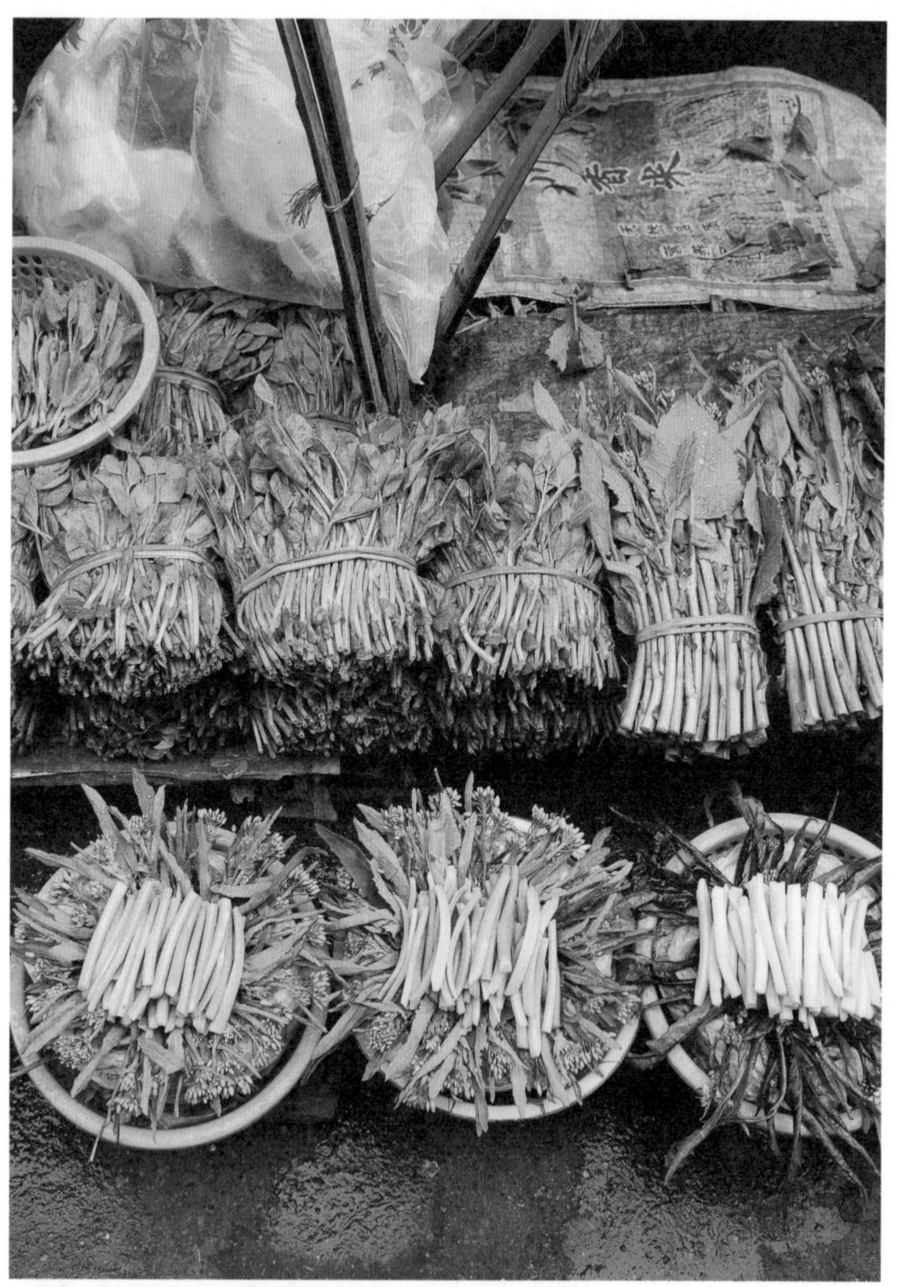

●野菜野花，正是因其野生野長而盡顯其天然清純與芳香。

蔬菜之王惟蘆筍

在春天和夏日，當你在餐桌上看到一盤青翠碧綠的蘆筍，無論從色澤口感還是營養功效上，都會挑逗著你的味蕾。尤其是在炎熱的夏日裡，來盤翠綠清涼的蘆筍，那絲絲脆嫩涼幽的盛夏快感，無疑會讓你從此而心懷難舍的悠悠蘆筍情。

蘆筍對中國人而言，是純粹的洋蔬菜。原產於地中海沿岸及小亞細亞，即原蘇聯高加索、伏爾加河、西伯利亞一帶。蘆筍的人工栽種亦有二〇〇〇多年歷史。十七世紀進入美國，十八世紀傳到日本，十九世紀末和二〇世紀初方才來到中國。八〇年代臺灣的蘆筍產量十分豐富，其罐裝蘆筍的出口量占世界蘆筍貿易的七〇%。現今蘆筍已成為大陸出口創匯的主要蔬菜產品之一，且和西班牙一起稱雄當今世界蘆筍貿易。但在市場上，由於人們對蘆筍的美味與營養價值認識不足，蘆筍依然是銷量較少的蔬菜。

蘆筍，又叫天門冬，大陸俗稱龍鬚菜、豬尾巴。是當今世界蔬菜中營養最充分、全面、且比例得當的一個不可多得的品種。被譽為「蔬菜之王」。蘆筍，春天破土而出，幼芽萌發，青翠碧綠，這些初長成的嫩莖，便是我們所吃的蘆筍。

蘆筍，色澤翠綠、清香可人、口感舒爽，是

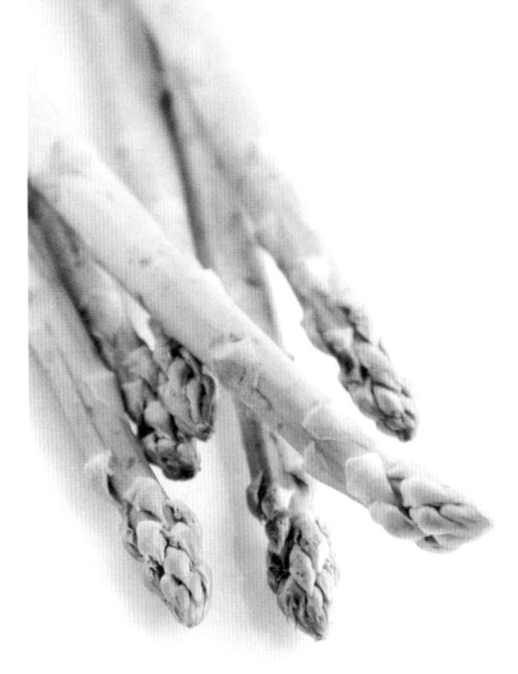

●蘆筍。

西方餐桌上的珍品佳餚。在日本，要吃到上品新鮮蘆筍，你得準備好足夠的花費。倘如在較高級的餐廳點上一份神戶牛排，來一盤生鮮上好蘆筍，一瓶紅葡萄酒，那真正是高檔的美味體驗和人生享受。蘆筍，無論綠色還是白色，都挺直圓潤、細嫩柔軟、香脆甘甜、清爽宜人。歐洲人大多喜食白蘆筍，美國人好吃綠蘆筍，中國人偏愛青翠碧綠，故尤好綠蘆筍。

或許您還不知道，除了美味可口，蘆筍的營養保健價值早已為世界所公認。二〇〇〇多年前歐洲人不僅已普遍食用，羅馬人更把它作為強身健體的佳食。蘆筍所含有的充分、全面、平衡的營養元素是其他蔬菜水果無法比擬的。蘆筍不僅含有蛋白質、脂肪、碳水化合物、粗纖維、胡蘿蔔素，還富含鈣磷鈉鎂鐵銅鋅硒，以及維生素Ａ、Ｃ、Ｅ、Ｂ１、Ｂ２；蘆筍所富含的煙酸、葉酸、泛酸、天門冬酸及醯胺等多種皂苷物質，可產生一〇九．二千焦耳的熱能。並且蘆筍氨基酸的豐富含量，足以滿足人體所需的八種氨基酸。故此，世界醫學家和營養學家一致推崇蘆筍為首屈一指的「保健蔬菜」、「全面抗癌的食品」。

現代醫學和營養學分析驗證，蘆筍具有調節人體代謝，增強免疫力的功效。可有效防治高血壓、肝病。心臟病、白血病等多種癌症和水腫、膀胱炎等。蘆筍還是健體強身、防老抗衰、減肥瘦身的理想食物。中醫學臨床試驗證實，蘆筍是新一代防癌、抗癌、治癌的保健藥物，尤對膀胱癌、肺癌及皮膚癌有特殊療效。

要享受蘆筍鮮美脆嫩的滋味，一定要吃鮮嘗新。無論哪種蘆筍，選購時都以新鮮為標準，即蘆筍形態正直圓潤、表皮鮮亮不萎縮、細嫩粗壯為佳，筍尖花苞緊密、未發腋芽、且沒有水泡腐臭味。

蘆筍買回後要儘快食用，不宜久放，否則鮮度很快會揮發，纖維組織變粗、營養喪失。蘆筍的吃法各式各樣、無拘無束、隨心所欲，但多以清鮮淡雅為宜，以品其原汁原味。烹飪中炒燒燜燴燉及涼拌或沙拉無一不可。但若是涼拌或沙拉，應先用鮮開水燙幾分鐘再拌食。日常飲食中可用整根蘆筍烹調，像上湯蘆筍、雞汁燴蘆筍等，亦可切成丁顆、片、絲入肴。如：清炒蘆筍、百合炒蘆筍、蘆筍炒蝦仁、蘆筍煎雞蛋、蘆筍肉丁（片）、蘆筍燒雞、蘆筍雞絲、蘆筍燜牛肉、蘆筍肉圓湯、涼拌糖醋蘆筍、蘆筍雞蛋沙拉等不勝列舉。還可將蘆筍切成碎丁做粥羹，還可與肉拌合作麵條、包子、餃子餡料等。無論何種方式、怎樣烹調，都不會失去蘆筍的鮮美脆嫩、清香美口。且在烹與食上沒有什麼忌諱，盡可放心享用。

食物顏色與健康

大千世界，五彩繽紛，色澤絢麗，令多少好色者眼花繚亂，心猿意馬。然而，您知道嗎？生活中多彩的美色不僅能愉悅我們的視覺感官，還能豐富我們的三餐，滿足食欲口福，營養身體。如果我們將人類與身俱來的「好色、食色」的天性帶入日常飲食中，那不但會使生活更加多彩多滋，還可以讓我們所攝入的營養更為均衡全面，使身心更加康樂長壽。

我們的祖先早就提出飲食應是：「五穀為養，五畜為益，五菜為充，五果為助」。說的就是大自然中的各種食物都應在我們的日常膳食中出現。現代營養學家也告誡人們，世界上沒有一無是處的食物，也沒有十全十美的食物。每個人都需要攝取多種多樣的食物，才能充分滿足人體的健康需求。因此，人體攝入的營養均衡與否，取決於食物的合理搭配與調節。

單就「食色」而言，自然界就富含營養各異，色彩萬千的食物，其色澤本身亦是其營養資源的一種標示。認識食物的顏色，擇所需營養而食，將會對我們的體質、體態和身心有著意想不到的美好作用。比如：

紅色——像牛羊豬肉、內臟，也包括魚肉含有豐富的血紅素鐵、B群維生素及蛋白質。每天吃一〇〇克，便可滿足身體對蛋白質和鐵的需要。蔬果中的番茄、西瓜、草莓、燈籠紅甜椒、胡蘿蔔等，都含有一種防癌的抗氧化物。民間已有這樣的說法，常吃這類食物可使人氣色紅潤。紅色水果還具有融解體內油脂，消除脂肪，減肥瘦身的功用，包括番茄、石榴等，其根源為類胡蘿蔔素，具有抗氧化作用，能清除自由基，抑制癌細胞形成，提高人體免疫力。此外，由於紅色水果所含的熱量大都較低，因此常吃能令人身體健康，體態輕盈。

白色——豆腐、豆花、豆漿、牛奶、優酪乳等含有豐富的鈣和蛋白質，可強健筋骨、加固體

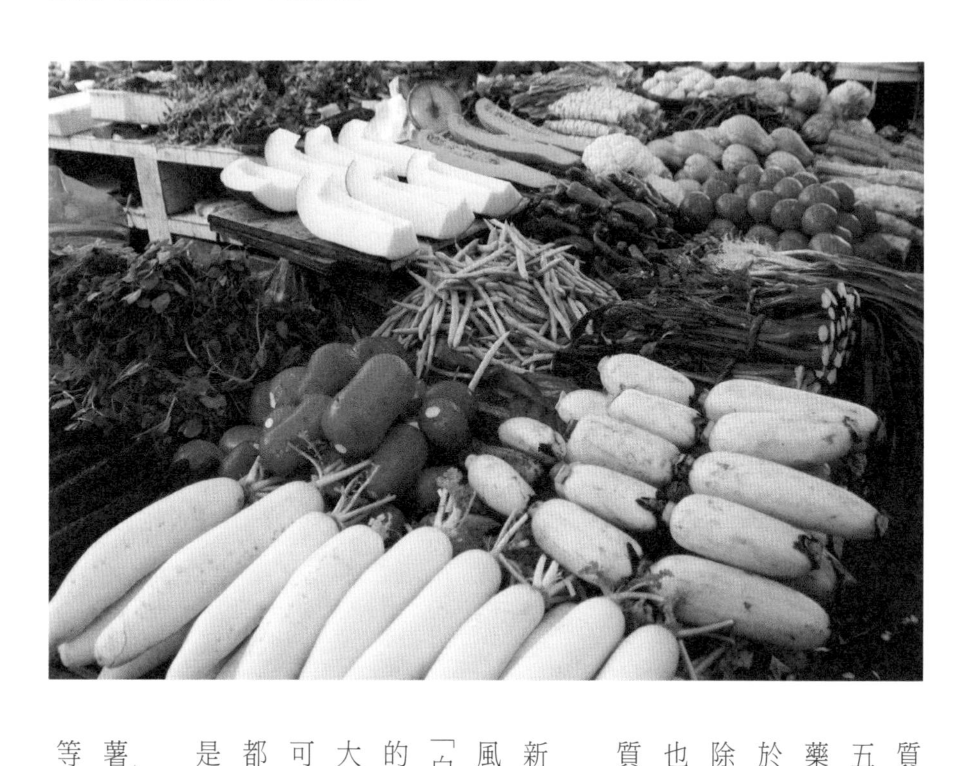

質，成人每天的需要量約是二五〇克牛奶或一二五克豆腐、豆花類。蔬果中的白菜、馬鈴薯、山藥、白玉米、蘑菇、香蕉等則富含纖維素，有助於抑制癌細胞的生長，並加速其通過消化系統排除。各種肉質為白色的豆果類，以及蔥白、大蒜也都富含維生素與微量元素，有抑制產生致癌物質酶的作用。

同時，白色蔬果能降低老年中風的風險。最新研究顯示，每天食用二十五克白色蔬果可使中風風險降低九％，蘋果、梨和香蕉是最方便吃的「白色水果」。白色蔬果攝入量高的人與攝入量低的人相比，中風的風險會低五十二％。當然食用大量蔬果無疑是很重要的，因為其他顏色的蔬果可以預防其他慢性疾病。而每一種蔬菜和水果，都能提供一定的營養物質，這些物質多數情況下是需要結合在一起相互作用。

黃色——胡蘿蔔、黃甜椒、韭黃、南瓜、紅薯、黃玉米、芒果、木瓜、廣柑、橘子、鳳梨等，由於富含胡蘿蔔素等抗氧化物質，常吃可起到防老抗衰、美容健體的作用，每人每日約需一〇〇～二〇〇克。黃色的玉米和其他黃色蔬果中也富含胡蘿蔔素。生薑所含的薑黃素則有很好的抑制癌症的功用。橘黃色的水果檸檬、芒果、柳丁、木瓜、柿子、鳳梨、橘子等，它們都含有天然抗氧化劑β—胡蘿蔔素。這是迄今為止抑制病毒活性最有效的成分，可以提高身體的免疫功能。起到排毒養顏，減肥瘦身的作用。而柑橘類水果中的橘色素還有抗癌的功效，它的作用可能比β—胡蘿蔔素更強。此外，作為心臟的保護因數，常見於綠色葉菜中的維生素Ｃ和葉酸，在黃色水果裡也很豐富。

綠色——大凡綠葉菜、青椒、豆角、甜菜、蘿蔔、菠菜、柿子椒、黃瓜、苦瓜、獼猴桃、青葡萄、香瓜等蔬果都富含維生素Ｃ、Ｂ群及Ｋ，還富含多種微量元素和膳食纖維。這些都有助於提高人體免疫力，預防多種疾病，還能降低和排泄膽固醇及三酸甘油酯，從而有效預防和抑制「三高」及癌症，保護心臟。綠色水果，如青蘋果中含有葉黃素或玉米黃質，它們的抗氧化作用能使視網膜免遭損傷，具有保護視力的作用。

黑色——黑豆、木耳、香菇、海帶、黑芝麻等，含有大量的微量元素和可溶性膳食纖維，具有抗衰老、排毒和預防慢性疾病的作用。成年人每日吃上一〇克，即可達到不錯的保健效果。

米色——稻米、麵粉、小米、燕麥、黃豆等穀物，和雜糧類，富含碳水化合物、維生素Ｂ１及維生素Ｂ５（又稱泛酸）和礦物質，粗雜糧還富含纖維素。作為主食，每天攝取三〇〇～五〇〇克即可，但不應少於一五〇克。

棕色——多吃穀物與雜糧，像、糙米、高粱、棕色玉米、麥芽、燕麥粉、堅果等，都富含維生素Ｂ、Ｅ、纖維素和鐵質及預防心臟病的防老化劑。

紫色——紫甘藍、茄子皮、葡萄、黑莓、慈姑、桑葚、櫻桃等都含有大量花青素，有改善血液循環，保護心臟的好處。紫黑色水果含有能消除眼睛疲勞的原花青素，這種成分還能增強血管彈性，防止膽固醇囤積，是預防癌症和動脈硬化最好的成分。其代表水果有葡萄、黑莓、藍莓和李子等。相比淺色水果，紫黑色水果通常含有更豐富的維生素C，可以增加人體的抵抗力。此外，紫黑色水果中鉀、鎂、鈣等礦物質的含量也高於普通水果，這些離子多以有機酸鹽的形式存在於水果當中，對維持人體的離子平衡有至關重要的作用。

各種顏色的水果中，還需因依據自身的體質狀況，因人而宜地選食水果。像體質燥熱者宜吃梨、香蕉、西瓜、香瓜等偏寒性水果；體質偏寒者宜吃荔枝、龍眼、櫻桃、栗子等；心肌梗塞、中風的病人宜吃香蕉、橘子、桃等幫助消化的水果，不宜吃柿子、蘋果等含鞣酸較多的水果；冠心病、高血脂病人宜吃山楂、柑橘、柚子等含維生素C和維生素Ｂ５（又稱泛酸）的水果，能降低血脂和膽固醇。

同時需要注意的是在日常生活中應多吃吃新鮮水果，少喝或不喝果汁飲品，尤其是添加了砂糖、甜味劑、酸味劑、香料、甚而色素等成分的果汁飲品，其中含有大量的糖分和熱量，常喝果汁容易患肥胖。

食色，性也。源於自然，食之天然，天人合一，身心都健康。

食花如花花容體香

在世間，女人是上帝創造的最美的藝術傑作。然而最受看、最耐看的女子還是保持著上帝原創之素顏與自然。尤其是一個青春女子，是不需要修飾的。一張臉，皮膚緊繃繃、水靈靈的，白裡透紅，豔如桃花，哪裡還需要其他顏色的修飾呢！滿大街都是那樣的粉白臉、紅朱唇、大眼睛、尖下巴，還要戴一副假得不能再假的瞳孔放大隱形眼鏡，你以為看起來像個西洋妞、混血兒了啊？殊不知，當一個原來不化妝的女人，把許多不知名的東西塗抹上臉，原本淳樸受看的臉，變成了調色板和油畫布。抹上三、四層之後，就像是要去參加化妝舞會或萬聖節一樣，也不知道會不會嚇著人，或造成環境污染、影響城市的市容市貌？那些四、五十歲的藝人女星，用大量的粉子色膏、刀刀叉叉、樹脂矽膠什麼的，硬是把自己整得水嫩，整成「徐娘」，倒也可以同情，因為她們為了保持知名度而不惜自殘，當然也傷得起。然而就關注度和回頭率而言，姑且不說那些化妝用品中危害皮膚的潛在慢性因素，但至少有一點是肯定的，男人們看見了是一定要噁心的。因為中外男人都喜歡的是清秀乾淨、純樸自然，不需要任何脂粉，美在天然，美在本色而性感可人的女子。

當然會化妝的女人無疑是聰明的，不化妝的女人也是很聰明的，而最聰明的女人，莫過於懂得女性的長久魅力與性感之源，是在容顏肌膚和氣質修養上的保養與呵護。相較於塗脂抹粉、整容變形，保養、護膚才是女人一生的事業。通過保養，尤為是食養，讓皮膚緊致滋潤、柔嫩光澤、吹彈可破，由內而向外地散發出女性的柔美，自信與吸引力，這比濃施粉黛要真善美一萬倍呢！

如何保養、護膚呢？讓我們從頭說起。

解剖學證明，在人體每平方公分皮膚上，約有三〇〇萬個細胞、二十二個溢脂毛孔。不過每個人的汗腺和毛孔數量的多少並不一致，這就是為什麼有的人體味較重，有的人體味較淡的原因之一。

氣味分子學家認為，人體之所以會散發出各種不同的體味，是因為每個人都有其獨特的氣味分子結構，這是由人的遺傳基因和體質所決定的。但是，人們的一日三餐與膳食結構也會影響到人體氣味的變化。

實際研究也證明，當你的日常飲食富含鎂元素時，你就顯得精神氣爽，皮膚光潔白嫩，體味散發出淡淡的杏香味。若是所攝取的鎂過量，體味就會轉化成無花果的香味。這說明人體具有較強的蘊香代謝功能，並且與飲食密切相關。這就讓人們，特別是女士對此產生了很大的興趣，一年四季選擇那些花卉？該怎樣通過合理的食花飲花使自己如花似玉、芳香可愛、年華花樣呢？

放眼天地之間，一年三六五天，大自然饋贈給人類千姿百色、芳香各異的奇花異草。只要你熱愛自然、貼近自然，將身心融於大自然，你就會受到大自然的垂愛。在繁花似錦中盡情享受你

●乾茉莉花。

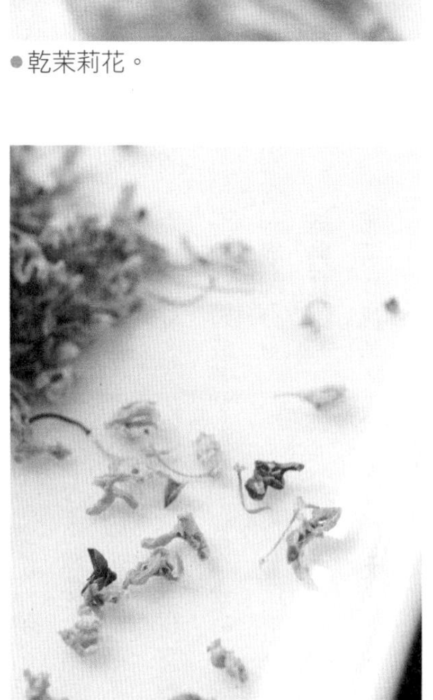

●乾桂花。

康樂美麗的人生。比如，春之玫瑰、桃李，夏之茉莉、蓮荷，秋之丹桂、菊花，冬之臘梅、玉蘭等。自古道聞香識女人，食花如花，花容體香。四季之花可粥羹湯煲、茶酒蜜膏、浴體敷面、潤肌美顏，何樂而不為之！這裡僅略舉幾種人們熟悉而常見且芳香獨特，廣泛用於食品和化妝品的花卉，以及日常飲食方法與功效，藉以啟發您的心智與靈氣。

茉莉花香——

茉莉花，香味濃郁、沁人肺腑，作為香體美容之飲食輔料已是十分悠久。現代藥理學研究證實，茉莉花所含有的茉莉油、芳香醇，具有抑制人體皮膚色素的形成，以及潔化表皮細胞的作用。因此，茉莉花油及茉莉香精在國際市場上價比黃金，被廣泛用於食品、飲料和化妝品。

傳統中醫認為，茉莉花馨香奇特，能順氣活血、調理氣機，有排毒、祛痘、除斑、美白、養顏、養心明目、清心提神、潤腸通便、消除口臭的功用。茉莉花入食入飲，乾鮮皆宜。像鮮茉莉每次可用一〇朵左右，清水漂洗淨後，用來烹調茉莉炒蛋，茉莉蛋花湯、茉莉冬瓜湯、茉莉肉絲、茉莉燴三鮮、茉莉豆腐、茉莉粥、茉莉銀耳羹、茉莉蜜膏、茉莉花茶等。乾茉莉則多用於泡茶、泡酒或製成茉莉粉用。常食常飲會讓您肌膚溢香、容顏芬芳。

經典食譜

茉莉玫瑰粥：茉莉花一〇克，玫瑰花五朵，粳米一〇〇克，冰糖適量。將茉莉花、玫瑰花、粳米分別去除雜質並洗淨，粳米放入盛有適量水的鍋內，煮沸後加入茉莉花、玫瑰花、冰糖，改為文火煮成粥。此粥具有疏肝解鬱，健脾和胃，理氣止痛的功效。適用於肝氣鬱結引起的胸脅疼痛，緩解婦女痛經等。

茉莉花飲：茉莉花五克，白砂糖適量。將茉莉花、白砂糖加水一五〇〇毫升煎好，去渣飲用。此飲甘甜芬芳，具有疏肝理氣，止痢解毒的功效，適用於胸脅疼痛，下痢腹痛，瘡瘍腫毒等病症。

茉莉銀耳羹：銀耳二十五克，茉莉花二十四朵。將銀耳放碗內用溫水泡發，擇洗乾淨，泡人涼水中；茉莉花蕾去蒂，洗淨；鍋中加清水、精鹽燒開，撇去浮沫，倒人湯碗中，撒上茉莉花即成。此湯氣味芳醇，具有疏肝解鬱，滋陰降火的功效。適用於肝鬱氣滯，化火傷肺所引起的咳嗽、咯血、胸脅痛等病症。

桂花香——

桂馥蘭香、蘭桂齊芳，每逢農曆八月，金桂飄香。桂花，以金桂、銀桂、丹桂、四季桂為佳品。桂花含有多種香料物質，故而芬芳十里、清香怡人。

中醫驗證，桂花具有強肌滋膚、活血養體、提神醒腦、健脾開胃、止咳化痰等功用，對喉痛牙痛、經閉腹痛、咳嗽哮喘很有療效。古人稱頌桂花為「百藥之長」。而桂花酒已被古人視為「飲之壽千歲」，也因而有了「嫦娥捧出桂花酒」之美麗傳說。

桂花，很早就廣泛用於華人飲食與食養保健。像糖果糕點類、桂花湯圓、桂花月餅、桂花粉子醪糟、桂花炒蛋、桂花魚頭、桂花肉絲、桂花豆腐，以及桂花粥、桂花羹、桂花蜜、桂花膏等。日常養生保健可每日泡飲桂花茶，取一小搓，約二〇朵桂花與任何茶同泡，可加適量冰糖。桂花蜜，則可用新鮮桂花（多少隨意），清水漂洗後，剁成泥，加蜂蜜調和均勻，即可。每晚一小匙，又可用以作面膜美體養顏，早晚敷用，三〇分鐘後清洗。

此外，冬季喝桂花茶還可緩解腸胃不適。冬季，冷風一吹，很多人常常會感到胃部不適，尤為是中老年人，甚至出現冷痛的感覺，這個時候喝點桂花茶，就能夠很好的緩解症狀。解除口乾舌燥，潤腸通便，減輕脹氣腸胃不適；美白皮膚，解除體內毒素；也可用於口臭、風火牙齦腫痛、胃熱牙齦腫痛及齲齒牙齦腫痛等。

經典食譜

桂花茶飲：乾桂花一克，茶葉（紅茶、綠茶皆可）二克。將乾桂花、茶葉，入杯中，沸水沖泡六分鐘，即可飲用。早晚各飲一杯。功效：強肌滋膚，活血潤喉。應用：適用於皮膚乾燥、聲音沙啞、牙痛等症。

桂花湯飲：桂花一克，精鹽一小匙，冰糖一小匙。桂花用鹽水反復清洗、瀝乾；將桂花置入杯中，沖入滾水，加入冰糖，蓋起杯蓋，約燜三分鐘，掀蓋則香味溢出。功效：可化痰散淤，治咳嗽。

玉蘭香——

玉蘭，花型大氣、雍容華麗。白色，素潔高雅；粉色，嬌豔華貴。玉蘭，陽春三月盛開，花瓣肉質豐腴、清香可人。很早就成為觀賞和食用的名花。現今從玉蘭花中提取的玉蘭油、玉蘭香精被廣泛應用於食品與化妝品，一些名貴品牌化裝品中都少不了玉蘭及其芳香。

中醫認為，玉蘭具有祛風散寒、宣肺通竅、治療鼻炎頭痛、經痛血瘀，尤對皮膚真菌有抑制作用，是護膚養顏的佳品。

玉蘭花入食入飲，鮮品尤佳。最宜取豐腴花瓣，用淡鹽水漂洗淨後，擦乾水分，如炸蝦片般，裹雞蛋清溫油軟炸，蘸蜂蜜、果醬或煉乳，亦可撒白糖食之。還可將玉蘭花瓣洗淨後，切成絲，炒玉蘭肉絲，亦可用花瓣做各式湯煲，清洗後的玉蘭花剁碎，熬製成玉蘭粥；與銀耳、大棗熬製成玉蘭花羹。還可將玉蘭打成泥加蜂蜜調製成玉蘭蜜汁，每晚食用一小匙，或用作面膜美容養顏，早晚敷用，三〇分鐘後清洗。

玉蘭花含有豐富的維生素、氨基酸和多種微量元素，有祛風散寒，通氣理肺之效。可加工製

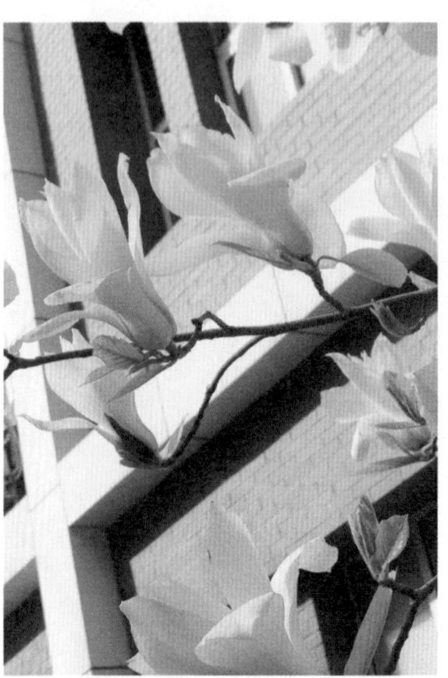

●玉蘭花。

作小吃，也可泡茶飲用。

經典食譜

玉蘭餅：用玉蘭鮮花加入麵粉用油煎炸而成，外焦裡嫩，風味佳美。

玉蘭花蒸糕：用麵粉加入米粉（大米或小米），發酵後分三層至五層放入籠屜，每兩層放一些玉蘭花瓣和果脯、水果乾，上鍋蒸製，是春季時令糕點，吃起來鬆軟香甜。

玉蘭花溜肉片：豬肉切片裹麵粉，放入少量玉蘭花瓣，然後下油鍋炸熟，取出加入糖醋汁或番茄汁，吃起來清香可口。

玉蘭花沙拉：用蘋果、西瓜、香蕉、草莓加入玉蘭花，再淋入沙拉醬輕輕攪拌，是美味時令食品。

玉蘭花素什錦：用芹菜稈、冬瓜條、豆腐乾加入玉蘭花，放入白糖，加些米醋混合攪拌，清香可口。

玉蘭花蓮子粥：用大米、小米、江米、蓮子煮粥，熟後放入玉蘭鮮花，食用時加點白糖，味道甜美。

玉蘭花三鮮湯：用鮮蝦仁、香菇、冬瓜煮湯，熟時加入少量玉蘭鮮花和各種調料，例如雞精，料酒、胡椒粉，再用太白粉勾汁。

玉蘭花蛋羹：用切細的玉蘭花瓣與雞蛋一起調開後，加白糖、葡萄乾、西洋參片及枸杞子上鍋蒸羹，營養豐富。

臘梅香——

臘梅，因在霜雪寒天盛開，花黃似蠟，濃香襲人，而稱臘梅。李時珍在《本草綱目》中說

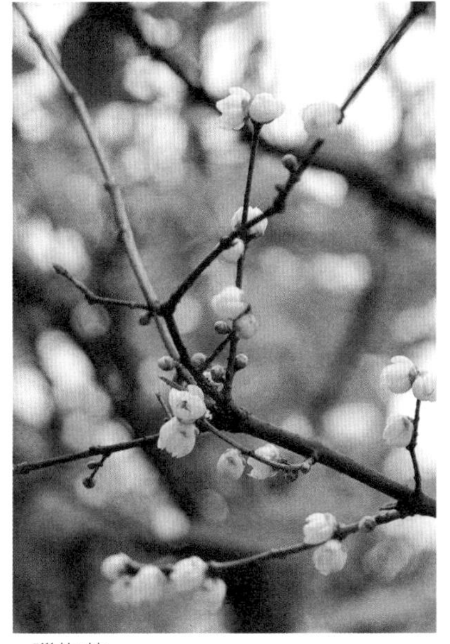

●臘梅花。

道：「臘梅花，味甘、微苦、性溫，采花炸熟，或水浸淘淨，油鹽調食，既味美怡口，又解熱驅毒，生津養心」。中醫驗證，臘梅可健脾開胃、醒腦明目、活血生津、養心提神、祛鬱消煩、可緩解肝胃氣痛等症。現代藥理分析，臘梅花含有龍腦、桉油精、芳樟醇等成分。

自古，國人不僅崇尚梅花，還喜用臘梅泡茶泡酒，視為清醇高雅之上品。像臘梅茶、臘梅粥，即可用臘梅十餘朵，淡鹽水漂洗後，與任何茶葉同泡，但尤宜與大棗、枸杞同泡為臘梅紅棗枸杞茶，此茶自古以來就被視為美容養顏之佳品。紅樓夢中的金陵十三玉女，冬季無不以此茶為上飲。

經典食譜

臘梅魚頭湯：臘梅花一〇朵，魚頭七五〇克，各種調料適量，雞清湯一〇〇〇克。將魚頭洗淨放入鍋中燉，後加入調料，調好口味後再放入臘梅花瓣，即可食用。

臘梅燉豆腐：臘梅花五朵、豆腐適量、熟豆油二五〇克、蔥絲、香菜、精鹽、胡椒粉各適量。將鍋上火，油燒熱後放入切好的豆腐條，炸成黃色，撈出。把油倒出，放入蔥絲烹一下，加水、鹽，再把豆腐條倒入，燉煮約五分鐘，把胡椒粉放入，出鍋時，加入臘梅花即可。

臘梅粥：取臘梅花五～七朵，掰下花瓣，用清水洗淨待用。將一〇〇克粳米洗淨入鍋煮至粥熟，加入臘梅花、適量白糖，略沸即成。此粥能舒肝理氣，健脾開胃，醒腦明目。適用於肝胃氣痛、鬱悶不舒、食欲不振、頭目昏痛、神經官能症等，是開胃散鬱常用之品。

玫瑰花香——

玫瑰，尤為人們所珍愛，也是人們十分熟悉的食養名花。古今中外，玫瑰很早就被用作香料廣泛應用於食品飲料和化妝用品。中國從漢代種植玫瑰，唐代用為香料、香囊，明代便普遍入食入肴，製成玫瑰酒、玫瑰醬等。現今國際市場上，從玫瑰花中提取的玫瑰油及玫瑰香精極其珍貴。好在玫瑰還不算是珍稀花卉，尋常人家均可栽可種。

中醫驗證，玫瑰可理氣、活血、調經，防皺抗衰、美容美體、消炎潤喉、祛痘除斑等功效。現代醫學認為，玫瑰還能理氣活血、舒肝解鬱、降脂減肥、潤膚養顏的功用，對婦女經痛、月經不調有神奇功效。

日本的一項研究發現，玫瑰香味可以起到刺激女性分泌荷爾蒙並提高女性荷爾蒙濃度的作用。研究指出，女性荷爾蒙濃度高的女性比荷爾蒙濃度低的同齡女性看起來更年輕，生理機能也更健康。相反，當女性荷爾蒙缺乏時，則會出現失眠頭痛、煩躁胸悶、生理失調以及皮膚衰老等症狀。而玫瑰的香氣可以刺激女性荷爾蒙的分泌，提高女性荷爾蒙濃度，起到解除壓力、安神助眠、延緩衰老的作用，此外還能修護皮膚、消炎。不管是用玫瑰花瓣泡澡還是飲玫瑰茶，或是使用玫瑰原料的化妝品，都可以得到很好的效果。還可製成玫瑰酒、玫瑰露、玫瑰醬，具有清熱消火、美容養顏的奇特功效。玫瑰入食入飲，十分方便隨意，可做粥羹、湯煲、可燴、可燜方式多樣，不拘一格，但仍以清鮮淡雅為宜。最簡易的方式還是玫瑰花茶與玫瑰粥羹。

經典食譜

玫瑰花茶：取四～五朵玫瑰花蕾放入杯中，花浮於水面，其湯色清淡、香氣高雅，是美容、保健的理想飲品。

玫瑰紅棗茶：取玫瑰花蕾製成的乾花，每次用五至七朵，配上嫩尖的綠茶一小撮，加紅棗三顆（要去核），開水沖泡成茶，天天喝，可以去心火，改善內分泌失綢，對消除疲勞和傷口癒合也有幫助。亦能調氣血，調理女性生理問題，促進血液循環，美容、調經、利尿、緩和腸胃神經、防皺紋、防凍傷、養顏美容。身體疲勞酸痛時，取些來按摩也相當合適。長期飲用，可保持精神充沛，增加你的活力，還能讓你容顏白裡透紅，保持青春美麗。

玫瑰美容茶：用玫瑰十餘朵，乾鮮皆宜，加枸杞，用熱開水沖泡，每日飲用。同時，它對雀

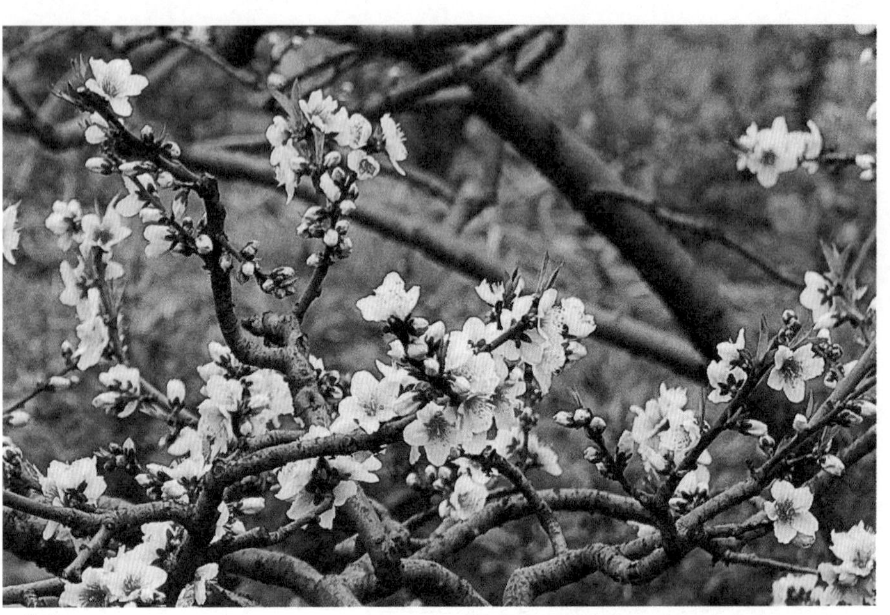
●桃花。

斑有明顯的消除作用，還有養顏、消炎、潤喉的特點。

玫瑰蜂蜜茶：將乾燥過的花蕾三～五克，用沸水沖泡五分鐘，加糖或蜂蜜，或摻進自己喜歡的任何一種茶葉中一起沖泡，芳香怡人，有理氣和血、降脂減肥、潤膚養顏等作用。特別對婦女經痛、月經不調有神奇的功效。

玫瑰粥羹：用玫瑰三〇克，粳米一〇〇克，蜂蜜或冰糖適量，熬製成粥，早晚食用，降脂減肥、美容養顏效果絕佳。

桃花香——

陽春三月，桃李芬芳。桃花的豔麗姣美常讓人聯想到生命的美麗。古人曾用「人面桃花相映紅」、「顏如桃花」來讚美少女的美豔與姿色。中華古人很早也就發現桃花美容養顏的功效是花中獨一無二的。最早的醫藥學專著《神農本草》就記有桃花「令人好顏色」。《千金藥方》則寫有：「桃花三株，空腹飲用，細腰身」。

現代醫藥學研究發現，桃花美容養顏、滋色

潤膚的功效主要來源於花中所富含的山奈酚、山奈香、豆精、三葉豆甙，以及多種維生素和微量元素，能疏通經絡、擴張血管、改善血液循環、促進皮膚營養供給、滋色潤膚、有效清除黃褐斑、妊娠斑、雀斑、黑斑和各種疣痘，從而達到美容顏的功效。

清明前後，踏青賞花，收集些桃花入食入飲，美容美顏是很浪漫和愜意的。最簡單方便的就是直接將桃花花瓣在手中搓茸，擠壓出汁，塗抹於臉部，輕輕按摩片刻，即面如桃花、膚色豔麗。收集的鮮桃花，清水漂洗淨後，剁成泥，加蜂蜜調和，即成桃花蜜，可每日早晚食用一小匙，或做面膜。數日之後你即會是人面桃花了。桃花入食入飲，方式方法很多，桃花茶、桃花酒、桃花醬、桃花膏、桃花糕、桃花粥、桃花羹、桃花炒肉片、桃花炒雞蛋、桃花魚頭湯等，盡可不拘一格，大膽嘗試。

經典食譜

桃花豬蹄粥：桃花（乾品）一克，淨豬蹄一只，粳米一〇〇克，細鹽、醬油、生薑末、蔥花、香油、味精各適量。桃花適量備用；淘淨粳米；把豬蹄皮肉與骨頭分開，置鐵鍋中，加適量清水，旺火煮沸，撇去浮沫，改文火燉至豬蹄爛熟時將骨頭取出，加入粳米及桃花，繼續用文火煨粥，粥成時加入細鹽、醬油、生薑末、蔥花、香油，拌勻。二天一次，分數次溫服。本方有活血潤膚、益氣通乳，豐肌美容、化瘀生新之功效，適用於臉有色斑的哺乳女子。產後服用此粥，可通乳、去體中瘀血，又可去臉部色斑及滋潤皮膚、補益身體。

桃花增白粉：桃花（乾品）六〇克，冬瓜仁七十五克，橘皮四十五克，共研成極細的粉末，置於

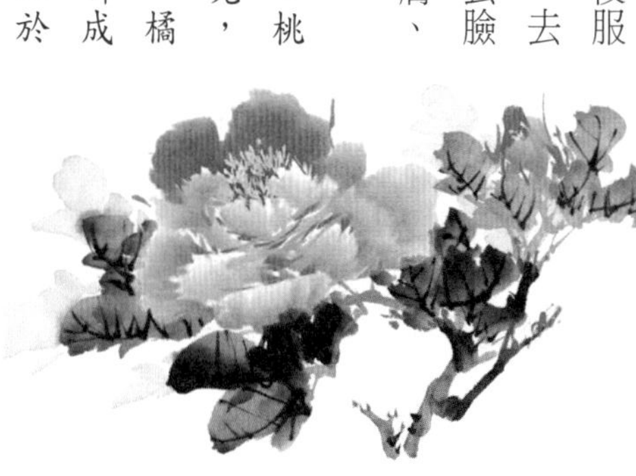

●牡丹花。

瓷瓶中保存，隨吃隨取。每次一克，每日二～三次，飯後用溫的糯米酒送服。本方有活血化瘀、去斑增白、潤膚悅色之功效。可用於顏面較黑或面有黃褐斑者，以及居住於高原、海濱及南方地區，受到較強陽光照射而皮膚較黑的人。

桃花白芷酒：農曆三月初三（或清明節前後）採集東南方向枝條上花苞初放及開放不久的桃花三〇克與白芷四〇克同放與瓶中，加上等白酒一〇〇〇毫升，密封，一個月後開封取用。每日早、晚各飲桃花白芷酒一小杯，同時倒少許藥酒於手掌之中，雙手對擦，待手心發熱後來回擦面部。本方能去臉部黧黑斑，治療面色晦黯、黑斑或產後面黯等症。此法安全可靠，製作簡單，一般在使用四〇～六〇天後奏效，色斑消失，面色變得紅潤而有光澤，還有減肥效果。

桃花為峻下破血之藥，孕婦及月經量過多者，不宜服用桃花酒，也不宜多服其他桃花美容方。但對大多數女性來說，桃花不失為一種經濟方便的美容佳品。

牡丹花香——

牡丹是我國傳統名花，富麗堂皇，自古就有富貴吉祥、繁榮昌盛的寓意。牡丹是我國特有的木本名貴花卉，花大色豔、芳香濃郁。從唐代起，就推崇牡丹為「國色天香」，由於歷代舉國一致地珍視和喜愛，掀起了一次次的牡丹熱潮。儘管朝代更迭，花國帝王牡丹，統領群芳，國色天香的崇高驕傲的地位，從未動搖！河南洛陽、山東菏澤、四川彭州為我國三大牡丹種植基地。素有「花中之王」美稱的牡丹不僅有觀賞價值，還有很高的食療價值。

傳說武則天一次在洛陽賞牡丹，一時雅興大發豪擺牡丹宴，引得王公大臣爭相效仿，使之「洛陽花貴」而一花難求。一九七四年，大陸周恩來總理陪同加拿大總理特魯多訪問洛陽，亦曾擺出「牡丹宴」，讓客人是驚喜加欣喜，周總理還吟詩二句「洛陽牡丹甲天下，菜中也生牡丹來」贊其美妙。中華廚界多用牡丹燴肉、烹肉湯，風味尤為美雅別樣，享有「肉汁牡丹」的美譽；牡丹與蝦仁同炒，色豔味美，是廣為人們讚歎的一道名菜。而民間則多以牡丹烹製粥、湯、羹、煲，是中老年人和女性的滋補養生佳品。

牡丹的花、根、皮均可入藥。花性平，味苦淡，具活血調經之效，主治婦女月經不調，經行腹痛。牡丹根皮中醫稱為「丹皮」，是名貴藥材。《本草綱目》載：「牡丹皮和血生血，涼血，治血中伏火，除煩熱」。丹皮性味辛苦，涼。具清熱，涼血，和血，消瘀調經之效。治入血分，驚痛，吐、衄、便血，骨蒸癆熱、經閉、癰瘍、撲損。牡丹的莖、葉可以治療血瘀病；它的根入藥後可以治療高血壓，除伏火，清熱散瘀，去痛消腫等，對高血壓有顯著療效；而牡丹花瓣可以直接食用，並且味道鮮美。還有降低血壓、抗菌消炎之功效，久服可益身延壽，養血和肝，散鬱祛瘀；適用於面部黃褐斑，皮膚衰老，常食用可生氣血活肺，容顏紅潤。特別是在春季食牡丹，能補血活血，只有補足了氣血，方才能美膚養顏。

經典食譜

牡丹銀耳湯：牡丹花二朵，銀耳三〇克，清湯，精鹽、料酒、白胡椒粉各適量。

先將白牡丹花瓣洗淨；把銀耳放入盆內用開水浸泡膨脹，摘洗乾淨瀝乾備用。將清湯倒入淨鍋內，加入精鹽、料酒、白胡椒粉，燒沸撇去浮沫。然後把銀耳放入碗內，倒入調好的清湯，上籠蒸至銀耳發軟入味時，取出撒上鮮白牡丹花瓣即可。此湯喝來是湯清味美，清淡爽口。具清肺熱、益脾胃、滋陰、生津、益氣活血、潤腸強心、健腦、補腎、解毒之效。

牡丹花粥：牡丹花二〇克（乾品六克），粳米五〇克，紅糖適量。

剝下牡丹花花瓣，漂洗乾淨。粳米淘洗乾淨。取鍋放入清水、牡丹花瓣，滾煮約一〇分鐘，濾去花瓣，加入粳米，煮至粥成，再加入紅糖調味後食用。此粥食來濃稠清香，具有補血活血、調經之效。

牡丹雞蛋羹：牡丹花一朵，雞蛋三個，鹽、

啤酒、香油和醋適量。

牡丹花洗淨瀝水，切成碎末，和雞蛋一起放入容器，打成蛋液，然後放入鹽、啤酒及適量開水，拌勻，放入蒸鍋內蒸熟。取出後，淋上醋和香油即可食用。此款菜肴口感滑嫩，營養豐富，具有益氣補虛、活血調經的功效。

荷花香——

秦漢時代，先民們就將荷花作為滋補藥用，算算也有二〇〇〇年以上的歷史。荷花是聖潔的代表，更是佛教神聖淨潔的象徵。荷花出塵離染，清潔無瑕，故而華人和廣大佛教信徒都以荷花「出淤泥而不染，濯清漣而不妖」的高尚品德作為激勵自己潔身自好的座右銘。古有宋代文學家周敦頤的《愛蓮說》一文最能體現。同時荷花是友誼的象徵和使者。《本草綱目》中記載說荷花，蓮子、蓮衣、蓮房、蓮鬚、蓮子心、荷葉、荷梗、藕節等均可藥用。荷花能活血止血、去濕消風、清心涼血、解熱解毒。蓮子能養心、益腎、補脾、澀腸。蓮鬚能清心、益腎、澀精、止血、解暑除煩，生津止渴。荷葉能清暑利濕、升陽止

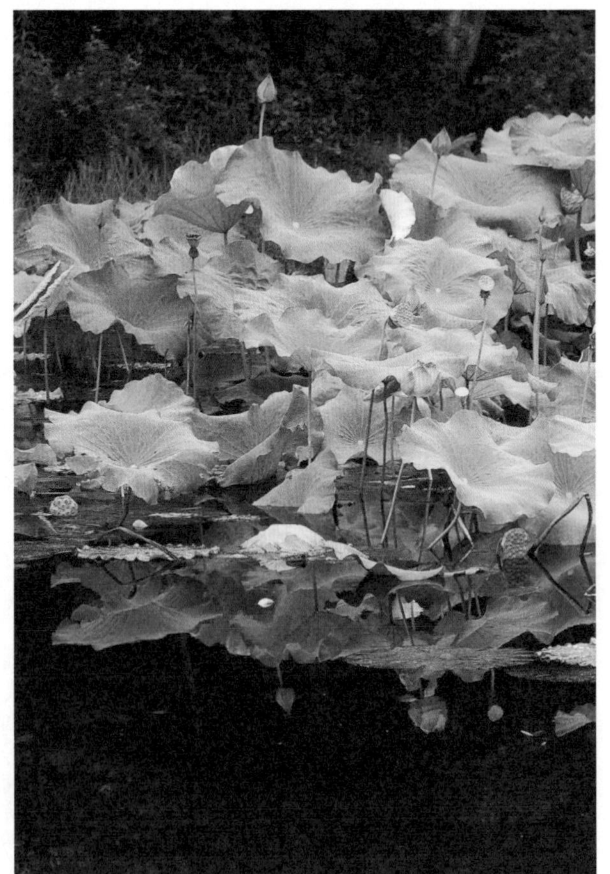

●荷花。

血，減肥瘦身，其中荷葉鹼成分對於清洗腸胃，減脂排瘀有奇效。藕節能止血、散瘀、解熱毒。荷梗能清熱解暑、通氣行水、瀉火清心。荷花真是一身都是寶！

中國古代民間就有春天折梅贈遠，秋天采蓮懷人的傳統。自古就視蓮子為珍貴食品，如今仍然是高級滋補營養品，眾多地方專營蓮子生產。蓮藕是最好的蔬菜和蜜餞果品。蓮葉、蓮花、蓮蕊等也都是倍受喜愛的藥膳食品，可烹製為粥羹湯茶等，至於蓮子更是被普遍食用，做法多種多樣，不拘一格。可見荷花食文化的豐富多彩。傳統的蓮子粥、蓮房脯、蓮子粉、藕片夾肉、荷葉蒸肉、荷葉粥等，舉不勝舉。

經典食譜

鮮炸荷花：白荷花瓣十六片、雞蛋清七十五克、菠菜七十五克、麵粉四〇克。核桃醬一五〇克、精鹽三克、沙拉油五〇〇克（耗約一〇〇克）。

將菠菜洗乾淨，剁碎，用少許油炒一下，放入精鹽，拌勻成餡心。再將荷花瓣用清水洗淨，瀝乾水分，平放在木板上，抹上一層菠菜餡，然後順長對折呈夾心狀。接著取雞蛋清放入碗內，用竹筷抽打起泡，再放入麵粉，攪拌均勻成發蛋糊。

然後取炒鍋置中火上，燒至六成熱，將折好的荷花包裹滿發蛋糊，放入鍋內，炸約一分鐘撈出，待油七成熱時，放入再炸一次，然後立即撈出，瀝油放入圓盤內，核桃醬放在盤邊即成。

漂亮女人風韻永存

「做女人難」，相信是大多女性的共同心聲。女人在一生中不僅要承受來自成長、學習、工作、環境、社會、婚姻、子女及家庭的諸多壓力，還不可避免的受到女性生理所產生的很多問題的困擾。像一生中各個不同生長階段所出現的生理反應與現象，所要遇到的各種婦科疾病與病痛，不管是月經不順、手腳冰涼、腰腹酸痛、頭暈目眩，還是不孕不育、肥胖早衰等，都被歸到少女時候就沒調養好身體。常聽老一輩人講：「年少不養，老來多病」。那麼，女性在生長發育及人生的各個階段，應該怎樣調養好自己，如何吃好養好身體才能健康美麗，姿色不衰呢？

豆蔻少女花容月貌

廣而言之，一般十二～十六歲的女兒，正是豆蔻年華的青春萌發期，亦是生長發育的重要階段。此時，必須有充足的熱能和營養，供給身體骨骼、肌肉以及各機能組織的生長。如果為了想要擁有或保持苗條的身材而刻意節食，減肥瘦身就會適得其反，影響身體機能與智力的正常發育，從而留下病痛隱患。

想成水靈靈、漂漂亮的姑娘，絕對不是節食節飲，首要是先滿足身體發育的營養需求，充足的睡眠，適量的戶外活動與體能鍛煉，這樣才會精神氣足、青春襲人，也才會擁有水嫩肌膚、靚麗容顏、窈窕身姿。甚而一不小心，同學、朋友一下會驚呼你的妖精面容、魔鬼身材了。

少女在發育期間，難免長胖和產生痘痘，如是，則可在日常飲食中多吃些富含維生素A、C、E和纖維素的食物，如深綠色蔬菜和各種水果。還可多食茉莉花、桃花、玫瑰花做的粥羹、茶飲，這些不僅能有效減肥去痘，還能使你食花似花。

如果想要擁有迷人的「三圍」，則十二～十六歲的階段是決定性的。因為此時是少女發育的高峰，會產生大量的荷爾蒙與雌性激素。適時補充蛋白質、脂肪、多種維生素，尤其是維生素E，以及鐵、鈣、鋅等微量元素，多吃像醪糟紅棗花生（雪豆、大豆）燉豬蹄、魚頭湯煲、銀耳羹等，就可促進發育昂首挺胸了。雖然某種意義上還有基因遺傳的因素，但若錯過這一階段，再怎樣的營養與食補，其效果就大打折扣了。

另外，少女發育期還不可避免地會面臨痛經的苦惱。可在日常飲食中多以當歸、黃耆燉雞，燉豬蹄等，亦可多飲玫瑰、桂花、玉蘭類茶飲。對調順月經、減緩經痛腹痛十分有效。對於身材個子及胸部發育是很有助益的。

窈窕淑女君子好逑

度過了令人美妙而煩惱的青春發育期後，迎來的便是十九～二十五歲的花樣年華期。也是從小女生的青澀過渡到了窈窕淑女的階段。這段時期，同樣是人生最為精彩和困擾的。一方面青春靚麗、秀色誘人，一方面要面臨學業、戀愛、就業、工作、婚姻、家庭等問題。因此常使自己產生憂慮、焦愁、緊張和不安，造成失眠難寢、食欲不振等。

此種情形下，除了調整心態、緩解自我壓力、樂觀向上，保持有規律有節奏的學習、工作和生活外，亦可通過日常飲食來消減或緩解身心的煩躁，增強動力與信心。如儘量避免或少食少飲含咖啡因的碳酸飲料，煙酒及刺激性食物，更要少吃炸雞、漢堡、炸薯條類方便但燥性的東西。多吃優質優酪乳，深色蔬果及開心果、杏仁、花生、腰果、奇異果、核桃等可以安神養心的食品。

最好是選擇標有脫脂和低熱量字樣的優酪乳，雖然它們的味道不如全脂優酪乳那麼濃郁醇厚，但熱量低；但是有些人特別喜愛優酪乳，往往在餐後大量喝優酪乳，反而可能造成體重增加。早上一杯牛奶，晚上一杯優酪乳是最為理想的。冬天喝一杯冰涼的優酪乳，腸胃會很不舒服，可以用開水燙至溫熱後飲用。把優酪乳進行加溫處理，增溫會增加乳酸菌的活性，其特有的保健作用會更大，但不能直火加熱，或溫度加得過高會殺死乳酸菌。

現代人，特別是即將步入獨立人生，或初入社會的年輕女性，其壓力亦不期而遇。因此不要在吃吃喝喝上再給身體過多的負荷，日常飲食最宜少油脂，肉類亦也要少吃，以免造成腎臟壓力過大。另外，保持充足良好的睡眠也是十分重要的。能做到這些，你就一定不會因憂慮、焦愁而顯得憔悴，依然可以楚楚動人，窈窕淑女、君子好逑。

酷俏媽咪風情萬種

女人一但過了二十五歲，大多就要為人母了。如何在懷孕期間吃得營養，讓小寶寶和自己健康快樂，在產後使自己迅速恢復窈窕身姿，這是每個初為人母的女性最為關心的一件大事。

准媽咪在懷孕期間，首先應多諮詢醫生和營養師，根據自身的身體和胎兒的發育狀況，科學合理地安排飲食，同時維持適當體重。要注重多攝取優質蛋白質、鈣質、鐵質、鈉及維生素等。嚴禁煙酒（及其環境），濃茶、咖啡及刺激性飲食，或一些只提供高熱能卻無多少營養價值的食物，如糖果、巧克力類要儘量避食。

懷孕期間控制好體重的增加是很必要的，體重增量亦控制在十二～十五公斤以內為宜，最好能在產後的四～六個月內瘦下來，迅速恢復原姿原態，否則時間拖得越久，要想恢復身材就越困難。不過每個人的情況不同，最好通過醫生或營養師的諮詢，針對自身情況減肥瘦身，可顧及安全且有效果顯著。

粉領貴婦魅力襲人

都說「時光是美麗的殺手」，但是真正的美麗卻應該與時光握手言歡，在優雅從容中靜靜感受歲月的流淌。特別是婚後的女人，有一天忽然發現自己擁有了很多身份，母親、妻子、女兒、媳婦、閨蜜、職場白領⋯，突然之間，女人需要七十二變！當你一下感到有些身心疲憊，方才醒悟，家務、育子、工作、交際、應酬、購物、美容、健身、理財、醫療、照顧父母⋯，原來所謂充實的生活，竟然是每天有那麼多的事情要做。

你突然發現，生活，就像在上帝的天秤上跳鋼管舞，天天忙碌得團團轉。尤為是邁過三字頭的女人，某一天會為不經意地發現眼角悄然而生的細紋而黯然神傷，在鏡子裡為那第一根白髮而驚詫慌亂。

不僅如此，每日朝九晚五的上班族生活，尤其是Office Lady，常擔心腰圓肚肥，屁股越坐越大，成為前凸後翹的臃腫婦人。由於工作性質決定工作環境，所以每天長時間地坐著，活動量大大減少，再因使用電腦的頻率偏高，因此出現了不少奇奇怪怪的「OL症候群」，如眼睛酸痛多淚、頭痛目眩、脊椎、頸椎彎曲、腸胃不適等症狀。加之工作壓力大，精神負擔重，造成心情抑鬱、煩悶、焦躁等，那隨之而來的皺紋、色斑、水桶腰、粗糙手、失眠、脫髮…等，花樣年華逐漸成了草樣年華。於是長嘘短歎著生活就這樣有如一地雞毛，內心秘密花園充斥著糾結、煩惱、矛盾、愁腸百結……但與其怨天尤人，莫若打起精神和心情放手一搏，讓美麗之花盛開。當然，你手中最有效的絕招就是——飲食調養。

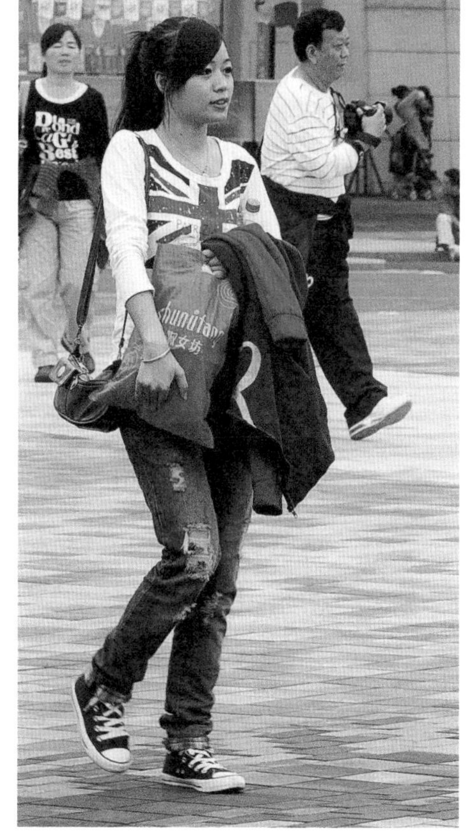

要想改變此種情形，首要的是通過調節飲食來控制體重的增加與體內脂肪的積累。要瞭解自身每天所需的熱能，千萬不要三五一夥亂吃亂喝來減壓解煩。如果屬於完全室內白領一族，每日所需熱量大約是體重乘以三〇大卡（如體重五〇公斤×三〇大卡等於一五〇〇大卡），然後在主食上合理控制進食，少吃油脂重、含糖高的食物，多吃蔬菜瓜果，少飲碳酸飲料，多吃富含維生素C的蔬菜瓜果及乾果，如白菜、青椒、菜花、蘆筍、獼猴桃、草莓、杏仁等，通常每天要攝取500克左右的蔬菜瓜果，這是遠離黃臉婆的秘訣；多吃富含維生素E的食物，如各種堅果、豆類食品、麥芽、種子類，這是肌膚光潔紅潤，消除色斑的密鑰；補充富含鈣鎂的食物，如奶及乳製品、小蝦皮、大豆和豆製品、海帶、堅果等，綠葉蔬菜、雜糧、堅果等是鎂的豐富來源，加上多沐浴陽光和運動，便能增加骨質密度，是你保持身姿挺拔的密訣；多喝各種優酪乳、綠茶、花茶、烏龍、普洱等飲品。儘量多做戶外活動，就可有效改善身體狀況，使身心輕鬆，風韻襲人。

人到中年風韻猶存

年過四十，女人就也就成為中年一族，並逐漸進入銀髮群體。此時此際，要緊的是不要自視為老，自暴自棄，應調節好心態，保持良好的心情。通過適宜的飲食調養和戶外活動與運動，就會讓你擁有戀愛般的好氣色和成熟女人的獨特風姿韻味。

在飲食方面，由於身體機能逐漸退化，且免疫力也逐漸衰弱，因此，選擇防老抗衰及柔性高纖維食物就格外重要。柔性高纖維易於吸收並可促進腸道蠕動，防止便秘；含維生素和礦物質較高的食物，能增強免疫力，調節生理機能，起到防老抗衰的作用。最為重要的是日常飲食要堅持低鹽、低脂、低膽固醇、少糖。中老年人容易骨質疏鬆，要多攝取鈣質食物，最簡單的就是多熬些骨頭湯煲。一日三餐多以養生粥羹、湯煲燉品為主，清鮮淡雅為宜。加上充足的高質量睡眠和戶外活動鍛煉，就能銀髮閃爍，風韻永存。

女性美麗永恆的絕佳食物

通常，從二十五歲到三十五歲的女性正是由青春過渡向成熟的關鍵時候，更是護體養顏，預防衰老的重要階段。吃得科學、吃得巧妙、吃的聰明，能為你帶來苗條的體型、年輕的心臟、非凡的免疫力、愉悅的心情，吃出真正的無齡女人。以下是專家們極力推薦的女性護體養顏、防衰抗皺的佳好美食。

雞蛋：呵護乳房。每日食用一個雞蛋的年輕女性，其患乳腺癌的風險性將會下降十八％。除了雞蛋之外，植物脂肪和富含能促進腸蠕動的纖維素類食物也具有預防乳腺癌的功效。瑞典科學家還發現，黑麥片粥或黑麥糊也具有同樣的功效。這是因為黑麥粒的外殼中含有一種特殊物質，能夠抑制癌細胞的生長。每天早晨吃上一個水煮雞蛋就能大大降低患乳腺癌地風險性。黑麥糊和黑麥麵包也應成為女性早餐的首選，除了能呵護乳房，還具有預防便秘、減輕體重的功效。同時，蛋黃中含有大量類胡蘿蔔素、葉黃素、玉米黃素等抗氧化物，能夠幫助眼睛延緩衰老，每天堅持吃一個雞蛋，只需五個星期，就能見效。

燕麥片：降低膽固醇。燕麥顆粒渾身是寶，幾乎包含人體所需的全部強力營養成分，比如植物蛋白質、維生素Ｂ１、維生素Ｂ２、膳食纖維、礦物質以及鐵、鋅等微量元素，它能為你的骨骼和牙齒補鈣，並使你整天精神飽滿。尤其是當你血液中膽固醇含量過高時，更應該在早餐時選擇燕麥片，因為不分男女，只要每天吃一碗燕麥糊或燕麥粥，就能將高膽固醇水準降低一〇％以上，並使心肌梗塞的發病率降低二〇％。倘若你選擇的是內含水果、胡核仁、葡萄乾、牛奶等混合的麥片糊，則能使心肌梗塞病的發病率降低五〇％。

花生醬：青春常駐。或許花生醬不是人人都愛吃，不過，因為富含維生素E，所以它強大的抗氧化功能不容忽視，常吃能幫助女性抵抗歲月的侵襲。此外，花生醬還被譽為最佳能量食品，在體育運動比賽前二小時，運動員如果能吃上一片塗有二茶匙花生醬的麵包，其所含的「好的」單元不飽和脂肪酸就能幫他持續地保持飽腹感，並向身體提供緩慢釋放的碳水化合物，使之保

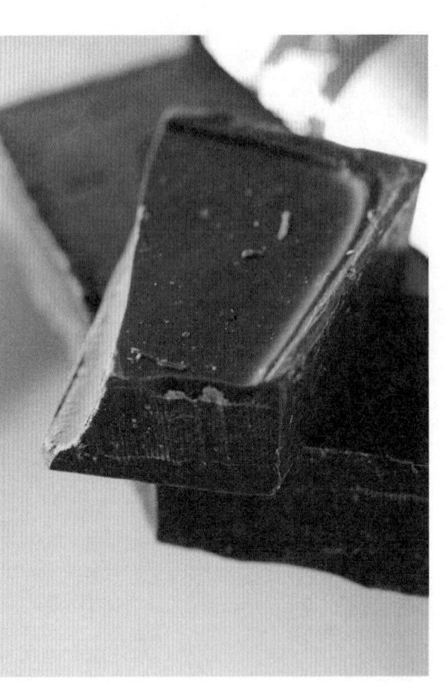
牛奶巧克力。

持良好的體力和狀態。花生醬的功效還不僅限於此，與其他堅果（如核桃、榛子）一起食用，就能使女性大大降低患糖尿病的風險性。

咖啡：催情食物。如果你正為性趣日漸消退而苦惱的話，不妨試一試咖啡的催情效果。當然，咖啡在提高人的注意力、消除緊張情緒、預防早老性癡呆和帕金森症方面，作用也不容忽視。除此之外，它還能提高止痛片四〇％的效力。對咖啡因的反應因人而異，每個人應找出自己喝咖啡的最高限量。但一般來說，以一天最多三杯為宜。咖啡易使人體鈣流失，但如果喝添加了牛奶的咖啡，就能適當減少鈣的流失。咖啡讓皮膚減少水分，因此，喝一杯咖啡之後，應多喝一～二杯水。

巧克力：走出情緒低谷。情緒總是抑鬱不快？來塊巧克力吧，陰霾的心情就會好多了。因為巧克力具有消除抑鬱心緒的奇效：巧克力所含的碳水化合物和脂肪在人的大腦中釋放幸福激素和內啡肽，讓人精神愉悅，而且巧克力中還含有一種物質苯（基）乙胺，其抗抑鬱的功效早已被科學家們所證實。巧克力還富含鎂元素，能增強骨質密度，每天吃三〇克黑巧克力，就能保持全身的骨骼健康。

新鮮乳酪：搶救記憶力。明明還沒到年齡，卻容易丟三落四？如果你擔心自己的記憶力大不如前，不妨吃一些新鮮的乳酪。新鮮乳酪所富含的亞油酸是促進記憶力的「萬靈藥」，它富含的微量元素鋅有助於調節神經傳遞介質的合成，進而改善腦功能。由於乳酪鈣含量高，它還是補鈣強骨的美食之一。除了乳酪外，還可以在飲食中加入一些健腦食物，如雞蛋、牛奶、全麥麵包、花生醬、青椒、花菜、圓白菜、豬肝、牡蠣等。此外，葡萄酒含有豐富的抗氧化物質，它有助於激發神經細胞，每天一小杯葡萄酒，好處多多。

金槍魚：PK脂肪。金槍魚是一種低糖、低脂肪、低熱量的食物，但同時它含有豐富的優質蛋白質和其他多種營養素，非常有益於女性減肥，同時口感也不錯。此外，研究人員還指出，金槍魚中富含鐵，這對於體內鐵質不足的年輕女性而言，多食更加有益。金槍魚被譽為蛋白質最佳來源，享用一份八十五克的金槍魚，就能攝入二〇克蛋白質，而不用過於擔心發胖，這比你從其他肉類中獲取人體必需的蛋白質，無疑更有利於減肥成功。

蜂蜜：淨化血液。對於女人來說，早餐選擇麵包加蜂蜜，無疑是明智的。不過，你最好是用深顏色的蜂蜜，儘量不用淺顏色的。深色的蜂蜜含有豐富的抗氧化作用且能保護細胞的物質，這種物質對淨化血液大有好處，還能預防心腦血管系統的疾病。如果你喜歡在冬天進行戶外跑步鍛煉，那你更應多吃些蜂蜜。蜂蜜含有豐富的碳水化合物，能幫助鍛煉者有效地維持血糖水準，毋庸置疑，在鍛煉前和鍛煉期間吃一勺蜂蜜，其功效絕對可以與巧克力媲美。

柳丁：增強免疫力。在所有水果中，柳丁所含的維生素C是最高的，比一般水果大約多三〇%以上。如果你想在冬天遠離傷風感冒和流感的糾纏，最簡單有效的辦法就是多吃柳丁，它被譽為增強人體免疫系統和抵禦疾病的妙法，其作用不亞於感冒藥。另外，它在保養皮膚方面的作用更是不可忽視。一個柳丁就能向人體提供七十五毫克的維生素C，如果你能確實每天吃一～二個柳丁，那就能充分滿足身體對維生素C的日需量，而不用考慮從其他食物中攝取了。

青花菜：年輕心臟、呵護乳房。青花菜中含有一種植物染劑，即黃酮醇，它具有增強體質和防癌的作用。美國明尼蘇達大學研究人員對三四〇〇〇名女性進行調查研究後證實，青花菜所含的黃酮醇能很好地保護心臟，並降低心肌梗塞的發病率十五%～二〇%，對停經後容易患心肌梗塞的女性而言，無疑是個福音。不過，其他的生物黃酮醇，例如茶葉或蘋果所含的生物黃酮醇，卻沒有這種特殊的防病效果。同時，青花菜還有很好的抗癌作用，尤其能刺激人體分泌可有效阻止乳腺癌細胞生成的酶，防止乳腺癌的發生，提高細胞免疫功能，對乳房起到很好的保健作用。除了青花菜，蘆筍、核桃仁中所富含的不飽和脂肪酸也能有效地預防心肌梗塞，你每日最好能吃上一、二顆。此外，每日食用二〇〇克水果和蔬菜的女性，其罹患心肌梗塞的風險大約能降低六〇%的機率。

番茄：美膚養顏。番茄是最好的「防曬霜」，因為它富含天然強力抗氧化劑——番茄紅素。尤其是紅色番茄中的番茄紅素能有效防治因衰老、免疫力下降引起的疾病；黃色番茄的茄紅素雖含量較少，但含有更多的胡羅蔔素，只需每天攝入十六毫克番茄紅素，就可有效防止皮膚乾燥、粗糙。

女性是上帝創造的尤物，大自然亦也為女性準備了豐富的護膚養顏、延緩衰老、增強活力、健康體質的食物。一日三餐中多吃番茄、海帶、胡蘿蔔、青花菜、豆製品、豬肉皮、牛奶、獼猴桃等，就能使你青春常駐、體態輕盈、活力四射、性感迷人。

如今，大多女人都是職業女性，除了職場，還有另一個戰場——相夫教子的家庭。許多女人總是忙裡忙外為老公、孩子張羅飲食起居，往往在東忙西忙中忽略了自身。自己的美麗與風韻沒有得到好好的呵護。其實，做個美麗女人的秘訣就是在奉獻愛的同時，也要多愛自己一點。因為你的健康快樂和家人一樣重要，要讓廚房變成娛樂場，讓做飯做菜成為一項快樂的魔術，盡情娛樂你的老公與兒女，使吃成為美好愉悅的消遣，享受美麗，享受人生。

美妙食物助你性福

聖經上說：「人體是上帝的傑作」。

孔子曰：「飲食男女，人之大欲存焉」。

孟子云：「食、色，性也」。

早在三千多年前，有著豐富文化與文明之華夏民族，就有了一位畢生追求養生之道和研究飲食養生與房事養生的人物。這就是後來聞名中外的彭祖，生於四川長壽之鄉——彭山縣，一位活了一三〇多歲的先人。彭祖是現今公認的人類歷史上第一個發現男女性愛和人的長壽密切相關，人的衰老過程與性功能同步的人。其後，在他的研究基礎上誕生了華夏民族獨特的性文化、性文明與性事養生。

正確認識飲食男女

的確，無論是亞當夏娃，還是牛郎織女，情欲、性欲是人類自然而健康的本能體現。性生活也是人與生俱來的基本生理活動與需求，是人體最美妙的生活。它既有精神的歡愉，又有情感的極樂，還有身體機能的充分運動。從一般意義上講，人類作為地球上唯一的高級動物，具有兩種屬性，一是物質屬性，一是精神屬性。然而科學家們發現，當人們真正面對男歡女愛這一深廣而充滿奧秘的領域時，驚奇地觀察到，人類還有著物質和精神以外的第三種屬性，那就是繁衍之外的情欲和性欲的追求。它既屬於物質，也屬於精神，是物質和精神美妙的融合體。

男女性愛本是男女世間最基本的一項生理及身心活動，同衣食住行一樣不可和缺。但是千百年來，由於封建禮教的強制性束縛，這一人性之本能需求被錯誤的觀念所扭曲，使人們總是不能坦蕩地正視它，或是諱莫如深，或是視之為歪邪禁忌，更多的則是把它當著羞怯隱秘之事。儘管在現今社會，人們的性觀念與性意識已經十分開放，但對「性」與身心健康和養生的利害關係，卻依然是知之甚少。據官方統計，二〇一一年上半年，大陸每天就有五〇〇〇對夫妻離婚。而在離婚的「經濟問題」、「性格不合」、「感情破裂」、「婚外情」四大因素中，更為重要的因素「性生活不和諧」卻被深藏在「性格不合」中而難於啟齒，成為不言而喻的一大婚姻障礙。

在人的所有自然需要中，繼「民以食為天」之後，最強烈的就是性的需求了。繁衍和延續種屬是生命意志的最高體現，這種需要深深地遺傳在每一個發育正常的人體中，到成年時，滿足這種需要是確保人的身體與精神健康的重要條件。

彭祖是人類歷史上第一個發現並提出男女性愛是和人的健康長壽密切相關的人。彭祖之所以把男女性愛作為長壽養生的一大秘法，正是因為他把男女陰陽之氣與天地陰陽之氣諧順合一，作為男女身心康樂長壽的重要基礎。彭祖之後的養身專著做了這樣的解釋：「男女陰陽，一如日月，陰與晴。宇宙乃是由陰陽所構成，人也一樣，由女與男組成。陰與陽構成宇宙的本體，而由於陰與陽相交而化育成萬物，萬物得以滋生，這就是道的作用」。這個道便是我們所說的人體養生之道。

男女和諧萬疾不生

所謂「男女和諧，萬疾不生」，出自《周易》。是指男女和諧不僅是情感交流，更是夫妻房事的諧和。《荀子．正名》亦說：性這種事情，是自然之事。情，是性的實質體現；欲，則是情的具體反映。性欲的實現，會直接促使身體其他器官活躍起來。性的反映是人最基本的生命力的反應，也是人的原始生命特徵的反應，而性功能又和身體密切相關。同時，愛情的內在動力和內在本質，也都要通過男女之間的性欲來實現的。

在男歡女愛中，從古至今男人就是決定性生活品質的關鍵因數。因此，自彭祖以來，中華古人所研究和提倡的房事養生，都是以男性為主體。並認為，性欲與性事的強盛是身體健康的標誌。彭祖房事養生的秘法，其關鍵在男人的養陽護精。彭祖說：「人的生氣沒有比過陰精的，若果精氣久閉不泄，百脈就會生疾；精氣不成熟，

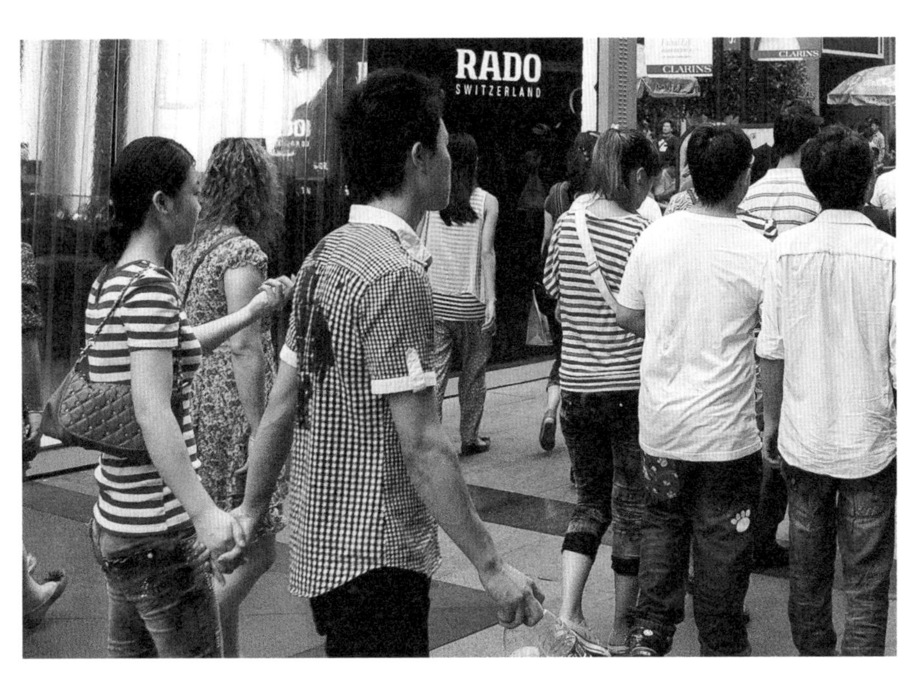

則不能繁殖生育。所以要想盡享天年，關鍵在於養陽護精。」

明代著名醫家張介賓指出：「故善養生者，必保其精。精盈則氣盛，氣盛則神全，神全則身健，身健則病少。神氣堅強，老而益壯，皆本精也。」受彭祖影響很大的老子亦認為：精氣足則身體強固。這些觀點或經驗，已被後來歷代醫家，也為現代醫學和性學研究視為合情合理，具有科學性和養生哲理的。因此，在人的一生中，如何養陽護陰，便成為一個益壽延年，康樂一生的重要課題。

男人，自遠古時代，就被視為強大強壯的象徵。即便是現今社會，不少女性趨於鍾情「玉男」，但心底仍喜歡他的健康與強壯。因此，男性健康越來越受到社會的關注。然而，現代社會生活促使男性健康出現了諸多危機。學習求職的壓力、生存和競爭的嚴峻、快節奏的生活與工作、家庭生活的負擔、抑鬱的情緒、浮躁的心態、外部世界的誘惑、以及無規律的飲食和睡眠等，直接影響和導致不少男性出現性欲低下、性功能障礙、陽痿早洩等男性疾病。從而亦危及到男女間的正常交往、情感交流、夫妻生活及婚姻關係

更為讓人倍感擔憂的是，很多男性甚而自己都完全不了解自己出現的問題，大多歸於工作太忙太累。事實上，男人無論年輕與否，並非如其外表那樣堅強。從某種意義上講，男人比女人更加脆弱。男人壽命比女人短，這是眾所周知的。男人耐力沒有女人強，也不如女人耐寒、耐饑、耐疲勞、耐受精神壓力。大多男人在工作、生活中遇到阻力或受挫，易於灰心喪氣，情緒激動時，往往心跳加速、血壓迅速升高、面色蒼白，腎上腺分泌陡增，因而心腦血管及冠心病的犯病幾率也就遠高於女性。更有的還造成諸多性功能障礙類疾病。加之男人遇到上述各種不良情形，多深藏在心裡，少有述說與交流，更形成很大的心理負擔和精神重負，從而讓男人事實上的生活苦不堪言。如何走出這一困境，首先是要認識和遵循古人的教誨：「飲食男女，人之大欲存焉」，「食、色，性也」。

性，人生之大欲，與飲食並列為人類生存的兩大基本需求。飲食，是滿足生命的存活及維持身體活動的熱能與營養，而性卻滿足的是人的生理、精神、情感等方面的需求。因此，處於主體地位的男性的身體健康，就成為決定性生活品質優劣的關鍵因素。也直接影響到家庭、夫妻情感、婚姻關係的和諧和穩定。某種意義上還會影響到下一代的綜合素質。將「食」與「色」結合起來，通過食養、食補和食療來加強男性的體質與體能，並配合適宜的體育鍛煉，長期堅持，養成良好的生活習慣，就一定會收到意想不到的美好效果。吃出健康，吃出快樂，吃出性福。

男人性福盡在口中

男人要想保持身體強健，性功能長盛不衰，必須及早注意自己身體的營養均衡。傳統醫學和現代醫學都認為，食物與人的性功能之間存在著重要的依存關係。有針對性地選擇具有特殊功

效的膳食，亦可達到強精、壯陽、補腎健體的目的。具有補腎壯陽的飲食，對性欲、性反應及性行為都能產生有力的作用。

麥芽油——科學家們發現，麥芽油所富含的維生素E，能預防性衰退，可刺激男性精子的產生，增進心臟的效率和男性的性精力。嚴重缺乏維生素E，則會導致陰莖退化和萎縮，性激素分泌減少，甚至喪失生殖能力。日常生活中含麥芽油很豐富的有全小麥、玉米、小米等。

蜂蜜和蜂王漿——營養學家發現，蜂蜜中含有大量的植物雄性生殖細胞花粉，這是一種生殖腺分泌素，是與人的腦下垂體激素相似的植物激素，具有明顯活躍性腺的作用。並且，蜂蜜中的糖極易被血液吸收，對精液的形成十分有益。蜂蜜中的天門冬氨酸是「助性」的主要物質，它含有促進發育，增強性機能，刺激生殖能力，提高身體抵抗力，促進新陳代謝的有效成分。

多種營養元素——瞭解男性所需的營養元素並均衡攝取，是男性性健康的必需。像維生素A、C、B6、E，以及礦物質鋅鎂等都是維持男人性健康必需的營養元素。就拿鋅來說吧，男性每次射精都要耗費五毫克鋅，因此，鋅不足，必然會導致精子與睾丸激素減少，性功能低下。好在這些營養物質廣泛潛藏在我們的日常飲食食物中。像：大棗、芝麻、蜂蜜、葡萄、蓮子、山藥、核桃、腰果、花生、杏仁、銀杏、龍眼、荔枝、獼猴桃、芒果、木瓜、等，都具有補腎益精，壯陽強精的功效。

現代醫學研究表明，男性如果缺乏鋅，就會引起精子數量減少，畸形精子的數量增加，造成性功能和生殖能力減退。而瘦肉類、魚蝦、海參、鱔魚、泥鰍、麻雀、鵪鶉（蛋）、海魚、貝蛤，牡蠣以及韭菜、芹菜、胡蘿蔔、黃瓜、南瓜、薯類、番茄、枸杞、銀耳、竹蓀、豆製品等，都富含維生素A、E，都具有延緩衰老、避免性功能衰退的作用，且對精子的產生和提高精子的活力具有良好的功效。

蛋白質與脂肪——蛋白質富含人體機能所需

的多種氨基酸和酶類，它們直接參與包括性器官、生殖細胞在內的人體組織細胞構成。如精氨酸是精子生成的重要配方，具有提高性功能和消除疲勞，恢復精力的作用。多吃富含蛋白質的食物，無疑對男性是大有益處的。

近年來，隨著人們健康意識的增強，大多數成年男人擔心攝入脂肪和膽固醇會導致肥胖、「三高」及心臟病等。故而採取拒食脂肪多吃素的方式。但對正常人體，適量攝入脂肪亦是必要的。因為人體內的性激素，主要是由脂肪中的膽固醇轉化而來的。另外，脂肪中含有一些精子生成所需的脂肪酸，如果太過缺乏，就會影響精子的生成，造成性欲下降。

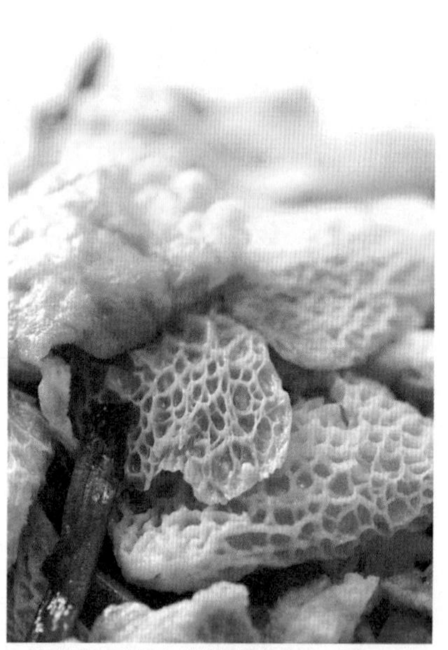

●竹蓀和蛋都富有維生素Ａ、Ｅ。

現在市面上流行的男性藥物繁多，一些在性功能上出現某種問題的男性，往往把願望寄予在這些藥物上。這不僅是一種誤識，且使身體造成一種依賴性，長此以往將產生較大的副作用。其實，上述的許多食物中，都有著與「偉哥」類異曲同工的效用，且天然、安全、可靠。一日三餐中多食此類食物，少酒、戒煙，充足睡眠和加強鍛煉，就會收到事半功倍的效果。

正確認識中年危機

近年來，在諸多媒體的誤導下，在不少江湖大師的邪門蠱惑下，人們對延年益壽產生不少誤解。美國一項對一五二八名中老年人為期十年的最新結果揭示了人們對長壽的幾個誤解。比如：

一、想高興的事能舒緩壓力，延年益壽。實際上，那些通常被認為「異常快樂」，和「從不發愁」的人十有八九不長壽。專家們認為，擔憂與焦慮有時是好事。偶爾地發洩和宣洩，能促進新陳代謝，疏通經脈。一項對大陸患者的研究發現，適當的「神經過敏能保護健康」。

二、栽花養鳥和散步不足以保持健康。研究發現，在中老年時段，合理飲食與積極運動才是對健康和長壽最為重要的。要想保持活力，不管是栽花養鳥、遛狗散步、書法繪畫，都應與健康飲食、活動鍛煉結合起來，且要一直堅持，才能有益健康長壽。

三、放鬆心情，凡事不可太認真。這種觀點亦是不符合人性的。預示長壽的最佳個性之一是認真——及審慎、堅持、有規矩和有條理的個性。研究認為，那些健康長壽人的特徵是，本身具有堅持不懈和可信賴的特點。節儉、執著、注重細節和責任心強的人活得更長久。各人自掃門前雪，休管他人瓦上霜，事不關己高高掛起，事實上並不易於健康。歐美國家很多老人退休後都要申請做志願者，這便是對生命的積極態度。

四、別太拼命，別做工作狂，你能活得更長。這也是一種誤識。實際上，那些忙碌執著、事業有成的企業家、文學家、藝術家、科學家長壽者比比皆是。承擔越多的責任和職責不斷變換的人，遠比工作生活清閒寡淡的人活得更長。一直在退休後還積極工作，並富有成果的男性與女性，比閑賦在家鬆懈度日的人要長壽得多。生命在於「動」，就是這個道理。

五、飲食把關，切莫「口食心非」。人到中年，最重要的一環就是飲食把關。許多人每天口中所食，卻並不是身體所需，甚至有害於身心。因為許多誘發中年人患上心血管疾病，其根源正是來自日常飲食。如過多的肉食，大量的飲酒，經常性的速食食品和不斷應酬的飯局，讓不少人提早出現了「大腹便便」的形象。心腦血管疾病的比例日益增高。那麼如何在飲食中實現「心口合一」呢？首先是要努力減少油膩，為心臟減負擔，均衡膳食，平衡蛋白質、維生素、礦物質、纖維素等營養素的平衡攝取。再則，通過飲食調節血脂，為心臟減壓。少油脂、少鹽，多食能降壓減脂的食物，如大豆、深海魚、黑木耳、山楂、綠茶、普洱、烏龍等，同時少煙少酒。

事實上，諸多研究表明，人類健康長壽的秘訣在於——運動。這一運動不僅指衣食住行和強身健體的運動，更重要的是思想、意識、性情、身心、人際關係、社會交往、情趣愛好等方方面面的運動。中華古人所提出的人之「七情六欲」，喜怒哀懼愛惡欲，以及耳鼻口目之欲。每一項之運動都關係和影響到人體機能的各個器官。俗話說：當喜則喜，當憂則憂，人無遠慮，必有近憂。這就是身心性情的運動。這種運動能刺激人體機能，使其產生興奮，在宣洩中不僅揮發掉鬱氣，排泄出體內毒素，還能促進激素分泌，使肌體的神經系統、內分泌系統、循環系統、消化系統、心腦血管系統以及經脈血絡和心、脾、肝、腎、肺等保持良好的運轉效率。這也就是古人講的「修身養性」，「修」與「養」皆為動詞，故「身」和「性」則需運動修養而成。成語「流水不腐，戶樞不螻」也是這個道理。倘若心如止水，一味克己，忍辱負重，身體各機能器官得不到刺激與興奮，就會像一部機器越運轉越緩笨，很快就會生銹和老化。這就是人到中年所必需要認識到的生命在這一階段之重要需求。如此，方能保持生命活力達到康樂長壽的目的。

為了進一步使人們完整和準確理解健康的概念，世界衛生組織規定了衡量男性是否健康的十大標準。身負重荷、千辛萬苦的中年男人們，這些標準你有幾項沒有達到呢？

1.有充沛的精力，能從容不迫的擔負日常生活和繁重的工作。

2.處事樂觀，態度積極。

3.善於休息，睡眠好。

4.應變能力強，能快速適應外界環境的各種變化。

5.能抵抗一般感冒和傳染病。

6.生殖泌尿及男性功能系統正常，無不良症狀出現。

7.眼睛明亮，反應敏捷。

8.牙齦顏色正常，無出血現象。

9.頭髮有光澤，無頭皮屑。

10.肌肉豐實，皮膚有彈性。

同時，相關調查顯示，大陸男科疾病發病率高達五十三％，其中四〇歲左右患有前列腺炎的男性達二十二％、患有攝護腺腫大及男性功能障礙的有六〇％，十二％的夫婦患有不孕不育症。臨床數據顯示，三十五歲以上的男性，約有五十六％的男性受到泌尿生殖感染反復發作的困擾。因此，男性功能障礙、生殖感染疾病、前列腺疾病，已成為中年男人生命品質和生活品質的最具威脅的「殺手」。必須隨時提高警惕，儘早預防，及時就醫。

吃情男女挑肥揀瘦

當今社會似乎已是一個重男輕女，挑肥揀瘦的時代。在公眾場合，面對「減肥瘦身」的字眼，不少女人暗自惴惴不安，不乏花容失色的尷尬場景。而男人則可從容處之，滿大街放眼望去，減肥瘦身好像已成為女人的專利。因為隨處可見大腹便便的男人招搖過市，可見「重男輕女」亦為人們所認可。現代女性追求窈窕身材、阿娜多姿是無可非議的事情，畢竟魔鬼身材要勝過魔鬼面容。「減肥瘦身」作為當今時尚女性的標誌、格調品位的象徵，已滲入進我們的生活。在以脂肪量計算人生價值觀的時代，吃情男女何以適從？

水中望月古今美女談

古往今來，女人就是大自然的寵物，華夏民族對女性的美同樣十分看重。戰國時期，人們崇尚清純樸素的自然之美，「小腰秀頸」的柔弱之美，以西施、毛嬙為典型；秦漢時代，又以秀外慧中的豐柔之美為標誌，追求「姿色瑞麗，姿相豐瑞」；而魏晉南北朝時期，帝王將相寵愛「飄逸風雅」之淑女，民間則尤喜「溫婉淡雅」之姑娘；到隋唐五代，無論皇宮貴族，還是平民百姓都以女子「豐腴肉感，雍容肥碩」為優美，楊玉環便是這一「絕色豐雅」之代表；宋代，纖柔病弱之態成為女性美的主流，造就了大批溫柔嫻淑、嬌羞無力的「病美人」。歷史上趙飛燕即是典型。元朝，女真和蒙古族所崇尚的則是女子粗狂豪放之美；而在明清兩朝人眼裡，女子「柳腰蓮步，嬌弱可憐，含蓄內斂」是最美的。

近現代，受西方文化和審美觀念的影響，中國美女的標準逐步與西方接軌。如今，國人對美又有了新的認識，多元之美成為主流，像性感美、含蓄美、骨感美、奔放美、淑女美、清純美，以及各種各樣的風潮美。時至今日，雖然女性之美已經沒有一個固定的標準，但「窈窕淑女，君子好逑」依然是絕大多數女性所夢寐以求的。從盛產美女的南美到歐洲，從美洲到亞洲，千百年來就有一顛撲不破的真理——「美麗等於自然」。從羅馬到巴黎，從倫敦到紐約，世界模特兒大賽及時裝表演無不以此為標準。以瘦為美的觀念已成為受鄙視的對象，而整容變形則被恥笑為「人造美女」。在亞洲，減肥瘦身不僅是當今女性之時尚，同時亦成為一個生活話題。更使不少女性走入誤區，進而使「減肥瘦身」變化為一個社會問題。

霧裡看花減肥誤區

許多女孩子並不清楚，女性之美，美在性感或者說是肉感，而性感的產生在於豐滿。依據自身的體型、身高而達到相應的標準體重，或略微超標，即屬於豐滿體型。一個體態豐滿的女子，更能充分展示她的圓潤優雅的曲線美和風姿雅韻，並給人一種健康、充滿活力的感覺。豐滿與肥胖有著質與量的區別。「肥胖」是指體重大大超過標準指數，如一個三〇歲女性，身高一六五公分、標準體重應為五十五公斤左右，超過六十五公斤，則是肥胖；反之，若低於四十五公斤，就是瘦弱。肥胖和瘦弱在當今社會都是一種病態現象。因此，對於肥胖者，減肥瘦身是完全必要的。也正是如此，市面上五花八門的減肥藥和減肥法已達到氾濫成災的地步，讓不少女性霧裡看花，陷入誤區。諸如：

不吃含脂肪的食物——其實，在減肥中，脂肪並不都是敵人。食用含有脂肪的食物，不但不會很快轉變為脂肪在體內儲存起來，且還能在一定程度上抑制脂肪在體內的合成。再者，脂肪耐消化，可減少饑餓感和對碳水化合物類及零食的食欲。同時脂肪更是女性肌膚防皺抗衰、護膚養顏不可缺和少的營養物質。

拒絕進食營養食物——人之肥胖，並不是營養的積累造成的，恰恰是體內缺乏能把脂肪有效轉化為熱能的營養素。因為，脂肪只有在維生素Ｂ２、Ｂ６和鹽酸等營養素的促進下才能轉換為能量。

水喝多了也會發胖——正好相反，通常飲水

不足更易使體內積聚脂肪，導致肥胖。體內缺水會引起代謝功能紊亂，致使熱能吸收多，釋放少。因此減肥瘦身應當是多喝白開水或茶水，儘量少喝或不喝飲料。

多吃蔬菜水果減肥——很多人以為少吃或不吃葷菜，多吃蔬菜水果就不會發胖，結果不僅不瘦，反而越來越胖。因為蔬果中亦含有大量的碳水化合物，同樣會堆積在體內轉化成脂肪，人自然就更胖。因此，選擇低碳水化合物、高蛋白質和富含纖維的蔬果，避免高碳水化合物和高熱能蔬果方才有助於減肥。像馬鈴薯、山藥、紅薯類則不宜多食；黃瓜、苦瓜、蘿蔔、韭菜、青椒、芹菜、青花菜、蘆筍、萵筍（葉）、芥菜、菌菇、竹蓀等很多品種則具有減肥的功效。

「低熱量飲料」無助減肥——美國一項最新研究顯示，飲用「無糖」或「低熱量」飲料的人群，體重增加速度高於不喝這種飲料的人群。研究表明，飲用低熱量飲料會產生適得其反的效果。每天大量飲用低熱量飲料的人可能認為這是一種很好的節食減肥方式，因此不太注意飲食的其他方面，而通常在無糖和低熱量飲料中用來替代糖的阿巴斯甜還會增加患糖尿病的風險。最安全的飲料還是白開水。

「保持肥胖」比反復減肥更健康——科學家在研究和實驗中發現，保持肥胖可能比不斷減肥更好、更健康。在對全球數千名超重男女進行的研究發現，與那些通過不斷地、反復地減肥，與自己的體重持續作戰，隨後體重又反彈的人相比較，超重者更為健康。超重者無需承受反復減肥的負擔和苦惱，僅應當注意體重不再增加，而不是努力試圖擺脫多餘的體重。因為反復減重對身心帶來的傷害，遠比保持肥胖要大得多。科學家鄭重指出，身體健康不是只要看一個人有多重，事實上，一些被歸於超重的人實際上很健康。

減肥瘦身中外妙方

飲水減肥：要求每天飲用涼白開水二〇〇〇毫升左右。人體若水份不足，脂肪就會逐漸積累，且腎功能亦會受到影響，加重肝臟負擔，導致脂肪代謝減緩，形成堆積而發胖。

斷食減肥法：社交生活頻繁的的人，靠節食做運動瘦身，既沒太多公餘時間，又擾亂日常生活節奏，所以成效多欠佳；反而每月抽空兩三天實行斷食減肥法，全日淨喝飲品而不吃固體食物，由於方法簡易，因此很多人都樂於嘗試。蔬果汁和水斷食最常見，吃蜂蜜和喝薑汁紅茶是日本和臺灣流行的斷食瘦身法，尤其在氣候乾燥的秋冬季，蜂蜜斷食不但能瘦身，還可滋養皮膚，一舉兩得。

簡易的斷食安排

早餐：蜂蜜綠茶一杯；午餐：蜂蜜薄荷茶一杯，一湯匙蜂蜜；下午茶：蜜糖水一杯；晚餐：蜂蜜紅茶一杯、一湯匙蜂蜜。

花茶減肥：花與茶的結合，減肥效果是較為理想的。像玫瑰花、山茶花、菊花、荷葉等加泡綠茶、普洱、烏龍茶等。花茶中的維生素Ｂ１、維生素Ｃ和咖啡因能促進胃液分泌，有益消化與消脂，溶解脂肪、化濁去膩，防止脂肪在體內堆積的功效。多飲花茶能加快體液、營養與熱能的新陳代謝，強化血液循環，減少脂肪積累。

蔬果減肥：大多數蔬果都富含纖維素和水分，以及其他較特殊的物質，對減輕體重、減少脂肪堆積、分解脂肪都極有好處。但蔬果的選擇很重要，否則會適得其反。有助於減肥的蔬果，像：黃瓜、苦瓜、南瓜、西瓜、白蘿蔔、白菜、菠菜、韭菜、青椒、芹菜、青花菜、蘆筍、萵筍（葉）、芥菜、菌菇、竹蓀、綠豆芽、大蔥等很多品種。

牛奶減肥：牛奶（含優酪乳）減肥是指利用低熱能、高蛋白的奶代替三餐飲食，即其中一餐飲牛奶，早中晚均可。如早上喝牛奶，中飯、晚飯就吃些低熱量、易消化的食物，主食可減少為平時的一半，菜量減少三分之一。但平日不吃早飯的，喝牛奶會適得其反，平白增加了六〇克牛奶熱量。

食醋減肥：最好是醋花生，把生花生仁浸泡在香醋中，瓶口密封，置於陰涼處放一周即可。

每早晨空腹吃花生仁十五粒，連吃一月，就可減脂減肥；同時亦可一天喝一〇～二〇克用開水稀釋的醋，亦能降脂降壓。

黑咖啡減肥：黑咖啡，即不加糖和牛奶的純咖啡，可達到很好的減肥效果。咖啡因具有促進脂肪分解的作用，可將脂肪分解到血液中轉為熱能。一般每天四杯是較理想的減肥用量。飲用黑咖啡三〇分鐘後，血液中的脂肪濃度會升高，這時進行適量簡單運動，就可將脂肪轉為熱能並燃燒消耗掉。若有條件，還可用煮過的咖啡渣調拌咖啡，按摩身體容易囤積脂肪的部位，如小腹、腰與大腿，更能進一步達到分解脂肪、光潔肌膚的效果。

薏仁美白減肥法：可將早餐換成薏仁杏仁粥，每次二〇克左右熟薏仁粉，五克左右杏仁粉。用溫開水沖服。飯後服用。如果加點糖或蜂蜜口味就更好了，很香的，又好吃又美容又減肥。長期食用可潤澤肌膚，美白補濕，行氣活血，調經止痛。

玉米減肥餐：玉米是減肥瘦身的絕佳食品之一。據營養專家介紹，玉米的熱量只有白米飯的一半，且含有豐富的纖維素，具有促進腸胃道蠕動，加速排便的特性，有助於預防便秘與大腸癌，對減肥瘦身有很好的效果。

同時，對降低膽固醇，預防動脈硬化亦有益處。玉米中所含的胡蘿蔔素，被人體吸收後可轉化成維生素A，具有保護眼睛、維持上皮組織完整性與防癌的作用。玉米中的獨特營養素，如葉黃素、玉米黃素，對老年人眼睛與視力的保護和康復有相當重要的功能。

這裡介紹幾款玉米減肥餐，讓愛美女人吃得健康又苗條。

一、鮮榨玉米汁——新鮮玉米粒放入約三倍水的鍋中，大火燒開後加糖，小火十分鐘煮至熟爛，把煮好的玉米粒加入牛奶，用攪拌機打成玉米汁，再用濾網過濾即可。

二、鮮奶油玉米棒——新鮮甜玉米切成短截，泡入牛奶中，再放進一小塊奶油和糖，大火燒開後改為小火煮熟即可。

三、玉米海帶龍骨（或排骨）湯——老玉米一、二條切成短節，胡蘿蔔一條切為滾刀，海帶節二五〇克，大蔥二～三段，生薑三～四片，龍骨（豬棒骨）二斤，先用熱水煮，打盡浮沫，撈出後用涼水沖洗淨。注水入砂鍋中，再放進燙過的龍骨、蔥薑，小火煨燉約三〇分鐘後放入玉米、胡蘿蔔和海帶結子，繼續小火煨燉一個小時，加少許鹽調味即可。

玉米的吃法較多，有玉米粥、玉米煎餅、玉米饅頭，也可用新鮮玉米粒煮熟與其它各種蔬果炒燴成玉米雜蔬。一周內亦可變著花樣吃，每天吃一餐玉米即有很好的減肥健身的效果。

防癌蔬果健康衛士

癌症，是現代社會人類面臨的最可怕的健康殺手，也是聯合國世界衛生組織和醫學界高度關注的危害人類生存的重大疾病之一。在每一年世衛組織的世界健康報告中，專家們不斷告誡人們緊防吃出癌症。同時，亦將最新研究發現、有益於預防癌症的食物公諸於世。並建議人們通過日常飲食來有效預防和抵禦癌症，遠離癌症，確保健康。

西班牙飲食營養專家研究認為，洋蔥、大蒜、番茄、葡萄酒等，就是預防癌症「必不可少」的食品。委內瑞拉國家癌症研究所所長哈亞特指出，除了上述四種食物，綠茶、石榴、薑黃，以及可可、芹菜和胡椒等食品中富含的槲皮素都有很強的抗癌作用。

在癌症領域研究了三〇年的哈亞特博士的《抗癌聖經》一書。他指出，隨著生活節奏的加快，人們患上癌症的幾率越來越高。而癌症患者中只有五%的人有家族遺傳史。哈亞特認為，患癌症的人越來越多，一方面是人的壽命增長，另一方面是因為人們生活方式不健康。

哈亞特指出，人們一直相信多吃水果、蔬菜、豆製品就能預防癌症。但實際上，如果生活方式不健康，整天坐著不運動或者吸煙，患癌症的幾率同樣很高。他說：「不是所有的人都需要每天吃很多水果，要知道，現在水果也可能帶有農藥殘留等致癌物質。」不能把某些食物「絕對化」。如認為多吃魚就「絕對健康」，吃紅肉就「絕對不健康」。哈亞特認為，人們也應該注意到魚肉中的重金屬污染問題。他建議，少吃燒烤類食物，多吃雞肉、雞蛋、豆類、香蕉、葡萄、大米等，有助於降低患癌症的風險。

他還特意列出了部分防癌食物清單。像：

青花菜：含有多種抗癌物質，常吃青花菜的人，患腸癌、肺癌的危險性顯著降低。

高麗菜：含有特殊的抗氧化物，能有效清除

導致乳腺癌的雌激素。研究發現，每週吃一次高麗菜的人，患腸癌的危險性僅為每月吃一次高麗菜人的六十六％。

胡蘿蔔：如果每天吃一根中等大小的胡蘿蔔，患肺癌的危險可降低一半。

洋蔥：洋蔥中含有豐富的抗氧化物，十分有助於防癌抗癌。

番茄：是茄紅素含量最高的蔬果。研究發現，血液中的茄紅素水準高，可使中老年人患胰腺癌及子宮癌的危險性大大降低。

大蒜：研究發現常吃大蒜的人不易患癌症，如胃癌、直腸癌和乳腺癌。

蘆筍：是近年來風靡世界餐桌的佳蔬。蘆筍對淋巴肉瘤、膀胱癌、皮膚癌有特殊的療效，醫學界多把蘆筍用作治療癌症的輔助食品。

香菇：對癌症有很好的治療作用，能明顯增強身體抑制癌變的能力，香菇也因此在國際上被譽為防治癌症的「核武器」。

蒟蒻：已包括蒟蒻製品和雪魔芋。研究表

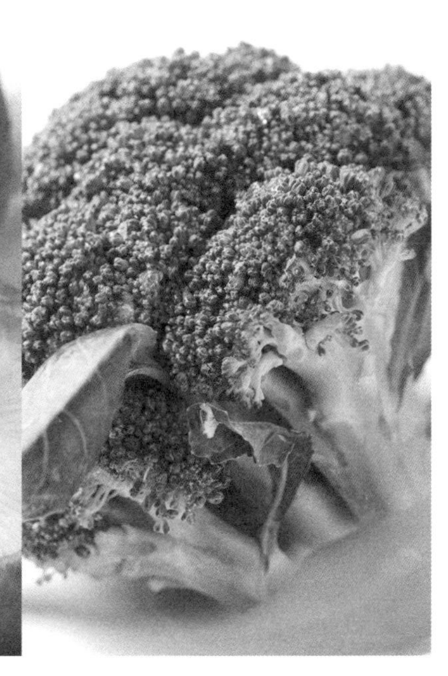

明，蒟蒻類食品，可預防白血病、顱內腫瘤、鼻咽癌及甲狀腺癌。

其他還有獼猴桃、蘋果、山楂、大棗、酸梅、無花果、杏、番木瓜以及黑醋栗等可有效預防癌症的水果。

哈亞特博士還指出，無論抗癌食品的清單有多長，「最後都應加上兩項」，那就是有規律的體育活動和不吸煙，包括避開有煙環境及不酗酒，方能有效預防癌症，遠離癌症。

防皺抗衰飲食法

隨著年齡的增長，歲月的蹉跎，人的肌膚亦也漸漸的老化，臉上的皺紋會不知不覺的顯現。這雖然是很自然的事情，但仍讓每個人不免有些感歎。然而，要使歲月痕跡不要來得太快，並不是無計可施，若能及時調節日常飲食結構，注重防皺抗衰的飲食方法，肌膚亦能很快回復年輕時的靚麗。

防皺抗衰飲食原則

人體開始逐漸老化時，肌肉和皮膚會因鬆弛而出現萎縮和下垂的現象。日常喜怒哀樂的表情就會悄然將皺紋帶出，加之皮膚因缺乏油脂，就會更顯得乾燥而使皺紋更加明顯。倘若人的面容氣色再不好，人就更顯得衰老。

針對此種情形，從而改變飲食習慣，合理調節飲食結構，出現的皺紋相信就很快能得到改善。防皺抗衰的飲食，主要是針對肌膚所需要的營養元素與活性物質。如硫酸軟骨素和膠原蛋白質，便是人體肌膚必需的營養成分之一，它是構成肌膚彈性組織的最主要物質。皮膚若缺少這些成分，就容易失去彈性，出現鬆弛而引起皺紋。

因此，為保護皮膚保持彈性不起皺，就應多吃些雞軟骨或雞骨湯煲，含膠原蛋白豐富的豬皮、豬蹄、豬肘，魚頭、魚皮、裙邊等，對促使皮膚緊繃嫩滑有很好的效果。對燥性皮膚而言，補充膠原蛋白是十分重要的。像每百克豬皮中，所含的膠原蛋白約為二十六％，是豬肉的兩倍

●獼猴桃又稱奇異果。

半，而所含脂肪僅有二．三克，故不用擔心脂肪過多的問題。膠原蛋白不僅能促使皮膚富有彈性減少皺紋，還能增強皮膚的儲水功能，平衡皮膚組織細胞內外的水分，從而使皮膚滋潤細嫩。

另外，魚蝦、動物肝臟、蘑菇菌筍、木耳銀耳等很多食物都富含核酸，核酸是人體延緩衰老的重要元素。女性若每天攝入八〇〇毫克的核酸食物，持續一月，面部的皺紋就可以減少。當然，皮膚的衰老與自身身體狀況、工作生活的長期緊張，精神和心情的狀態，以及環境因素都密切關係。如污濁的空氣，或經常性的戶外風吹日曬，也都會對皮膚造成很大的傷害，從而過早地出現皺紋。此種情形下，應多吃富含抗氧化物的蔬菜水果，如青瓜、黃瓜、西瓜、梨、蘋果、草莓、柳丁、獼猴桃、番茄、絲瓜、葡萄、芒果等，對保持皮膚水分，防皺祛皺有一定的功效。當然，如有條件，每晚做一次水果或花卉、蔬菜面膜護理，效果就更為理想。

皮膚最喜愛的食物

青花菜，含有豐富的維生素A、C及胡蘿蔔素，能增強皮膚的抗損傷能力，有助於保持皮膚彈性。

胡蘿蔔，所含有的大量胡蘿蔔素，有助於維持皮膚細胞組織的正常機能，減少皮膚皺紋，刺激皮膚新陳代謝，保持皮膚潤澤細嫩。

優酪乳及乳製品，增強皮膚張力與彈性，是皮膚在晚上最喜愛的飲品。男女都可在睡覺前一小時，喝杯優酪乳或牛奶，就可有效改善皮膚細胞活性，抵禦皮膚老化，增強皮膚張力與彈性。

大豆及豆製品，含有豐富的維生素E，不僅能起到破壞自由基的化學活性，從而抑制皮膚衰老，更能防止色素色斑。

獼猴桃，富含維生素C，可干擾黑色素生成，預防色素沉著，保持皮膚白皙，並能消除色斑、雀斑等。

草莓，經常食用草莓（每天吃一五〇～二〇〇克）能明顯改善血漿的抗氧化能力，同時也能提高紅細胞的抗氧化性溶血能力。抗氧化能力失調會導致心血管、癌症和糖尿病等各種疾病，加速人體衰老。

本書中所談及到的護膚養顏的食材及花卉亦可參照。同時，也要特別注意，最易傷害皮膚的飲食，像燒烤、煎炸、煙熏、煙酒以及有煙環境。而皮膚最大的殺手，就是熬夜打牌娛樂，保持充足良好的睡眠，輔以適當的運動健身，你就會擁有美麗肌膚、靚麗容顏，使你越活越年輕。

風情萬種菌菇菇

說到菌菇，也就是蘑菇，你會想到什麼呢？舌齒間的柔滑，味蕾上的香美？提著竹籃采蘑菇的小姑娘？甚至是核彈爆炸的超級蘑菇雲呢？顯然，每個人想到的都會是蘑菇的美味與營養。蘑菇是一種高等食用菌，種類繁多。就蘑菇之名字就分為兩大類。「蘑」有口蘑、片蘑、阿魏蘑、松蘑；「菇」則有冬菇、草菇、麻姑、香菇、平菇、茶樹菇、雞腿菇、杏鮑菇、白靈菇、猴頭菇等。不同的菇，雖說風味口感大致一樣，但其營養價值和食養食療功效卻各不相同。但有幾種本事超強的蘑菇是您應當瞭解和常食常品的。

保健佳品之香菇——香菇是全世界公認的一種營養豐富、全面的保健食物。中華古人歷來視香菇為強身健體，延年益壽的滋養佳品。日本人把香菇推崇為無毒之天然有機美食。美國人更將香菇選定為太空人專用食品。香菇如此受寵，顯然歸功於其所含有的豐富營養元素。

歷代名醫大師都十分推崇香菇的食養食療功效。中醫驗證：香菇性味甘、平、涼，有補肝腎、健脾胃、益氣血、益智安神、美容養顏、減肥瘦身等功效。尤適於體質羸弱、脾胃虛虧、氣虛乏力、腎虧陽痿、慢性肝炎、腎炎水腫以及膽結石、拘僂病等。

益智的金針菇——又名金錢菌、黃花菇，含有人體必需的氨基酸高達四十四・五%，強於一般菇類。其中豐富的類氨酸和肽氨酸，對促進兒童智力發育有十分積極的作用，故而享有「益智菇」的美譽。金針菇還能預防和治療肝臟系統疾病以及胃腸道潰瘍，具有一定的防癌抗癌作用。

美容抗衰的杏鮑菇——杏鮑菇不僅像鮑魚樣鮮美柔嫩，還含有獨特的杏仁香味。它的蛋白質含量高達二十五%，所富含的十八種氨基酸具有養胃清腸、美容防衰、減肥降壓的功效。

延年益壽真姬菇——真姬菇因其質地脆嫩、味道鮮美，食似松茸、味如海鮮，又稱為海鮮菇。它是一種稀奇珍貴的食用菌，味道鮮美、肉質肥嫩豐頤，在日本素有「香在口蘑，味在玉蕈」之講究。常食真姬菇能增強人體免疫力，防老抗衰、延年益壽。

降血糖的雞腿菇——又叫腿菇，因其形狀如雞腿，味鮮美如雞肉而得名。它含有豐富的蛋白質、氨基酸和多種礦物質。常食有健脾養胃、利水利尿、降低血糖的功用，尤對糖尿病和痔瘡有明顯療效。

養血護腎的草菇——草菇營養豐富，其中人體所必需的氨基酸含量比豬肉、牛奶、馬鈴薯更豐富。草菇中的賴氨酸含量高出同類菌品，是平菇的二倍、香菇的三倍。此外，它含有的異種蛋白物質，能促進人體血液循環，對人體供血功能和腎功能有較強的維護作用。

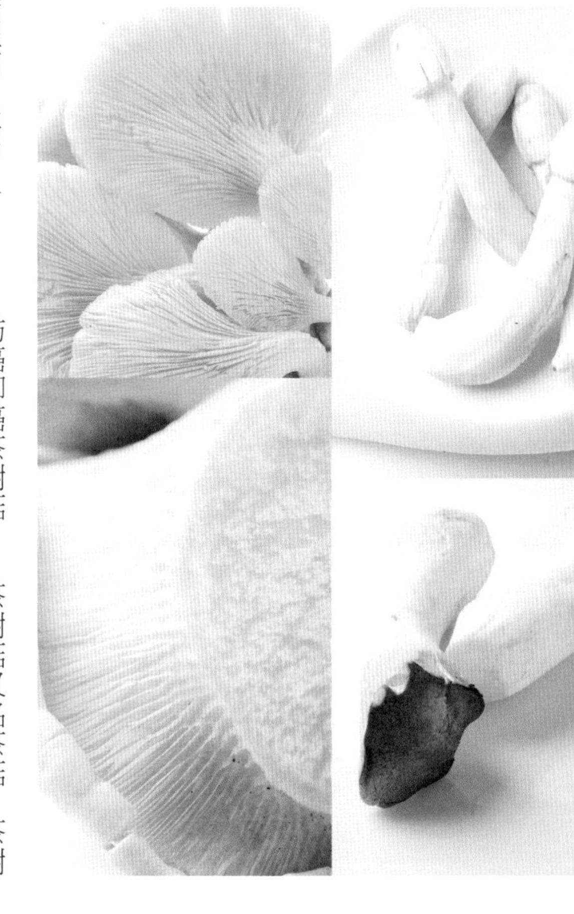

防癌抑癌茶樹菇——茶樹菇又名茶菇，茶樹菇生長於茶樹上，菇薄而柄長，茶樹菇味在柄，清香濃郁，民間稱其為神菇。茶樹菇富含氨基酸及豐富的營養元素，對腎虛、尿頻、水腫、氣喘有特殊的輔助治療作用。

美容養顏猴頭菇——猴頭菇歷來就是名貴食

用菌，肉質潔白、柔美細嫩、清香怡口、營養豐富，是我國著名「八大山珍」之一。猴頭菇對消化系統的腫瘤潰瘍有顯著療效；對消化不良、神經衰弱、體質虛弱等均有一定療效；還能促進血液循環、調節人體機能、強筋健體、美容養顏。

防老抗衰白靈菇——白靈菇又名玉靈芝，肉質潔白似玉、嫩滑如肌、味道鮮美、口感舒爽。白靈菇營養價值很高，不但能增強人體免疫力和抑制腫瘤，更是具有潤澤肌膚、抗衰防老等超強功效。

魚翅燕窩與豬皮銀耳

自古以來，魚翅燕窩都被人們視為食補珍品、稀世名藥，歷史上，還被列為皇室貢品。如此而誘得帝王將相、達官貴戶、名人明星，對其迷信不已。然而，「卑賤者最聰明」，民間向有俗語：吃魚翅不如吃粉絲，吃燕窩不如啃豬蹄。現代醫學亦驗證，魚翅、燕窩並不如所傳言的那樣神奇，更不是食養食療佳藥。

所謂魚翅（Fin），就是鯊魚鰭中的細絲狀軟骨，是用鯊魚的鰭加工而成的一種名貴海產品。鯊魚屬軟骨魚類，鰭骨形似粉絲。從現代營養學的角度看，魚翅（即軟骨）並不含有任何人體容易缺乏或高價值的營養素，其主要成分是膠原蛋白，還含有少量礦物質。膠原蛋白在人體內會轉化為氨基酸。從營養的角度來說，魚翅並沒有什麼特別之處。如果要獲得膠原蛋白，吃豬蹄、豬皮就很可以了。

由此可見，吃魚翅純粹是一種中國特有的的文化現象。魚翅的背後，投射出人們的無知和飲食營養的誤識。魚翅之所以能食用，是因為鯊魚的鰭含有一種形如粉絲狀的翅筋，其中含八〇%左右的膠原蛋白質，還含有脂肪、糖類及少量礦物質。魚翅是比較珍貴的烹調原料，但營養價值不高，因魚翅所含的蛋白質缺少一種必需的氨基酸（色氨酸），是一種不完全蛋白質。其中魚翅的炮製和烹調工藝十分複雜而專業，幾乎不容業餘者染指。專家表示，目前還沒有確切的科學根據證明魚翅對健康有效。魚翅的美味主要來自其他的配料，而不是魚翅本身。這為魚翅羹的高昂價格提供了理由。

也曾有一個環境調查組的研究表明，在鯊魚翅湯內含有高濃度的毒性物質——水銀，而水銀對人神經系統有害。根據上海《第一財經日報》引用的一份調查報告，魚翅被水銀污染的程度高達百分之七十，而且食用魚翅正使全球鯊魚種群遭遇絕滅之災。

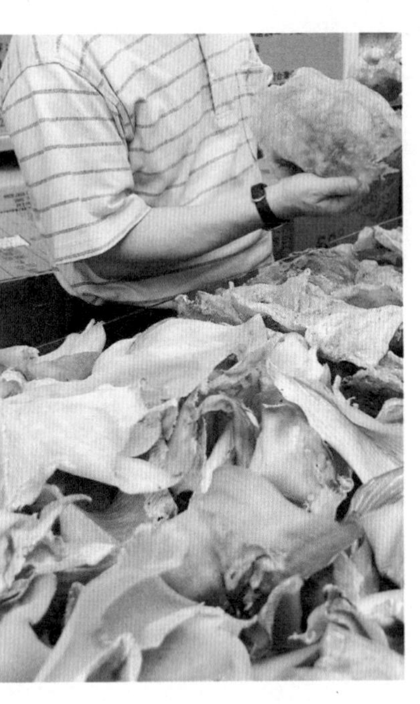

在對曼谷銷售的鯊魚魚翅進行的兩項隨機檢測毒性試驗亦表明，魚翅這種美味高檔的食材多數被水銀污染，並含有可被人體吸收的水銀比率已超出正常允許含量四十二倍。而水銀的來源是未被處理過的廢水。澳洲和紐西蘭最近也向國人提出警告，特別提醒那些懷孕的婦女儘量不要食用鯊魚肉。因為攝入過量的水銀會對孕婦和她們的孩子產生非常大的危害，尤其會影響孩子大腦和神經細胞的生成。

魚翅中的水銀成分大都來自污染的海水，而鯊魚在食物鏈中處於最高的位置，因此它們體內的水銀成分總是能夠越積越多，體內往往會積累大量的污染毒素。而水銀除了可能造成男性不育外，若人體內含量過高還會損害人的中樞神經系統及腎臟。因此，多吃鯊魚肉、魚翅可能會對人體有害。

二〇一一年，因為日本福島核洩漏，造成食物鏈高端的鯊魚體內積累大量放射型物質。日本文部科學省三月十六日至十九日取樣檢測。結果顯示，鯊魚體內中鍶—八九的放射性強度為最高每千克二六〇貝克，鍶—九〇則為最高每千克三十二貝克。鍶—九〇的放射性強度為最高每千克五．九貝克。放射性鍶是鈾—二三五的裂變產物，鍶—八九的半衰期約為五〇天，鍶—九〇的半衰期約二十九年。長期接觸會得白血病。

再說燕窩，燕窩又稱燕菜、燕根、燕蔬菜，為雨燕科動物金絲燕及多種同屬燕類用唾液與絨羽等混合凝結所築成的巢窩，形似元寶，窩外壁由橫條密集的絲狀物堆疊成不規則棱狀突起，窩內壁由絲狀物織成不規則網狀，窩碗根卻堅實，兩端有小墜角，一般直徑六～七公分，深三～四公分。主要產於我國南海諸島及東南亞各國。燕窩因採集時間不同可分為三種：一、白燕：古代曾列為貢品，故又稱宮燕；二、毛燕；三、一種被所附紅色岩石壁滲出的紅色液體滲潤的燕窩，通體均成暗紅色，也叫「血燕」或「紅燕」，含有若干礦物質，營養好，產量很少，被視為燕窩中的珍品。燕窩含五〇％蛋白質，二〇％碳水化合物、三〇％糖類、五％的鐵、三％的其他礦物質、維生素含量極少。從這些數據來看，燕窩和雞蛋的營養成分沒有太大區別。

攀岩壁采燕窩是十分艱苦而又危險的工作。採集者背負一囊，攀登於懸崖陡壁之間，猶如猴子一般地踏著空穴，扒著縫隙，四處搜尋著採集物。他們身輕如燕，膽大如鷹，有時手足呈「大」字形，附著於岩壁之上；有時則借助繩索如盪鞦韆於峽谷之中。一舉一動，扣人心弦，萬一失足，墜入深壑，就要粉身碎骨了。所以燕窩之名貴，除去因其自身確有一定滋補功效，烹製工藝複雜、配料講究之外，也有採集時人命攸關的因素在內。

現代醫學研究發現，燕窩主要成分有：水溶性蛋白質、碳水化合物；微量元素：鈣、磷、鐵、鈉、鉀及對促進人體活力起重要作用的氨基酸（賴氨酸、胱氨酸和精氨酸）。燕窩的蛋白質含量很高，但低於豆腐皮和豬皮。而且一些研究顯示，燕窩中的蛋白並沒有囊括所有種類的必需氨基酸，不能算是優質蛋白。其實對於人類來說，最優質的蛋白質就存在於日常的食物中，比如牛奶和雞蛋。

人們常認為，越是名貴高價的東西就越有用，這完全是一種誤識或無知。中外醫學專家早就表明，魚翅、燕窩僅僅是一種補益類食料。燕窩雖含有較高的蛋白質，但其營養較為單一，更沒有傳統流言和商家所虛誇的「補肺養陰、潤膚美顏、增長智慧、安胎養胎」等神奇效果。至於燕窩可以「防癌治癌」那更是無稽之談。並且市場上的燕窩，尤其是「血燕」，偽劣假品太多，二〇一一年八月，大陸浙江工商部門對市場上的「血燕」進行了樣品檢測，發現所檢測的樣品不僅不合格，其所含的亞硝酸鹽嚴重超出標準。香港科大亦抽查市面四十七款燕窩樣本，發現全部含防腐劑亞硝酸鹽，最嚴重的血燕樣本竟然超過標準三十一倍。同時還發現，燕子糞便含有亞硝酸鹽而污染了燕窩。而此物質具有強毒性，非常容易導致胃癌。

對此，大陸央視《新聞調查》專門對燕窩產品進行了調查，發現市場上所售「血燕」幾乎都是普通燕窩造假製成。造假商人將普通燕窩掩埋在鳥糞中兩個星期，便能使白燕薰染變紅，再加入一定的染色劑，就生產成了「血燕」。然而據瞭解，燕窩非但不是良藥，不具備藥物的功效，且所含的五〇%蛋白質，還比不上同等重量的蟹肉，其營養價值甚而趕不上雞肉等普通肉類。

在日常生活中，男女老少若想要補充蛋白質，大可以選用乳清蛋白，或直接吃肉；若想獲得美容養顏效果，豬蹄豬皮、銀耳的效果更比燕窩來得實在；若需要「益氣養陰、生血養顏」，還有更好且價廉物美的食材與藥材，如：大棗、枸杞、銀耳、龜膠、鹿膠等。一日三餐中按季節時令進行有針對性的補養。像秋天補血養顏，則可用「紅棗花生燉雞腳」，紅棗十二枚、花生250克、雞腳十二只、加一小塊陳皮便可燉用。再有「益母草燉魚肚」，用益母草、大棗、枸杞、香菇、魚肚及薑蔥燉用。再有，花生（雪豆、黃豆）燉豬蹄、以及用豬皮燒炒燜燴蔬菜瓜果，都是美容養顏、活血消腫的靈方妙食，花錢不多，效果鮮活。

學生早餐巧安排

對於正處於生長發育期的中小學生來說，一頓搭配合理、營養豐富的早餐，是確保身心和智力健康成長的保障，也是高效率學習的重要因素。許多家長雖已開始重視給孩子搭配營養早餐，但卻為吃什麼、怎麼吃而犯愁。就說我家那八〇後，現在法國巴黎學音樂、搞音樂的兒子吧，從小學到中學、大學，他不僅是公認的「甲等體格」，且小學畢業後順利考進中國四大名牌中學之一的成都七中，其後亦順利進入上海音樂學院。從小學到中學，他的早餐便充分體現了「一日之計在於晨」。他母親每天一早就要提前起床給他準備早餐，通常是：牛奶、雞蛋、（或煮、煎、炒）、奶油、麵包（或饅頭、花卷、包子、窩窩頭）、午餐肉（火腿）、蔬菜瓜果（沙拉），有時還是牛奶、核桃、花生粉、芝麻粉調製的稀羹，臨出門還得拿上一個蘋果、香蕉。中學和高中一直是大陸國家三級運動員，如今依然牛高馬大，強健陽光，應該說他的身體和心智的茁壯成長，其早餐及她母親功不可沒。我家那另一個八〇後的兒子（侄兒），亦是如此。據我們之經驗，以及國內外專家的建議，可歸納出幾個重點：

吃得多不如吃得精

早晨起來，雖然胃裡已排空，但由於活動量不大，有些孩子總覺得早上不餓，也就不想吃早飯。另外，有的學生上學早，時間緊張，進餐時間短。因此，早餐不用吃大量的飯菜，只要品質高、搭配合理的主副食就可以了。

每天喝牛奶是最好的補鈣措施。每一〇〇毫升牛奶中含鈣量達一二〇毫克，如果每天喝二五〇毫升牛奶，可以獲得三〇〇毫克的鈣，相當於大陸營養學會推薦的鈣供給量標準的四〇％。這樣，再從其他食物中攝入鈣達供給量標準的五〇％，兩者相加，基本滿足需求。此外，最好每天早餐中有一個雞蛋。雞蛋富含生命所需的一切營養成分和活性物質，是人類早餐的最佳選擇。

有些家長一大早就給孩子吃很多東西，不但有牛奶、雞蛋，還有包子、油條、漢堡、巧克力等等，認為多吃點「耐餓」。殊不知，吃得過多反而會影響上午的學習。根據大陸《中國居民膳食指南》，營養早餐的熱量來源應包括蛋白質、脂肪和碳水化合物，三者比例應接近一：〇．七：五，並能提供人所必需的各種維生素和礦物質，如鈣、鋅、鐵等。早上食欲差，家長應盡可能安排一些色、香、味、形具有吸引力的早點，早餐也要經常換著花樣做。

蔬菜水果不可少

如果把牛奶、雞蛋、蔬菜加主食當作理想早餐的標準，那麼，如果再加上水果，便稱得上是「黃金早餐」了。但據調查，學生早餐中最缺少的就是蔬菜和水果。主食、蛋品、肉類、奶類雖然富含碳水化合物及蛋白質、脂肪，但均為含硫磷元素多的食物，屬於酸性食品，而蔬菜水果是鹼性食品，不僅富含胡蘿蔔素和多種水溶性維生素，還含有很多鈣、鉀、鎂等營養素。如果學生早餐吃過多的酸性食物，且沒有鹼性食物來中和，會導致血液偏酸性，使人整個上午精神不集中。因此，早餐中蔬菜不能少，可以選擇一些爽口的什錦泡菜、拌黃瓜、糖拌番茄等等。吃一定量的蔬菜，不僅能夠維持血液酸鹼度的平衡，減輕胃腸道的壓力，還能為身體及時提供一定份量的維生素，對學生健康發育十分有益。此外，如果有條件，最好再增加一個富含維生素的水果。

吃早餐一定要吃主食

很多家長每天早上就讓孩子喝一杯牛奶，吃一個雞蛋，有的甚至吃兩個或三個，認為這樣吃，孩子一上午所需的營養和能量應該足夠了。但是，事實上牛奶和雞蛋所提供的熱能是很低的，如果早餐只吃一個雞蛋加一杯牛奶，不到上午十點孩子就要開始喊餓了。每一〇〇克牛奶、雞蛋所提供的熱能分別為四十五大卡和一五一大卡。早餐吃二五〇毫升牛奶和五〇克雞蛋所提供的熱量僅為二一〇大卡。根據大陸《中國居民膳食指南》，合理早餐提供的熱量應占人體一天所需熱量的三〇％左右，而二一〇大卡的熱量遠遠不足一個上午所需能量消耗的三〇％。因此，早餐中除了牛奶和雞蛋外，一定要吃麵包、饅頭、米飯或麵條類主食。因為，米麵等主食是高能量食品，每一〇〇克麵粉能提供能量三四二大卡，而每一〇〇克精米供能三三八大卡，是牛奶的近七倍。如果靠多吃雞蛋、奶類食品來提供熱量，不僅難以滿足要求，而且也造成能量的浪費。此外，學生上午聽課要用腦子，而腦細胞惟一的熱量來源就是葡萄糖，主食中富含的碳水化合物分解後可直接提供充足的葡萄糖。但主食也不能吃得過多，一餐以五〇～一〇〇克為宜。

在早餐中，不少家長和孩子喜歡將果汁與牛奶混搭在一起飲用，以為能增添新的口感以及營養。但專家指出，如果加入過量的果汁在牛奶中，果汁就會與大量的酪蛋白發生凝集、沉澱的情況，從而導致人體難以消化以及吸收。如果嚴重的話還有可能會引起消化不良以及腹瀉等情

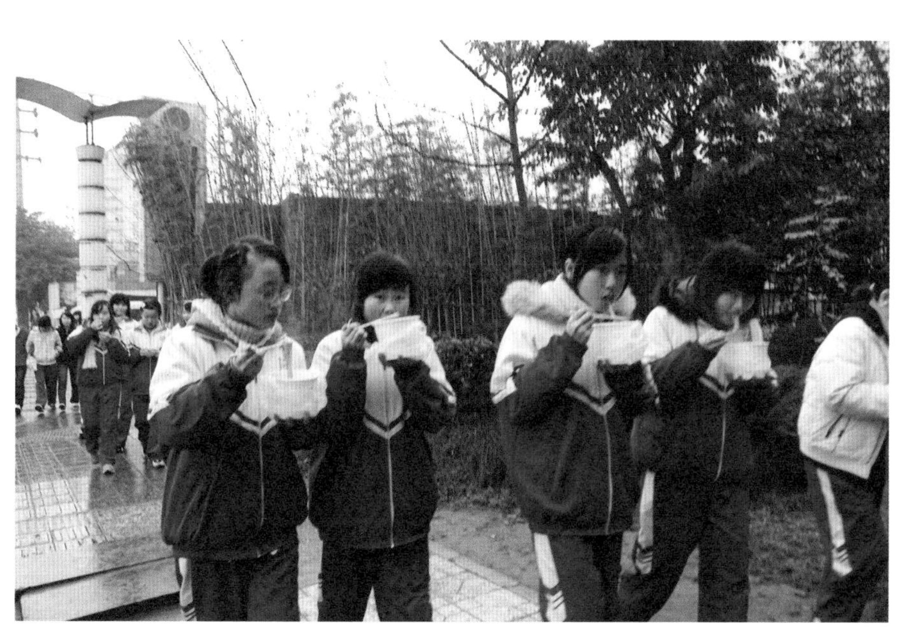

●早上時間緊迫，多數學生早餐中最缺少的就是蔬菜和水果。

況，因此在牛奶中不要過量的添加果汁等帶酸性飲料。

再者，喝牛奶的時候千萬不要再額外的添加糖，特別是在牛奶加熱的情況下如果放入糖的話，就會使牛奶中的賴氨酸與果糖反應，生成有毒的果糖基賴氨酸，有害於人體。就算要加糖也不要在加熱的過程中進行，你不妨等到牛奶煮好後稍涼些，這個時候放糖才不會影響人體健康。

巧克力味的牛奶是很多人都非常喜歡的，但你可知道這是非常錯誤的搭配方式，是飲食中的一大禁忌。因為在牛奶中含有豐富蛋白質和鈣，而巧克力含有草酸，如果兩者搭配在一起食用的話，就會結合成不溶性草酸鈣，大大影響鈣的吸收，甚至會出現頭髮乾枯、腹瀉、生長緩慢等等的現象。

早餐之黃金搭配

俗話說，早餐吃得要像皇帝一樣。但有些家長卻總抱著讓孩子吃飽肚子別餓著就行的態度給孩子安排早餐，至於孩子早餐營養夠不夠，他們不是十分關心。對於課業負擔較重的學生來說，早餐是一天中最重要的一頓飯，它的品質不但影響全天能量和營養素的攝入，而且還關係到他們的認知能力、學習成績以及身體的生長發育。

而且我們還發現，由於各種原因，目前很多學生並不是天天吃早餐，還有不少人是在路上匆匆解決的。有些家長認為，早餐吃得不太好，午餐或晚餐多吃點、吃好點，照樣能把所需的營養補回來，其實這是很大的錯誤認知。

據調查，凡能堅持每天吃好、吃飽早飯的學生，其體形和智能發育都比較好，身體健壯，上課精力充沛，學習效率也高；反之，早飯吃不飽，有些學生在第二節課時就產生了饑餓感，第三節課時已不能集中精力聽課；不吃早飯的學生一般在第一節課時肚子就開始「打鼓」了，經過緊張的腦力或體力活動，很有可能出現四肢無力、思維遲鈍、面色蒼白、心慌、多汗等「低血糖」症狀。

因此，學生早餐不僅不可少或缺，且要盡心

盡力吃好吃飽。醫學家和營養學家稱之為「黃金搭配」、「元氣早餐」。如此，學生早餐一定要搭配品質好的蛋白質類食物，例如牛奶、蛋類、乳酪、肉類等，澱粉和蛋白質的攝取比例最好是一：一。舉例來說就是早餐以兩片麵包為主食，夾上火腿、乳酪（奶油）、一～二顆蛋，幾片生菜、黃瓜或番茄，配上一杯牛奶，一個蘋果或香蕉等，就是能提供一天精力的「元氣早餐」。

只將食粥至神仙

在中華飲食文化史上，粥可能是最古老的穀物飲食。由於粥品易於消化，老少尤宜，華夏自黃帝「蒸穀為飯，烹穀為粥」以來，一直為中醫學家和養生學家所重視。尤為是道、佛兩教對粥的養生論述頗豐。據古籍記載，遠在兩千多年前，古人就已懂得用米熬成粥供給腸胃欠佳的老人食用。《禮記．月令》載有：「仲秋之月，養衰老，授完杖，行糜粥，飲食。」

古往今來，從皇宮貴族到百姓人家都視粥為養生妙品。更有不少名人學士把粥譽為「資生育神丹」、「滋養胃氣妙品」、「世間第一補人之物」。南宋詩人陸遊詩云：「世上個個學年長，不悟長年在目前。我得宛丘平易發，只將食粥至神仙。」可見，古人以早就認識到，食粥對人體是大有益處的。

中華之粥，有普通粥、養生粥。普通粥多用五穀雜糧加清水煨熬而成，川人稱為「稀飯」。常食的有大米粥、粳米粥、糯米粥、大麥粥、綠豆粥、小米粥、高粱粥、薏米粥、玉米粥等。

還有添加各種各樣的葷素輔料熬煨製粥。在民間亦是花樣百出，多滋多味。像瘦肉粥、雞肉粥、魚肉粥、蝦肉粥、蟹肉粥、豬肝粥、雞肝粥、菜羹粥、荷葉粥、紅苕粥、山藥粥、蛋黃粥、南瓜粥、黃瓜粥、蘿蔔粥、蓮藕粥、八寶粥等不一枚舉。普通粥，柔軟汁稠、性味甘平、潤胃溫腸、利水利尿，可降低血液中的膽固醇，減少各種慢性疾病，滋身益體、延年益壽

所謂養生粥，即指有針對性的在粥中添加某些具有食養、食補、食療功效藥食物料，如瓜果豆類、花卉藥材等。比如：可利濕消腫的紅豆粥；清熱解毒的綠豆粥、西瓜粥、絲瓜粥；清火去燥、養肝明目的苦瓜粥；以及降壓減脂的芹菜粥，滋肝利肺的芝麻粥，潤膚養顏紅棗粥，防暑解熱的荷葉粥，養心去煩的蓮子粥，補氣養血的枸杞粥，延年益壽的核桃粥、板栗粥、花生粥、

銀耳粥等。

還有添加花卉水果類的養生粥。如：菊花粥、茉莉粥、玫瑰粥、臘梅粥、玉蘭花粥、桂花粥、桃花粥、荷花粥、梨子粥、龍眼粥、荔枝粥、獼猴桃粥、木瓜粥、芒果粥等；以及添加中藥材的食療粥。像：首烏粥、沙苑子粥、黃耆粥、靈芝粥、地黃粥、黃精粥、蟲草粥等等，不勝枚舉。

在中華多達五〇〇餘種的粥品種中，最有名的是臘八粥。「臘八粥」起源於佛門，據說佛祖釋迦牟尼誕生於十二月初八，佛寺於此日舉行「浴佛會」，煮粥敬佛，食粥紀念。臘八粥起始多用五穀雜糧，宋代以後，其用料越來越豐富，且各地不同。大都加有花生、核桃、瓜仁、松子、杏仁、葡萄等，還有的加入了花卉水果，四川的臘八粥還要加臘肉碎末等。這樣烹製出臘八粥，色美味佳、香濃可口、營養豐富、滋身養體，故而很受大眾喜食。粥，無疑是十分理想的食養、食補和食療佳品。尤適於中老年人、慢性疾病患者、產婦與幼兒。

煮製粥品有兩個要訣：一、冷水下米煮粥好。因為煮粥時要將米粒與冷水一起放入鍋中煮沸，才能讓米粒充分吸收水分，煮出來的粥才會比較香軟。否則，米粒較硬，粥也不稠。

二、掌握好煮粥的火候。鍋中的米和水先用旺火煮沸後，要趕快轉為小火，注意不要讓粥汁溢出來，再慢慢蓋上鍋蓋，要訣是蓋子不要全部蓋嚴，用小火慢煮即成。

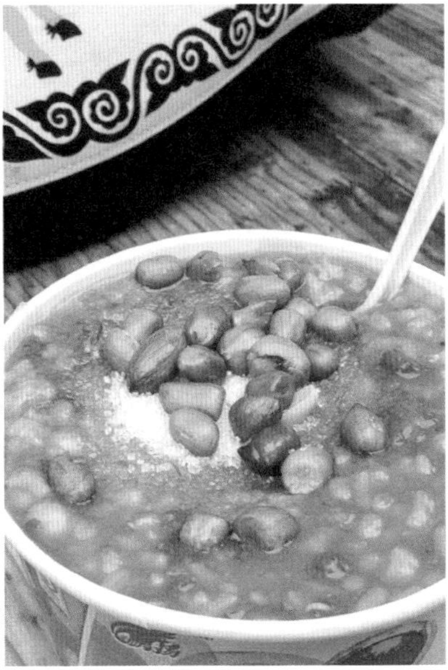

●成都風味小吃：八寶粥。

養生粥羹集錦

銀耳鵪鶉蛋核桃羹：將銀耳用水發好後摘去根蒂，沖洗乾淨，撕成小朵放入碗內加入少許冷水，上籠蒸透取出。核桃仁用溫水浸泡，撕去外衣；鵪蛋打入碗內，放入溫水鍋中煮成糖心蛋撈出，備用；荸薺粉放入碗內，用冷開水調成糊；取鍋加入約一〇〇〇毫升水，加入銀耳、核桃仁，倒入荸薺糊，調入白糖，用手勺攪勻，煮沸呈糊狀時，再加入鵪蛋即成。

山藥紅米粥：紅米五〇克，糯米五〇克，山藥一五〇克。將紅米、糯米洗淨，浸泡一小時，山藥切丁。接著鍋內放入泡好的紅米、糯米和清水，用大火煮開後，立即改小火，煮至黏稠時，加入山藥丁煮約五分鐘。亦可用魚肉、雞肉、綠豆、核桃、黑芝麻及蔬果等。

皮蛋瘦肉粥：粳米一〇〇克、皮蛋二個、瘦肉末八〇克、鹽一勺、生粉一〇克、生抽一勺、白胡椒粉少許、清水一〇〇〇克、小蔥適量。

粳米淘洗乾淨後，以清水浸泡二小時以上。將泡米的水倒去，重新加入清水，大火煮沸後轉小火，每兩分鐘用木鏟攪動一次，煮成濃稠的白粥。煮粥的同時，將皮蛋剝殼切成小丁和瘦肉末、鹽、生粉和生抽拌勻。轉大火，將混合好的皮蛋、肉末下入沸騰的白粥中，加鹽調味，攪拌至肉色斷生時，關火，加入白胡椒粉調味即可。盛入碗中，撒上蔥花，一碗香濃美味的皮蛋瘦肉粥就做好啦！

大棗豆腐粥：大棗一〇枚、粳米一〇〇克、豆腐一〇〇克，精鹽少許。

將粳米、大棗淘洗乾淨，放入鋁鍋內，加水適量先用大火燒開，小火煨熬至米爛汁稠，再加入切成小丁塊的豆腐稍煮，下鹽攪拌均勻即可。亦可加些蔬菜碎葉。

銀耳杏仁西瓜羹：銀耳、西瓜、杏仁、蜂蜜或冰糖適量。

先將銀耳用開水泡一小時左右，將銀耳、杏仁放入清水鍋內，大火燒開，小火煨熬至銀耳稠黏。調入蜂蜜或下冰糖稍熬，待冷後放入冰箱，食用時加入西瓜顆粒。

南瓜粥：粳米一〇〇克、南瓜二五〇克、冰糖適量、鮮百合三十五克。

先將南瓜去皮去瓤切塊，放在容器內加少許水，中火蒸約十五分鐘，接著取出搗碎至沒有大顆粒的南瓜泥，可讓粥的口感更順滑，備用。接著，米洗淨放入清水鍋內，大火燒開後，改用小火煨熬至米爛，下百合、南瓜泥、冰糖攪合均勻，稍煮至汁稠，即成。

薏米枸杞粥：薏米一〇〇克、枸杞一〇克、糯米五〇克、冰糖十五克（可以根據自己口味作適當調整）。

薏米和糯米洗淨後，用冷水浸泡三小時以上。枸杞洗淨泡發，備用。接著將泡好的薏米和糯米放入鍋內加滿水，大火燒開後，轉小火煲一小時左右，最後十分鐘放入冰糖和枸杞。也可用蓮子、百合等。

魚肉粥：大米一〇〇克，魚段（鯉魚、鯽魚、草魚等均可）三〇〇克，香菜末二十五克，水六〇〇克，花生油五克，化豬油一〇克，薑絲五克，蔥段、蔥花各一〇克，鹽六克，白胡椒五克、料酒十五克。

首先將大米淘洗乾淨，放入盆內，加部分鹽拌醃均勻。魚段洗淨，放入盆內，用鹽塗擦後醃十五分鐘左右。接著鍋置火上，放花生油燒至七成熱，下魚段，煎至兩面呈黃色，烹入料酒，放蔥段和水，旺火沸燒一〇多分鐘至魚肉離骨；撈出，拆下魚肉，放入盆內，加化豬油和醬油拌勻。剔出的魚骨，放回原鍋湯內，熬到色白轉濃，濾去骨渣。

再另取一鍋上火，倒入魚湯（魚湯不足六〇〇克時，加適量的水添足），旺火燒開，倒入大米，再開後用小火煮四〇～五〇分鐘，見米爛湯稠，下魚肉拌勻，旺火燒滾後，分別盛入碗內，撒上薑絲、蔥花、香菜末即成。

香菇雞肉蔬菜粥：雞胸一塊，鹽一克，乾香菇四朵，胡蘿蔔一根，芹菜一根，薑一小塊，大米五〇克。

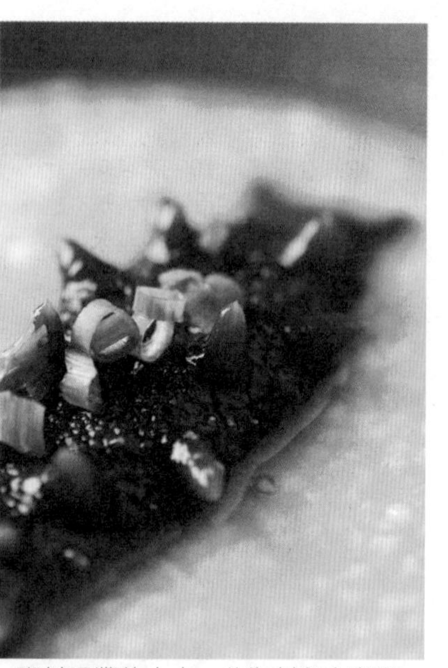
●粥料理豐儉由人，此為刺參小米粥。

乾香菇要提前二小時用溫水浸泡，浸泡時，在水中加一點白糖，這個方法可以讓香菇的味道更濃。將浸泡好的香菇取出後，用清水沖洗乾淨，擠壓出水分後，切成小碎丁。其次將大米洗淨後，用清水浸泡約半小時。趁著這個時間，將雞胸先切片，再切成碎末，放入鹽拌勻，醃製。胡蘿蔔去皮切成碎末，芹菜去葉，只留梗，也切成碎末。薑去皮切成細絲。

取湯鍋，倒入清水，大火煮開後，倒入大米攪拌幾下後，改成中小火，煮約三〇分鐘。待米粒開花，粥變得粘稠後，放入雞肉末、香菇碎、胡蘿蔔碎、薑絲，攪拌均勻後，改用大火繼續煮一〇分鐘，在煮的時候，要不停的用勺子攪拌，以免煳底。最後，放入芹菜末即可起鍋食用。

百合綠豆粥：粳米一〇〇克，百合十五克，綠豆（亦可用苡米、蓮子）三〇克，冰糖十五克。

將綠豆泡好後放入鍋中乾炒五～六分鐘，備用。取湯鍋倒入水，點火，放入綠豆和百合，中火煮約十五分鐘，再放入大米煮開後轉小火，熬至粥粘稠合適後，加入冰糖煮化即可出鍋。

海鮮養生粥：蛤蜊（亦可用蝦肉、蟹肉、海螺肉等）一〇個，大米一〇〇克，薑絲若干，一匙食用油，精鹽五克，白胡椒六克，一〇餘粒枸杞、蔥花適量。

蛤蜊洗淨後泡進水裡，放一勺鹽、一點食用油，攪拌一下，靜置兩小時，讓蛤蜊吐沙。枸杞洗淨後用溫水泡一下。米洗淨後放清水，浸泡一下後，上爐灶，放少許鹽和油以提升米的香味和粘稠度，大火燒開後，轉小火熬製三〇分鐘以上，邊熬邊攪動，防止粘鍋，不要蓋鍋蓋，以防溢出。

粥粘稠後，放入洗淨的蛤蜊和薑絲、枸杞，大火燒開，蛤蜊開殼後關火即成。

桂花粥：桂花（乾）三克，粳米五〇米，紅糖少許。

桂花與淘洗乾淨的粳米同煮粥，大火燒開後，用小火煨熬，熟時調入紅糖，也可用冰糖，即可作早晚餐或間食。

木瓜椰肉羹：木瓜一〇〇克、鮮椰肉（或木瓜肉）一〇〇克、銀耳（乾）五克、白糖適量。

乾銀耳浸泡三小時，去蒂，放入砂鍋，加水五〇〇毫升，大火燒開後轉小火煨熬半個小時，至銀耳軟糯，湯汁黏稠即可關火，盛入容器，加入鮮椰肉即可。夏季放入冰箱冷食尤佳。

木瓜鮮甜，而且熱量很低，是豐胸佳品，減肥期可以多多食用的水果，加入銀耳羹後可以不用再加蜂蜜或者蔗糖，熱量相對低，對女性朋友來說是一款美顏豐乳的滋補甜品。

紅棗花生黑米粥：紅棗十五克，黑米五〇克，紅衣花生米十五克，白糖適量。

將紅棗、黑米、紅衣花生米分別洗淨，入鍋，加水適量，用大火燒沸後轉用小火熬煮成稀粥，調入白糖即成。可滋陰養腎，養血生血，早晚分服或作間食。

百合山藥紅棗粥：百合一〇克，山藥一五克，粳米二〇克，紅棗（去核）一〇個。

先將百合用開水泡一次，以去除一部分苦味。將粳米淘淨，和百合、紅棗用文火緩熬成粥，加白糖適量即可食用。

過度癡迷適得其反

現今多數人都在努力做到健康和均衡飲食。當然這並沒有錯，但對健康的追求卻也正在讓越來越多的人走向極端。有個科學名詞叫做「神經性健康飲食癡迷症」，意思就是過分追求健康、均衡的飲食。進食障礙中心的專家指出，這一症狀正在威脅越來越多的年輕人的生命。

迄今為止，人們對健康飲食癡迷症瞭解還不多。但在患有此症狀的人中，女性中有十分之一，在男性中的比例為二十分之一。雖然患該症狀的原因是追求健康，但一旦患病卻對健康毫無益處。一些極端的飲食習慣會讓人們尤其是年輕人營養失調，導致厭食症或食欲過剩等其他更為嚴重的疾病。而患有健康飲食癡迷症的人，通常症狀是排斥一切認為對身體無益或不潔淨的食物，對自身的飲食食譜十分地嚴格，比如堅決拒絕碳水化合物、肉類和脂肪等，並進行過度的健身鍛煉，進而導致身體日漸虛弱。

大陸進食障礙研究中心指出，必須讓年輕人認識到，即綜合性飲食，是獲得健康身體基本要素。例如，如果缺少乳製品就會導致缺鈣，而鈣是骨骼、肌肉和神經系統發育的必需物質。缺少肉類則缺少了蛋白質和鐵的攝取源。沒有鐵就會更加導致厭食症，產生身體乏力、呼吸困難和注意力下降等症狀。而最易患這一症狀的是容易受電視媒體、雜誌和網站推薦的所謂「時尚」飲食欺騙的人。

此外，患有健康飲食癡迷症的人在不得不出外就餐表現出強烈的焦慮感，有些人甚而還會因無法執行自己的嚴格飲食規則選擇避免或拒絕外出。一般人仍認為這是「厭食症」，當這種症狀開始影響社交生活時，它就變得更加嚴重了，不僅影響工作也會讓親朋好友感到不知所措。而更加不幸的是，這種症狀現今仍令許多健康專家感到困惑，因為醫學界至今對其誘因知之甚少。更糟的是，沒有快速、簡單的治療手段。

而在當今資訊高度發達的時代，關於養生和健康的資訊鋪天蓋地，常使我們陷入困惑之中，讓我們很難抉擇究竟哪些才對自己有好處。以下關於健康問題切實可行的一些建議，對如何吃得健康，避免所謂的「健康飲食癡迷症」一定會大有裨益。

一、簡單生活幸福康樂：越簡單的東西對我們越有益處，這是一條顛撲不破的真理。所謂簡單，即是吃最基本的飲食。常識告訴我們，最佳飲食是在遙遠的古代地球就賦予了人類賴以生存的那些食物。也就是本書所提出的養生主旨「康樂幸福三四五」，即是每日三餐，四時調養和《黃帝內經》所提出的「五穀為養，五果為助，五畜為益，五菜為充」。

最新研究顯示，人體的基本食物包括水果、蔬菜、豆類、肉、魚及蛋奶等。這些食物最有益於保持身材，預防糖尿病和心血管疾病。尤其是每天吃水果，水果中所含的豐富抗氧化物有助於預防癌症。多吃富含纖維的食物，像全麥、豆製品、蔬果等，有益於降低低密度脂蛋白。

二、讓身體保濕：我們都知道，水占身體的三分之二。水在體內發揮著各種作用，營養成分的載體、體溫調節器和身體的抗氧化劑。讓身體時刻保持充足的水分能使人體保持能量和活力，甚至頭腦清醒、思維敏銳。每天適宜的飲水量（白開水或茶水最好）應以尿液呈現清澈為標準。

三、一日三餐定時定量：每日三餐按時吃飯這是我們都明白的，但要堅持做到卻又不易。最常見的是饑一頓飽一頓或是暴飲暴食，在青、中年人中尤難控制。你肯定記得今天上午出席了三場會，會見了幾個客戶，然後去接了孩子，到市場買了菜，隨後去見了誰。那麼一天下來你吃了些什麼？也許你會驚訝地發現，不記得了！現代生活，特別是應酬與社交較多的，更讓人對按時定量吃飯這件事越來越力不從心或隨便。

四、有效減少食鹽攝入量：眾所周知，高血壓及心腦血管疾病已成為健康殺手，且每年以一〇％的概率增長。其涵蓋年齡已包括青中年到老年人。除遺傳等先天因素外，過度攝入鹽分是增大高血壓和心腦血管病發風險的首要因素。據調查現今大多數人每天的食鹽攝取量都超過一〇克，超出目前健康建議量的近兩倍，現代人是完全不必擔心鹽分攝取不足。正常情況下，人體每天對食鹽的需求不足一克，大陸膳食指南推薦每人每天食鹽攝入量不超過六克。

因此在一日三餐中有效減少食鹽的攝入量也就成為安享健康的一個重大問題。專家建議，應從日常飲食開始重視減鹽，首先要儘量少吃醃臘製品、麻辣火鍋、串串香、燒烤等，這類飲食含鹽量相當大。再則，在三餐飲食中儘量少放鹽、味精、醬油、豆瓣、豆豉和甜麵醬、香辣醬等調料。多用醋、大蒜、辣椒、花椒、薑蔥等來調味，還可交叉使用上述調料，切忌多重使用。另外，葷素菜肴出鍋時下鹽，較少的鹽即可有明顯的鹹味；涼拌菜上桌後，吃時再放鹽最宜。還應多用低鈉鹽，少吃含鹽零食，像鹽煮花生，鹽炒杏仁、瓜子等，多吃新鮮蔬果。這樣就可有效控制食鹽的攝入量。

五、快步走曬太陽：快步走（或散步）不僅有助於消化和新陳代謝，也是一項對身心和大腦都有益的運動，不但遠離慢性疾病，更有益於改善心血管和骨骼健康，還能抗焦慮，恢復好心情。每天至少走三〇分鐘，可以選擇上下班時，也可以爬樓梯代替坐電梯，走路代替駕車。

曬太陽，對中老年人尤為重要。陽光帶給身體的維生素D可以降低患多種癌症及心臟病和骨質疏鬆的風險，促進鈣質的吸收，同時提高免疫力。

六、日常運動：對中老年人而言，伸展和耐力運動有助於保持肌肉力量和四肢及腰部活力。當我們漸漸老去時，伸展和耐力運動就會顯現出效果。很多簡單的動作都可以在家中完成，比如做俯地挺身、下腰、擴胸、壓腿等。

太極與瑜伽亦是涵蓋身心的舒緩運動，它集中了五種重要的運動形式，包括有氧運動、肌肉鍛煉、穩定性、柔韌性和平衡能力的鍛煉。研究

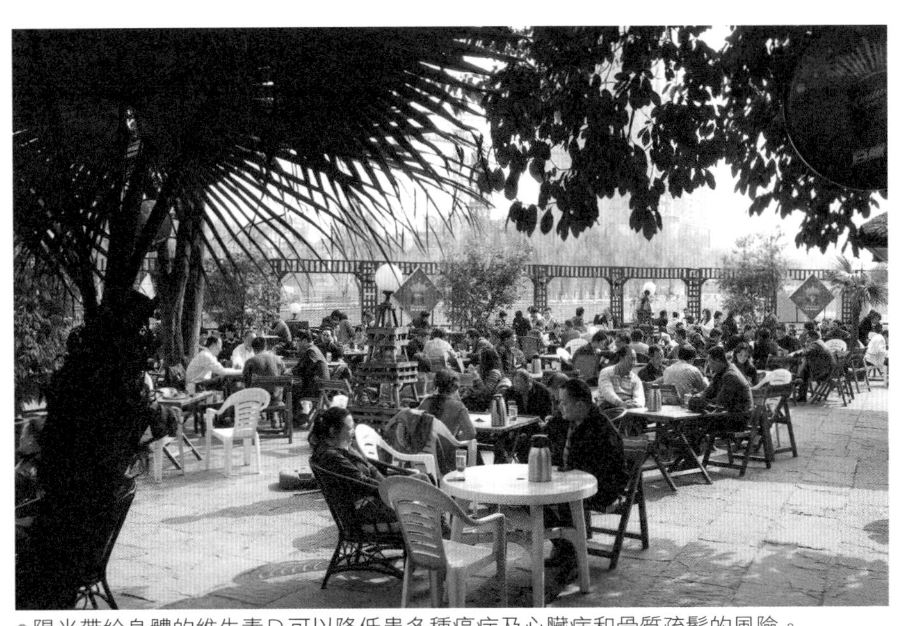

●陽光帶給身體的維生素D可以降低患多種癌症及心臟病和骨質疏鬆的風險。

顯示，太極與瑜伽有助於降低血壓和緩解緊張情緒，改善心情和睡眠品質。這樣的日常鍛煉對中老年人每週不應少於一八〇分鐘，即每天三〇～四〇分鐘綜合鍛煉為宜，適當休息緩衝一天。

七、香甜睡夢延緩衰老：眾所周知，高品質的睡眠不僅會增加體力，消除疲憊，恢復敏捷思維，還能消除慢性疾病的風險，延年益壽。充足睡眠也有益於肌膚健康，促進皮膚的新陳代謝。

成年人通常需要每晚睡七～九個小時，才能感到恢復徹底，狀態良好。中老年人亦需七～八個小時，外加午休三〇～四〇分鐘。睡眠不足或品質不佳會誘發肥胖、高血壓、心臟疾病和糖尿病。青年人睡眠時間越少，超重和肥胖的可能性就越大。充足的睡眠能把激素水準恢復到正常，饑餓感和食欲水準則會大大減少。

八、豁達寬容與人為善：人生一次，來去匆匆，赤裸現世，火化而燼，亦或入土為安。細思量，靜冥想，混沌人世，命如曇花，轉眼即逝；珍惜之，善待之。切莫為財所累，為情所困，為名所惑，為利所誘；酒色財氣，可取後二，吃喝嫖賭，當索前兩；國事家事，處之泰然，人事物事，順其自便；與世無爭，心寧身安，寬厚待人，友多路坦；走己之道，活己之命，做愛之事，享己之樂；如此：身輕心閑，增歲延年。

九、常懷感恩保持樂觀：當你清晨睜開雙眼時，想想身邊陪伴你的家人和朋友，感謝生活讓你擁有了他們。甚至還可以對那張讓你香甜如夢的柔軟大床心存感激，對從窗外射進來的燦爛陽光和一頓讓你體力精神充沛的早餐深表感恩。從細微中感受美好，對生活中的每一次經歷，無論好壞，都抱有感激的心態，將他看成是一次生命的體驗和學習的機會。積極看待世間人事，有意識地原諒、寬容親朋好友、同事鄰居；原諒自己，多關心他人，給失去聯繫的老友送個問候，送束鮮花給父親母親或朋友等，如此心態平和，與人為善則身心安樂。

十、琴棋書畫貓狗花：越來越多的研究表明，生活中愛好越多，樂趣也越多，對身心健康大有裨益。尤其是對空巢老人，玩玩琴、練書法、畫點畫、養只貓狗，栽花養草，是一種很好地身心放鬆與交流，對年輕人而言似乎是玩物喪志，但對中老年卻能有效消除慢性病，高血壓、糖尿病、心臟病的風險，閑情逸志，身心安然。

十一、親近自然返璞歸真：一年四季，無論事情多繁瑣，都應抽時間去親近大自然，聆聽天地間的生命之歌，從返璞歸真中找到新的動力和信心。中老年人可因地因力去遊山玩水，觀花賞草，與動植物交流，亦可到鄉間田園感悟養育我們成長的一草一木、山山水水，將生命融入自然之中而頤養天年。

十二、這樣的身體才健康：穩定的體重。如果體重突然出現大幅度波動，或者食量猛增或驟減時，都應引起注意，及時去醫院檢查。

傷口癒合快。如果輕輕按壓皮膚就有莫名的淤青出現，就該及時就醫。如果發生小的傷口，止血及癒合較快，說明身體很正常。

指甲光亮粉紅。健康人體的指甲堅硬圓潤、

光亮成粉色，如出現灰朦或青紫色，且帶有白色線紋，則預示身體某部分有問題，亦應去醫院體檢。同時，皮膚要有彈性，用手按一下，能很快恢復正常。

不錯的睡眠。偶爾睡眠不足或失眠都是正常的，只要睡眠有規律，且沒有盜汗、驚悸、或尿頻的情況，那麼就基本符合良好睡眠的要求，如果醒來時感覺精神不錯，就是身體很好的信號。

「屁」是大事。如出現白天晚上屁多且臭，不可忽視，要及時去醫院檢查，如接著還出現便秘、便血，情況就更嚴重了，可能是大腸發生炎症，應及時就醫。若是「大腸憩室炎」嚴重了足以致命。一般正常人放屁是白天每小時一次，夜晚每兩小時一次，且不太惡臭，則為正常。平常應注意多吃高纖維的蔬菜、水果、粗糧。

七個簡單步驟助你長命百歲

相信每個人都想長命百歲，世界心血管疾病大會的各國專家說，在生活方式上採取七個簡單步驟就有助於你免受疾病之苦並長命百歲。改變生活方式很容易讓生命延長一〇年以上，九〇%的人都能活到九〇歲，甚至一〇〇歲。如保持正常體重、戒煙、控制膽固醇含量、控制血壓、控制好糖尿病、健康飲食和堅持活動。以下是專家們列出的應在生活方式上作出的七種調整：

一、堅持活動：常靜止不動將讓人折壽近四年。與常活動的人相比，不愛活動的人患心臟病和中風的幾率會高出一倍。

二、瞭解並控制膽固醇含量：高血脂可導致血管內脂肪堆積，從而增加罹患心臟病和中風的危險。

三、健康飲食：健康飲食包括吃大量的水果和蔬菜，健康飲食是改善身體狀況最重要的方法之一。

四、瞭解並控制好血壓：高血壓通常被稱為「無聲殺手」。瞭解並控制好血壓可將患心臟病和中風的幾率分別降低二十五%和四十五%。

五、達到並保持正常體重：肥胖已成為世界各國的一大重要問題，近三分之二的人會因超重和患肥胖病引發心臟病與中風，肥胖超重會減壽四年。

六、避免或控制好糖尿病：糖尿病會增加患高血壓、動脈硬化、冠心病和中風的幾率，血糖控制不好尤其容易患上述病症。

七、遠離煙草：老煙民中會有一半人因患與吸煙有關的疾病而早亡。這些疾病包括：心臟病、肺癌和慢性支氣管炎。一旦遠離煙草，患心臟病的風險就會開始下降。遠離十五年以上，戒煙者患上述疾病的風險就基本上與不吸煙的人持平了。

民間食養歌謠

食養粥歌

若要皮膚好，粥裡放紅棗。
若要不失眠，粥裡加白蓮。
腰酸腎氣虛，煮粥放板栗。
心虛氣不足，粥加桂圓肉。
頭昏多汗症，粥裡加薏仁。
潤肺又止咳，粥裡加百合。
消暑解熱毒，常飲綠豆粥。
烏髮又補腎，粥加核桃仁。
若要降血壓，煮粥用荷葉。
滋陰潤肺好，煮粥加銀耳。
春季防流腦◎，薺菜煮粥好。
健脾助消化，煮粥添山楂。
夢多又健忘，粥裡加蛋黃。
消熱生津又和胃，甘蔗做粥好養胃。
傷風感冒又腹痛，生薑上場來做粥。
滋腎補肝又明目，枸杞加上粥裡香。
利尿消腫治腳氣，赤豆粥裡勝補劑。

◎流腦：流行性腦膜炎

食養蔬果謠

生梨潤肺化痰好，蘋果止瀉營養高。
黃瓜減肥有成效，抑制癌症獼猴桃。
番茄補血助容顏，蓮藕除煩解酒妙。
橘子理氣好化痰，韭菜補腎暖膝腰。
蘿蔔消食除脹氣，芹菜能治血壓高。
白菜利尿排毒素，花菜◎常吃癌症少。
冬瓜消腫有利尿，綠豆解毒療效高。
木耳抗癌散血淤，山藥益腎浮腫消。
海帶含碘散淤結，蘑菇◎抑制癌細胞。
胡椒驅寒兼除濕，蔥辣薑湯治感冒。
魚蝦豬蹄補乳汁，豬肝羊肝明目好。
益腎強腰吃核桃，健腎補脾吃紅棗。

◎花菜：指青花菜。
◎蘑菇：泛指各種菇、蕈食材。

民間食療歌

鹽醋防毒消炎好，韭菜補腎暖膝腰。
蘿蔔化痰消脹氣，芹菜能降血壓高。
胡椒祛寒又除濕，蔥辣薑湯治感冒。
大蒜抑制腸胃炎，綠豆解暑最為妙。
減肥瘦身黃瓜美，蓮藕除煩解酒燥。
梨子潤肺化痰好，健胃補腎食紅棗。
番茄補血美容顏，禽蛋益智營養高。
花生能降膽固醇，瓜豆消腫又利尿。
魚蝦能把乳汁補，動物肝臟明目好。
生津安神數烏梅，潤肺烏髮食核桃。
蜂蜜潤肺化痰好，美顏悅色葡萄好。
橘子理氣好化痰，抑制癌症獼猴桃。
香蕉通便解胃火，降低血糖蘋果好。
海帶含鈣又含礦，蘑菇抑制癌細胞。
白菜利尿排毒素，花菜常吃癌症少。

食養三字經

冠心病，吃銀杏。吃鮮橙，防卒中◎。
吃西柚，防血稠。吃洋蔥，腦路通。
吃大蒜，降血脂。蘑菇餐，防血栓。
吃鮮薑，血脂康。木耳菜，降脂快。
菊花茶，降血壓。吃辣椒，消脂肪。
烏龍茶，減肥佳。身材秀，吃洋芋。
氣血虛，吃荔枝。葡萄甜，補血源。
要潤膚，櫻桃補。常吃棗，不顯老。
燕麥湯，皮膚光。食蜂蜜，膚細膩。
蘿蔔湯，治胃脹。食紅薯，大便通。
洋蔥好，防流腦。枇杷果，治咳嗽。
銀耳羹，能清肺。椰子果，清肝火。
吃苦瓜，胃火下。柿子霜，治舌瘡。
吃芝麻，養頭髮。要安神，吃棗仁。
吃芒果，嘔吐止。吃胡椒，祛風濕。
吃山藥，益補脾。吃百合，益補肺。
要健腦，吃核桃。吃蘋果，益補腎。
吃葡萄，補肝腎。吃鮮桃，益五臟。

◎卒中：是中風、腦溢血的中醫學名。

後記

歷時六載筆耕，繼《食悟》之一《千滋百味話川菜》和之二《萬般風情在巴蜀小吃》後的第三部，《一日三餐聊養生》終於在二〇一一年深秋擱筆，唏噓一口長氣終了此身夙願。

幾十年人生之旅，頗感有幸與川菜結緣，和烹飪相伴。十餘年間，在四川省烹飪協會，《四川烹飪》雜誌的熱誠支持和幫助下，在與各地大師名廚的真摯交往中，對伴隨我成長，濃縮了人生經歷與情感的川菜有了廣泛而深層次的瞭解和感悟。

撰寫此系列書，亦是對從小帶著我泡茶館、座酒館、品小吃的父親，對每日操勞、費盡心機、弄菜做飯，養育我成長的母親略表感恩寸心。也將此書作為對四川省烹協、《四川烹飪》雜誌的一個回報；對巴蜀各地大師名廚的致謝。

十餘年來，雖得行業賞識，編導拍攝《中國川菜》、《今日川菜》；掛銜四川省烹協副秘書長，參與《四川省志—川菜志》編撰。但作者既非專家，更非學者。自侃為專家中之業餘，業餘中之專業。

雖如是，仍要對有所參考之《川菜烹飪事典》、《中國烹飪大全》、《中國食經》、《家庭藥膳》等相關著述致謝。並對引用和參考之《四川烹飪》所刊相關文章的作者一併感謝。

這裏還要特別感謝臺北賽尚圖文事業有限公司及總編蔡名雄先生對本書編輯和出版發行的通力支持與辛勤勞作。將本書的品質與品位提高到了一個很好的層次。

作者向東

二〇一一年深秋於蓉城蝸居

國家圖書館出版品預行編目資料

食悟・一日三餐聊養生／向東 著. --
初版. -- 臺北市：賽尚，民 101.05
面； 公分. --（書食館；06）
ISBN 978-986-6527-28-9（平裝）
1. 食療 2. 養生
413.98 101006084

書食館 06

食悟・一日三餐聊養生

作　　者／向東
發 行 人／蔡名雄
主　　編／蔡名雄
攝　　影／蔡名雄
出版發行／賽尚圖文事業有限公司
106 台北市大安區臥龍街 267 之 4 號
電　　話／02-27388115　傳　　真／02-27388191
劃撥帳號／19923978　戶　　名／賽尚圖文事業有限公司
網　　址／www.tsais-idea.com.tw
賽尚玩味市集 http://tsiasidea.shop.rakuten.tw
封面設計／BEAR
電腦排版／帛格有限公司
總 經 銷／紅螞蟻圖書有限公司
台北市內湖區舊宗路二段 121 巷 28 號 4 樓
電　　話／02-27953656　傳　　真／02-27954100
製版印刷・科億印刷股份有限公司
出版日期／2012（民 101）5 月 初版一刷

I S B N／978-986-6527-28-9
定　　價／NT288 元

書食館系列讀者支持卡

感謝您用行動支持賽尚圖文出版的好書！
與您做伴是我們的幸福

讓我們認識您
姓名：____________________
性別：☐ 1. 男　☐ 2. 女
婚姻：☐ 1. 未婚 ☐ 2. 已婚
年齡：☐ 1.10~19 ☐ 2.20~29 ☐ 3.30~39 ☐ 4.40~49 ☐ 5.50~
地址：☐☐☐ ____
電子郵件信箱：____
電話：（日）____________________（夜）/ 手機 ____________________
職業：☐ 1. 學生 ☐ 2. 餐飲業 ☐ 3. 軍公教 ☐ 4. 金融業 ☐ 5. 製造業 ☐ 6. 服務業
☐ 7. 自由業 ☐ 8. 傳播業 ☐ 9. 家管 ☐ 10. 資訊 ☐ 11. 自由 soho
☐ 12. 其他 ______________
（請詳填本欄，往後來自賽尚的驚喜，您才接收得到喔！）

關於本書
您在哪兒買到本書呢？
連鎖書店 ☐ 1. 誠品 ☐ 2. 金石堂 ☐ 3. 何嘉仁 ☐ 4. 網路書店
量販店 ☐ 1. 家樂福 ☐ 2. 大潤發 ☐ 3. 其他 ___________
一般書店 ☐ __________ 縣市 ______________ 書店
☐ 1. 劃撥郵購 ☐ 2. 網路購書 ☐ 3.7-11 ☐其他 ________________

您在哪裡得知本書的消息呢？（可複選）
☐ 1. 書店 ☐ 2. 網路書店 ☐ 3. 書店所發行的書訊 ☐ 4. 雜誌 ☐ 5. 便利商店
☐ 6. 超市量販店 ☐ 7. 電子報 ☐ 8. 親友推薦 ☐ 9. 廣播 ☐ 10. 電視
☐ 11. 其他 ______________

吸引您購買的原因？（可複選）
☐ 1. 主題內容 ☐ 2. 圖片品質 ☐ 3. 編排設計 ☐ 4. 封面設計 ☐ 5. 內容實用
☐ 6. 文字解說 ☐ 7. 使用方便 ☐ 8. 作者粉絲

您覺得本書的價格？
☐ 1. 合理 ☐ 2. 偏高 ☐ 3. 偏低 ☐ 4. 希望定價 _________ 元

您都習慣以何種方式購書呢？
☐ 1. 書店 ☐ 2. 網路書店 ☐ 3. 劃撥郵購☐ 4. 量販店 ☐ 5.7-11
☐ 6. 其他 _________________

給我們一點建議吧！
____

填妥後寄回，就可不定期收到來自賽尚圖文的出版訊息與優惠好康喔！

請沿虛線剪下，謝謝！

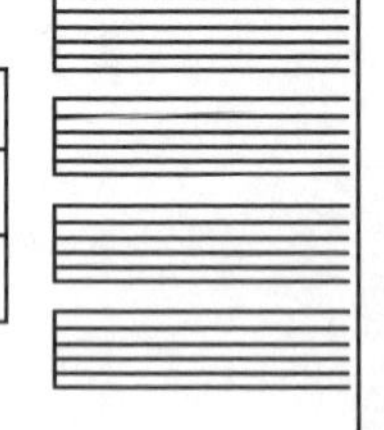

廣告回信
台北郵局登記證
台北廣字第 2066 號

10676
台北市大安區臥龍街 267 之 4 號 1 樓
賽尚圖文事業有限公司收

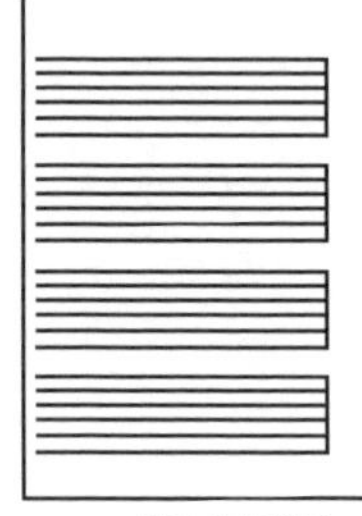

請沿虛線對折，封黏後投回郵筒寄回，謝謝！

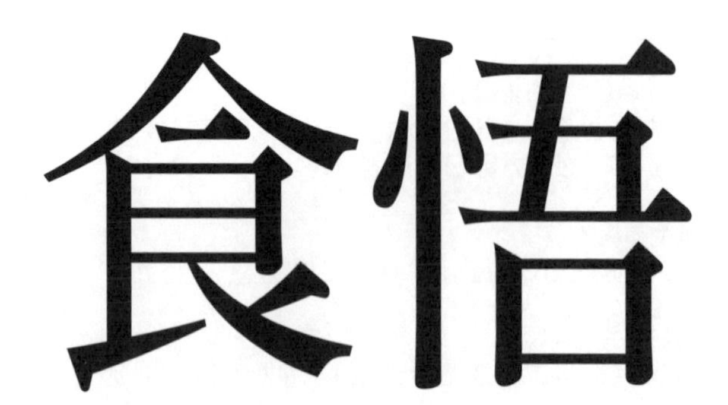

一日三餐聊養生

請沿虛線剪下，謝謝！